Bildgebende Diagnostik des Mammakarzinoms

Herausgegeben von Volker Hasert

Bildgebende Diagnostik des Mammakarzinoms

Physikalische Grundlagen. Klinik und bildgebende Diagnostik
der Mammaerkrankungen unter besonderer Berücksichtigung des
Mammakarzinoms. Wertung der Verfahren. Trends.
Diagnosestrategien. Ausbreitungsdiagnostik

Herausgegeben von
Volker Hasert

unter Mitarbeit von

K. Ebeling, B. M. Eisenberg, H. D. Frohberg, N. Grosche,
W. Kaiser, U. U. Kitajev, L. D. Lindenbraten, G. Rosenkranz,
K.-H. Rotte, F. Schmidt, N. F. Shishmareva, R. Vollmar,
I. N. Zavražina

Mit 230 Abbildungen und 53 Tabellen

Akademie-Verlag

Herausgeber:

Prof. Dr. sc. med. Volker Hasert
Klinikum Buch Teil VII
Hobrechtsfelder Chaussee
O-1115 Berlin

Lektorat: Sabine Ulbricht
Herstellungsleitung: Alexander Herz
Herstellerische Betreuung: Barbara Hawelitschek

ISBN 3-05-500640-2

© Akademie Verlag GmbH, Berlin
Erschienen in der Akademie Verlag GmbH, O-1086 Berlin
(Federal Republic of Germany), Leipziger Str. 3—4

Gesamtherstellung: Maxim Gorki-Druck GmbH, O-7400 Altenburg
Bestellnummer: 9192
Printed in the Federal Republic of Germany

Geleitwort

Seit Einführung der Mammographie mit Weichstrahltechnik vor mehr als vier Jahrzehnten hat dieses Untersuchungsverfahren eine bedeutsame Entwicklung genommen. Das ist nicht nur Ergebnis der technischen Optimierung des Bilderzeugungs- und Bildaufzeichnungssystems, sondern es beruht ganz wesentlich auf den onkologischen Aspekten der Mammadiagnostik. Das Mammakarzinom ist der häufigste Organkrebs der Frau, und trotz aller Fortschritte der therapeutischen Verfahren bleibt die frühzeitige Erkennung dieses Tumors der einzig sichere Weg zur Senkung der Mortalität an Brustkrebs, zumal es nach heutigen Erkenntnissen keine primäre Prävention gibt.

Überzeugende Langzeitstudien aus den USA und Schweden haben ergeben, daß mit dem Einsatz der Mammographie zur Vorsorgeuntersuchung die frühere Entdeckung des Tumors möglich ist und die Vorverlegung der Diagnosestellung zur Verbesserung der Heilungsraten führt. Damit wird die überragende Bedeutung der Mammographie für die sekundäre Prävention des Mammakarzinoms belegt. Neben der Mammographie gibt es jedoch heute weitere Möglichkeiten einer bildgebenden Diagnostik der Mamma, deren Stellenwert als alternative oder ergänzende Verfahren zu bestimmen ist; das betrifft besonders Sonographie, Thermographie, Computertomographie und Magnetresonanztomographie. Die diagnostischen Möglichkeiten der bildgebenden Mammadiagnostik werden einerseits zum Teil durch den technischen Ausrüstungsstand der Kliniken begrenzt, andererseits aber auf Grund fehlender Kenntnisse oder unbegründeter Vorbehalte, wie z. B. Strahlenangst, nicht ausgeschöpft.

Um sich umfassend über Voraussetzungen, Möglichkeiten und Grenzen der bildgebenden Mammadiagnostik und ihre onkologischen Aspekte zu informieren, ist der Interessierte bislang auf die weit im internationalen Schrifttum verstreuten Mitteilungen angewiesen. Es ist deshalb sehr zu begrüßen, daß HASERT und Mitautoren mit dem vorliegenden Buch die Möglichkeit anbieten, sich aktuell und dem neuesten Stand der Forschung und Praxis entsprechend über alle Fragen der bildgebenden Diagnostik des Mammakarzinoms zu unterrichten. Dem Leser werden dabei sowohl grundlegende Kenntnisse vermittelt als auch praxisbezogene Vorschläge für eine dem modernen Kenntnisstand entsprechende Diagnosestrategie unterbreitet. Die Kompetenz des Herausgebers und der Mitautoren beruht auf eigenen wissenschaftlichen Beiträgen zur Thematik und großen klinisch-praktischen Erfahrungen.

Ich bin überzeugt, daß das vorliegende Buch allen Ärzten, die sich mit der Diagnostik des Mammakarzinoms befassen, sowie ihren klinischen Kooperationspartnern als umfassende Basisliteratur willkommen ist und daß es mit seinen praxisbezogenen Anregungen zur Verbesserung der Situation auf dem Gebiet der sekundären Prävention des Mammakarzinoms beitragen kann.

In diesem Sinne wünsche ich ihm Verbreitung und Erfolg.

R. BARKE

Vorwort

Das Mammakarzinom ist der häufigste bösartige Tumor der Frau. Seine Inzidenz ist stetig im Steigen begriffen. Noch immer werden die meisten Veränderungen durch die Frau selbst entdeckt. Verbesserte Therapieverfahren haben zu keiner spürbaren Verbesserung der Überlebensraten geführt. Eine primäre Prävention des Mammakarzinoms ist derzeit nicht bekannt. Die sekundäre Prävention, die Erfassung von ausgewiesenen Präkanzerosen, nichtinvasiven Karzinomen und Tumoren im Frühstadium, ist der einzig gangbare Modus, die Mortalität zu senken. Erlernte Brustselbstuntersuchung, regelmäßige klinische Kontrolle der Mamma und bildgebende Diagnostik, unter besonderer Berücksichtigung der Mammographie und der Sonographie, können zu einer Veränderung der Situation führen. Die bildgebende Diagnostik, darüber sind wir uns einig, wird mehr und mehr zum Dreh- und Angelpunkt.

Um diese Prämissen wissend, haben wir uns entschlossen, europäische Fachkollegen, die sich seit Jahren mit der Problematik beschäftigen, in dieser Monographie zu Wort kommen zu lassen.

Mein Wunsch ist es, daß die „**Bildgebende Diagnostik des Mammakarzinoms**" zum Wohle unserer Frauen und Patientinnen von den Kollegen in der Praxis angenommen wird.

Als Herausgeber ist es mir ein Bedürfnis, mich bei allen Autoren für ihre Bereitschaft, an diesem Buch mitzuwirken, ganz herzlich zu bedanken. In meinen Dank eingeschlossen sind die Damen Ilonka LEHMANN, Monika DENZLER (Manuskript), Dorothea STEPHAN, Ilse MAY, Eva SCHWARTING (Fotografien und Bildvorlagen), Ilse RECHLER (Dokumentation), Sabine SCHULZ (Bibliographie).

Last not least, bedanke ich mich bei dem Akademie-Verlag für die Drucklegung und die großzügige Ausstattung der Monographie. Besonders bin ich der leitenden Lektorin, Frau Christiane GRUNOW, für Ihre Aufgeschlossenheit, Aktivität, helfende Kritik und freundliche Unterstützung verbunden.

Volker HASERT

Inhaltsverzeichnis

Mitarbeiterverzeichnis

Prof. Dr. sc. med. Klaus EBELING
Direktor der Klinik und Poliklinik für Onkologie der Charité, Humboldt-Universität zu Berlin

Doz. Dr. sc. med. Bernd Michael EISENBERG
Berlin

Dr. med. Hans Dieter FROHBERG
Oberarzt an der Klinik und Poliklinik für Onkologie, der Charité, Humboldt-Universität zu Berlin

Dr. med. Norbert GROSCHE
Leitender Arzt für Röntgendiagnostik an der Chirurgischen Klinik der Medizinischen Akademie „Carl-Gustav-Carus" Dresden

Prof. Dr. sc. med. Volker HASERT
Leitender Arzt des 7. Röntgeninstituts des Klinikums Berlin-Buch

Dr. med. Werner KAISER
Abteilung für Diagnostik im Radiologischen Zentrum des Klinikums Nürnberg

Dr. sc. med. V. V. KITAJEV
Leitender Arzt des Bereiches Radiologie im Gesundheitsverein beim Ministerrat, Moskau

Prof. Dr. sc. med. L. D. LINDENBRATEN
Lehrstuhlinhaber für Röntgenologie und Radiologie an der Moskauer Medizinischen Akademie (Sečenov)

Dr. rer. nat. Gottfried ROSENKRANZ
Siemens AG, UB Medizin, Bereich Dental Bensheim

Prof. Dr. sc. med. Karl-Heinz ROTTE
Leiter der Abteilung für Computertomographie am Zentralinstitut für Krebsforschung, Robert-Rössle-Klinik, Berlin-Buch

Dr. sc. med. Frank SCHMIDT
Oberarzt an der Radiologischen Klinik und Poliklinik der Universität Leipzig

Dr. sc. med. N. F. Shishmareva
Oberärztin des Bereiches Radiologie im Gesundheitsverein beim Ministerrat, Moskau

Dr. med. Rolf Vollmar
Berlin

Dr. sc. med. I. N. Zavražina
Oberärztin für Röntgenologie und Radiologie an der Moskauer Medizinischen Akademie (Sečenov)

1. Anliegen und Zielstellung

Die Inzidenz des Mammakarzinoms steigt in allen entwickelten Ländern stetig an. In diesem Sinne sind auch die Zuwachsraten von 57% für den Zeitraum 1961/65 und 1981/85 in den neuen Bundesländern zu werten.

Das Mammakarzinom ist der häufigste bösartige Tumor der Frau überhaupt. In den USA erkrankt jede 11. Frau, in den alten Bundesländern jede 14. und in den neuen Bundesländern jede 25. Frau an diesem Tumor.

In der ehemaligen DDR kommen auf 6500 Neuerkrankungen/Jahr 2700 Sterbefälle/ Jahr. Das sind insgesamt 15% der Mortalität aller bösartigen Neubildungen. Die relativen 5-Jahres-Überlebensraten haben in den letzten 20 Jahren gering zugenommen, sie liegen jetzt bei gut 60%, d. h., daß auch jetzt noch eine von drei Frauen, die an einem Mammakarzinom erkrankt ist, innerhalb von fünf Jahren ihrem Tumorleiden erliegt.

Wesentliche Prognosefaktoren sind Tumorgröße und Anzahl der metastatisch befallenen Lymphknoten zum Zeitpunkt der Primärtherapie.

Frühere Entdeckung des Tumors geht in der Regel mit einer besseren Prognose einher. Deshalb ist es das ärztliche Anliegen, das Mammakarzinom in einem möglichst noch kurablen Zustand zu diagnostizieren. Leider haben sich die relativen Zahlen für die Stadien I und II in den vergangenen Jahren nur unwesentlich verändert, so daß selbst in Kenntnis der ablativen oder additiven Hormontherapie und der antineoplastischen Chemotherapie als adjuvante Maßnahmen nicht der erhoffte Schub eintreten wird. Die chirurgische Therapie nimmt weiter die zentrale Stelle in der Therapie ein. Im Zusammenhang mit eingeschränkten organerhaltenden Operationen kommt der Strahlentherapie eine steigende Bedeutung zu.

Aufgrund der besonderen gesundheitspolitischen Relevanz des Mammakarzinoms hat es nicht an Bestrebungen gefehlt, die Diagnose des Tumors vorzuverlegen. Anerkannte Methoden sind die monatliche Selbstuntersuchung der Brust vom 30. Lebensjahr an, die jährliche ärztliche Untersuchung vom 40. Lebensjahr an und die Mammographie. Letztere weist die größte Sensitivität auf. Klinisch okkulte Tumoren sind durch umschriebene Gewebsveränderungen, Architekturstörungen und ein bestimmtes Verkalkungsmuster zu diagnostizieren. Die Kombination von klinischer Untersuchung, Mammographie und Feinnadelbiopsie ist als Tripeldiagnostik zur Dignitätseinschätzung optimal. Sieht man von der Übergewichtsvermeidung und einer rechtzeitigen Geburt des ersten Kindes ab, gibt es nach dem heutigen Erkenntnisstand keine primäre Prävention der Erkrankung. Damit erhält die Mammographie im Sinne der sekundären Prävention eine besondere Bedeutung, insbesondere, wenn sie als Vorsorgemethode eingesetzt wird.

Die schwedische Regierung hat 1987 als erste in Europa einem Gesamtmammographiescreening für Frauen zwischen 40 und 74 Jahren zugestimmt. Wir orientierten bislang mehr auf die Erfassung der Frauen mit ausgewiesen hohem Risiko. Wie auch immer, die Untersuchung symptomloser Frauen ist für die Radiologen eine große fachliche

Herausforderung. Die richtige Klassifizierung der vielen Spielarten des Normalen in verschiedenen Altersgruppen muß genauso erlernt werden wie die bildgebende Diagnostik der pathologischen Veränderung. Ob man sich mit Mammographien aus klinischer Indikation oder im Sinne von Vorsorgeuntersuchungen beschäftigt, aufgrund der Inzidenz des Mammakarzinoms werden die meisten Mammogramme einen Normalbefund aufweisen. Im klinischen Krankengut dürfte jeder vierte bis fünfte Patient einen pathologischen Tastbefund aufweisen. In einer gesunden Klientel sind klinisch nicht mehr als 2% pathologische Befunde zu erheben. In der 1. Gruppe kann sich der Radiologe auf 4−9% Mammakarzinome einstellen, im Vorsorgegut sind es in Abhängigkeit der untersuchten Altersgruppen zwischen 0,2−0,6%.

Obwohl die Inzidenz des Mammakarzinoms nach dem 50. Lebensjahr erheblich ansteigt, nehmen die Vorsorgeuntersuchungen international bei älteren Frauen deutlich ab. Der Hausarzt und der Internist werden immer mehr der vertraute Arzt, der Besuch des Gynäkologen steht bei den Frauen nicht mehr so im Vordergrund. Eine besondere Verantwortung übernimmt für die ältere Frau der Hausarzt (Anamnese, Überprüfung der Selbstuntersuchung, klinische Untersuchung, Überweisung zur Mammographie).

Die Mammographie steht uns mit leistungsfähiger Technik zur Verfügung. Unter den bildgebenden Verfahren hat sie bei der Entdeckung und Abklärung von Mammaveränderungen die führende Position eingenommen. Im Wissen um die Problematik des Mammakarzinoms soll die vorliegende Monographie die bildgebende Mammadiagnostik mit ihren derzeitigen Möglichkeiten aufzeigen. Neben der Mammographie und ihren Zusatzuntersuchungen werden die Sonographie, Thermographie, Computertomographie, Magnetresonanztomographie, Diaphanographie und die Bildgebung mit monoklonalen Antikörpern in der Primär- und Ausbreitungsdiagnostik dargestellt. Für bestimmte Befundkonstellationen wird ihre Wertigkeit im einzelnen und in Kombination aufgezeigt. Damit wird auch eine Standortbestimmung der einzelnen Verfahren aufgezeigt.

Da fehlendes Wissen um die Strahlenbelastung der Verbreitung der Mammographie entgegensteht, möchten wir, ehe wir die Möglichkeiten der bildgebenden Diagnostik aufzeigen, diese Bedenken ausräumen.

1.1. Strahlenbelastung der Mammographie

Die Strahlenkontroverse im Zusammenhang mit der Mammographie, wie sie in den 70er Jahren geführt wurde, beschäftigte sich mit der Grundfrage, ob durch die somatisch wirksame Strahlendosis an der Brust, auf die Dauer gesehen, mehr Karzinome induziert als früh erkannt werden. Die statistischen Hochrechnungen bezogen sich auf Studien, die mit wesentlich höheren Einzel- und Summationsdosen einhergingen, als das bei der Mammographie der Fall ist.

1.1.1. Mastitisstrahlentherapie und Mammakarzinom

Die Rochesterstudie (8) bezieht sich auf Frauen, die bei klinisch vorliegender Mastitis einer Strahlentherapie unterzogen wurden. Bei Dosen zwischen 1−4 Gy besteht eine direkte lineare Proportionalität in der Dosiseffektkurve. Wurden mehr als 4 Gy appliziert, liegen die Zahlen, bedingt durch primäre Zelluntergänge, niedriger. Mit Dosen < 1 Gy wurden nur wenige Frauen behandelt. Deshalb ist eine Aussage zur Wirkung kaum möglich. Verallgemeinernd kann man ableiten, daß geringe Dosen weniger effektiv sind als die errechnete lineare Dosis-Wirkung-Relation. Die Kalkulation mit linear-quadratischer Relationszunahme entspricht besser den Gegebenheiten.

1.1.2. Gehäufte Thoraxdurchleuchtungen und Mammakarzinom

BOICE und MONSON (2) untersuchten eine Gruppe von 1076 Frauen, die durchschnittlich 102 Thoraxdurchleuchtungen im Zusammenhang mit einer Tuberkulosetherapie durchgemacht haben. Sie errechneten 6,2 zusätzliche Mammakarzinome/10 mGy/ 10^6 Frauenjahre. Nach ihren Untersuchungen war das Risiko für Frauen unter 30 Jahren höher. Auch hier gilt, daß die extrapolierten Risiken auf Untersuchungen mit hohen Strahlendosen basieren, die kaum direkt mit den niedrigen Einzeldosen der Mammographie in unmittelbare Relation gesetzt werden können.

1.1.3. Atombombenexplosion und Mammakarzinom

Im Zusammenhang mit den Überlebenden der Atombombenexplosion in Hiroshima und Nagasaki kam LAND (5) 1979 noch zu dem Schluß, daß ein Effekt zwischen Mammakarzinom und Strahlenexposition bis zu einem Wert von durchschnittlich 16,7 mGy besteht. In einer aktuelleren Zusammenstellung von 1984 bewiesen TOKUNAGA, LAND und YAMAMATO, daß Frauen, die z. Z. der Exposition älter als 30 Jahre und einer Strahlendosis von $< 0,99$ Gy ausgesetzt waren, kein erhöhtes Brustkrebsrisiko aufwiesen (11).

1.1.4. Risikoabschätzung durch die Mammographie

Unter dem Gesichtspunkt des Strahlenschutzes ist *die* Mammographietechnik mit dem geringsten Strahlenrisiko am günstigsten. Allerdings verhalten sich die notwendigen Strahlendosen bei den verschiedenen Mammographietechniken annähernd umgekehrt proportional zur Bildqualität. Somit kann man nicht kritiklos die Strahlenexposition als den alleinigen Gradmesser für den Wert einer Mammographie ansehen (1, 3).

Unzureichende Bildqualität ist für die Diagnosefindung von Nachteil.

BARKE u. a. (1) haben die mittlere Dosis der Mamma, differenziert für den Mammographiefilm XR 10 und den Technikfilm TF 13 (ORWO) veröffentlicht (Tab. 1.1). Die Bildgüte ist für beide Systeme als identisch ausgewiesen. Die Dosiseinsparung beim TF 13 lag im Vergleich zum XR 10 bei 40%.

Für die unterschiedlichen Mammographietechniken hat ROEBUCK (6) eine Übersicht zur Mittelbrustdosis veröffentlicht (Tab. 1.2). Daraus leitet sich ab, daß eine Dosisreduktion bis zum Faktor 1:50 möglich ist. Für alle Vergleiche ist es notwendig, daß man die Empfindlichkeit seines folienlosen Filmes kennt, weil sonst falsche Aussagen möglich sind. Real kann man davon ausgehen, daß durch Ersatz des folienlosen Filmes mit einem

Tabelle 1.1. Mittlere Dosiswerte an der Mamma bei folienlosem Film
Nach BARKE u. a. (1)

Film	Oberflächendosis (mGy)	Austrittsdosis (mGy)
XR 10	49 (9—114)	0,80
TF 13	34	0,55

optimalen Film-Folie-Raster-System Dosisreduktionen um den Faktor 1—3 zu realisieren sind. In dieser Größenordnung sind auch die Messungen von SÄBEL (7) ausgewiesen (Tab. 1.3).

Tabelle 1.2. Mittelbrustdosis in Abhängigkeit von der Mammographietechnik
Nach ROEBUCK (6)

Technik	Mittelbrustdosis (mGy)
folienloser Film	8—12
Film-Folie-Kombination	
Anfang 70er Jahre	1,0
Ende 70er Jahre	0,5
Anfang 80er Jahre	0,2

Tabelle 1.3. Mittlere Parenchymdosis für eine Aufnahme in Abhängigkeit von der Mammographietechnik
Nach SÄBEL (7)

Technik	Parenchymdosis (mGy)
folienloser Film	12
Film-Folie-Kombination	2—5
Film-Folie-Raster	4—10 (6—15)
Xeromammographie (high filtration)	8

1.1.5. Risiko-Nutzen-Relation

Bei allen Überlegungen zu Dosis-Effekt-Beziehungen unter Mammographiebedingungen sollte man davon ausgehen, daß die Mortalität von Frauen zwischen 40 und 74 Jahren in einer Screeninggruppe gegenüber einer Kontrollgruppe um 31% gesenkt wird und daß 25% weniger Karzinome im Stadium II und höher zur Behandlung kommen. Damit ergibt sich insgesamt eine wesentlich bessere Prognose der Erkrankung, verbunden mit Gewinn an Lebensjahren (10). Bei der Kalkulation gewonnenen Lebens durch einmalige

Tabelle 1.4. Mortalitätsreduktion als Effekt von Vorsorgeuntersuchungen

Studie	Mortalitätsreduktion
New York, HIP	30% insgesamt 20% für Frauen = 50 Jahre
Nijmegen	50% insgesamt 70% für Frauen 50—65 Jahre
Utrecht, DOM	70% für Frauen 50—65 Jahre
Östergötland	31% für Frauen 40—74 Jahre

Screeninguntersuchung von 20000 Frauen im Alter von 40—49 Jahren kommt man zu 84—251 Jahren. Der Verlust an Lebensjahren wird demgegenüber mit 1,5 Jahren kalkuliert (4). Das sollte man den Aussagen über eine mögliche Krebsinduktion durch die Mammographie entgegensetzen (Tab. 1.4).

Für Frauen älter als 40 Jahre ist das Strahlenrisiko durch die Mammographie gegenstandslos (2.3.9.). Auch in einem periodischen Massenscreening wird das Risiko, wenn es überhaupt existiert, durch den potentiellen Nutzen bei weitem übertroffen (9).

Literatur

1. BARKE, R., S. GEISSLER, G. ROSENKRANZ: Medizinische und physikalische Probleme der Mammographie. Teil II. Untersuchungen zur optimalen Strahlenqualität und zur Strahlenbelastung. Radiol. diagn. **21** (1980), 20—37
2. BOICE, J. D. jr., R. B. MONSON: Breast cancer in women after repeated fluoroscopic examinations of the chest. J. Natl. Cancer Inst. **59** (1977), 823—832
3. EWEN, K., V. JOHN, P. v. d. DRIESCH: Somatisches Strahlenrisiko bei verschiedenen Mammographietechniken. Röntgenpraxis **34** (1981), 488—492
4. FEIG, St. A.: Radiation risk from mammography: is it clinically significant? Am. J. Roentgenol. **143** (1984), 469—475
5. LAND, Ch. E., D. H. McGREGOR: Breast cancer incidence among atomic bomb survivors: Implications for radiobiologic risk at low doses. L. Natl. Cancer Inst. **62** (1979), 17—19
6. ROEBUCK, E.: Mammography. In: Complications in the management of the breast disease. Hrsg. von R. W. BLAMEY, p. 51—60. Bailliere Tindall, London-Philadelphia-Toronto, 1986
7. SÄBEL, M.: Strahlenexposition und Bildgüte bei der Xeroradiographie. Röntgenpraxis **35** (1982), 463—468
8. SHORE, R. E., L. H. HAMPELMANN, E. KOWALUK: Breast neoplasms in women treated with x-rays for acute postpartum mastitis. J. Natl. Cancer Inst. **59** (1977), 813—822
9. STRAX, Ph.: Mass screening of asymptomatic women. In: Breast cancer. Diagnosis and treatment. Hrsg. von I. M. ARIEL, J. B. CLEARY. McGraw-Hill Book Co New York-St. Louis-San Francisco, 1987
10. TABAR, L., A. GAD, L. H. HOLMBERG, U. LJUNGQUIST, C. J. G. FAGERBERG, I. BALDETORP, O. GRÖNTOFT, B. LUNDSTRÖM, J. C. Manson:
Reduction in mortality from breast cancer after mass screening with mammography. Randomised trial from the Breast Cancer Screening Group of the Swedish National Board of Health and Welfare. Lancet (1985), 829—832
11. TOKUNAGA, M., C. H. LAND, T. YAMAMOTO: Breast cancer among bomb survivors. In: Radiation carcinogenesis: epidemiology and biological significance. Hrsg. von J. D. BOICE jr., J. E. FRAMMENI. Raven New York, 1984

2. Epidemiologie des Mammakarzinoms

K. EBELING

2.1. Einleitung

Die Entwicklungen von Inzidenz und Mortalität haben dazu geführt, daß bösartige Neubildungen der weiblichen Brustdrüse in zahlreichen Ländern zu einem beachtlichen Problem für den Gesundheitszustand der weiblichen Bevölkerung geworden sind. In Nordamerika und Westeuropa ist das Mammakarzinom die häufigste Krebstodesursache; zwischen 35 und 45 Jahren stellt es sogar die häufigste unter allen Todesursachen bei Frauen dar.

Die Epidemiologie des Mammakarzinoms ist vielfach erforscht und die Ergebnisse sind wiederholt zusammenfassend dargestellt worden (24, 27, 63, 69, 71, 98).

Neuere Arbeiten suchen nach plausiblen Erklärungen für den typischen Altersgang der Erkrankung und für einen in zahlreichen Ländern zu beobachtenden Anstieg der Erkrankungshäufigkeit. Die Frage, ob die Einnahme hormonaler Kontrazeptiva das Mammakarzinomrisiko insgesamt oder unter bestimmten Voraussetzungen meßbar beeinflußt, ist wegen deren weiter Verbreitung von erheblicher praktischer Bedeutung und deshalb Gegenstand zahlreicher retro- und prospektiver Untersuchungen. Nicht zuletzt verdienen Arbeiten Erwähnung, in denen versucht wird, aus der Kenntnis von Risikofaktoren oder -indikatoren praktikable Vorschläge zur Identifizierung solcher Risikogruppen abzuleiten, deren periodische Untersuchung bei vertretbarem Aufwand zur meßbaren Verminderung der Sterblichkeit an Mammakarzinom beitragen könnte.

In dieser Übersicht werden wichtige Fakten und Hypothesen dargestellt, zusammen mit den Ergebnissen eigener Untersuchungen zur deskriptiven und analytischen Epidemiologie des Mammakarzinoms (26, 27, 30, 31, 77) diskutiert und ihre gegenwärtige Bedeutung für die Bekämpfung dieser Erkrankung aufgezeigt.

2.2. Inzidenz, Mortalität und Überlebensraten

Erhebliche geographische Differenzen von Inzidenz und Mortalität sind als herausragendes Merkmal der deskriptiven Epidemiologie des Mammakarzinoms seit langem bekannt und bis heute existent (16, 17, 18, 24, 98). Sie betreffen nicht nur territorial weit auseinanderliegende bzw. ethnisch differente Populationen, sondern sind auch unter relativ homogenen Bedingungen nachweisbar. Hohe Inzidenzen und Mortalitäten an Mammakarzinom sind insbesondere in den Ländern Nordamerikas und Westeuropas, daneben aber auch in einigen Ländern Südamerikas sowie in Neuseeland und Australien anzutreffen. In der Bevölkerung Asiens und Afrikas spielt das Mammakarzinom dagegen unter den bösartigen Neubildungen gegenwärtig keine bedeutsame Rolle (Tab. 2.1).

Tabelle 2.1. Kumulative Inzidenz und Inzidenz je 100000 Frauen, standardisiert auf Weltbevölkerung, an Mammakarzinom in verschiedenen Ländern um 1975 (Daten aus 18)

Population	Kumulative Inzidenz 0−74 Jahre	Inzidenz/ 100000
Japan (Miyagi)	1,9	17,5
China (Shanghai)	2,2	19,6
Indien (Bombay)	2,2	21,2
Ungarn (Szabolos)	2,3	20,6
Polen (Katowice)	2,6	23,8
Puerto Rico	3,2	29,5
Cuba	3,5	28,5
Kolumbien (Cali)	3,5	33,2
DDR	4,2	37,4
Finnland	4,4	40,1
Norwegen	5,5	49,6
Brasilien (Sao Paulo)	6,0	56,2
BRD (Hamburg)	6,1	55,7
Schweden	6,1	55,2
Großbritannien (Birmingham)	6,2	56,4
Dänemark	6,4	58,8
BRD (Saarland)	6,4	57,2
Neuseeland (Maori)	6,4	64,1
Kanada (Alberta)	7,5	66,6
Kanada (British Columbia)	8,1	72,8
Schweiz (Genf)	8,3	76,1
USA (New York State)	8,4	75,5
USA (Connecticut)	8,6	77,9

Die DDR nimmt in der Rangfolge der Erkrankungshäufigkeit eine mittlere Position ein. Trotz der relativ guten Homogenität der Bevölkerung sind aber auch hier spürbare Differenzen zwischen verschiedenen Territorien bemerkenswert. In Bezirken mit überwiegend ländlicher Struktur ist die Inzidenz erheblich niedriger als in Großstädten (10). Dies ist auch aus Erhebungen von Krebsregistern bekannt, die Erkrankungshäufigkeiten aus überwiegend städtischen oder ländlichen Gebieten getrennt bekanntgeben (18).

Allgemein wird aus solchen Fakten geschlossen, daß Lebens- und Ernährungsweisen, wie sie für die Bevölkerungen hochindustrialisierter Staaten typisch sind, ein erhöhtes Mammakarzinomrisiko induzieren. Dafür spricht u. a. auch, daß die Nachkommen japanischer Emigranten auf Hawaii mit der Übernahme amerikanischer Lebensgewohnheiten ebenfalls das für die USA typische hohe Mammakarzinomrisiko erworben haben (18, 24). Genetische Prädispositionen sind für das individuelle Mammakarzinomrisiko keineswegs bedeutungslos. In ihrer Gesamtbedeutung rangieren sie jedoch offenbar hinter den Auswirkungen der Veränderungen der Lebensweise und einiger Umweltfaktoren im weitesten Sinne. Unter diesen spielen das reproduktive Verhalten, Änderungen der Ernährung sowie Einflüsse auf die hormonelle Situation eine dominierende Rolle.

So betraf der zwischen 1973 und 1980 beobachtete Anstieg der Inzidenzen und Mortalitäten an Mammakarzinom in England, Wales und den USA lediglich Frauen zwischen

45 und 64 Jahren, die nach der Jahrhundertwende geboren wurden und lief mit einer Abnahme der Fruchtbarkeitsziffern in diesen Ländern parallel (5).

Ein weiteres wichtiges Merkmal der deskriptiven Epidemiologie des Mammakarzinoms ist ein spürbarer Anstieg der Inzidenz über die Zeit, der nicht nur in Bevölkerungen mit traditionell hoher, sondern auch in solchen mit bisher niedriger Erkrankungshäufigkeit nachweisbar ist (Abb. 2.1). In Ländern mit niedriger Inzidenz wird der An-

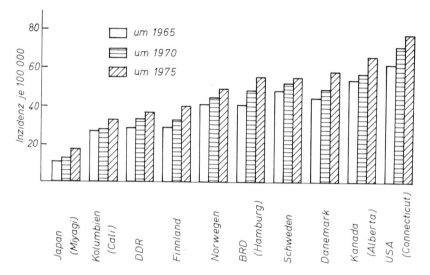

Abb. 2.1. Entwicklung der Inzidenz an Mammakarzinom (stand. auf Weltbevölkerung) in verschiedenen Ländern in drei Perioden (Daten aus 16, 17, 18).

stieg vornehmlich bei Erkrankungen unter dem 50. Lebensjahr beobachtet. Jedoch ist zu erwarten, daß er sich als Kohorteneffekt in den nächsten Jahrzehnten auch in den höheren Altersgruppen manifestieren wird (73). In der DDR ist die Inzidenz an Mammakarzinom in den letzten 20 Jahren ebenfalls kontinuierlich angestiegen, wobei alle Altersgruppen betroffen sind (Tab. 2.2). Bessere Erfassung, Intensivierung der Diagnostik und Änderungen von Klassifizierungen tragen wohl hauptsächlich zu diesem Anstieg bei.

Tabelle 2.2. Inzidenz an Mammakarzinom in der DDR 1961—1980

Maßzahl[1]	Perioden				Differenz (%)
	1961—65	1966—70	1971—75	1976—80	
absolut[4]	4060	4675	5186	5595	37,8
je 100000 (roh)	43,5	50,6	56,9	62,6	43,9
je 100000 (stand.)[2]	43,1	50,4	56,9	62,7	45,5
kumulative Inz.[3]	2,48	2,89	3,27	3,63	46,4

[1] Maßzahl der mittleren jährlichen Inzidenz.
[2] standardisiert auf die weibliche Bevölkerung der DDR 1974.
[3] 0—74 Jahre, %.
[4] nach Angaben des Nationalen Krebsregisters der DDR.

Unter Berücksichtigung internationaler Entwicklungstendenzen muß jedoch auch ein Teil des Anstiegs auf eine echte Erhöhung des Erkrankungsrisikos zurückgeführt werden (5, 16, 18). In der Abbildung 2.2 ist aus den über den einzelnen Altersklassen aufgetragenen mittleren Inzidenzen für sukzessive Geburtskohorten aus vier aufeinanderfolgenden 5-Jahres-Perioden zwischen 1960 und 1980 ersichtlich, daß die Werte für die jüngeren Geburtsjahrgänge über denen der älteren liegen. Beim Vergleich von Angaben für die gesamte DDR mit denen für Berlin fiel darüber hinaus eine höhere Inzidenz in

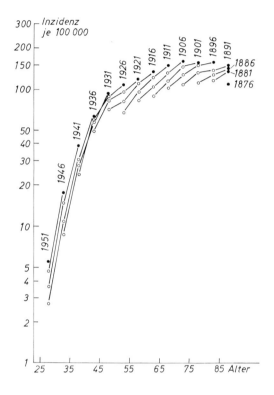

Abb. 2.2. Inzidenz an Mammakarzinom für sukzessive Geburtskohorten in der DDR 1961—80.

Berlin auf, die auch bei vorsichtiger Betrachtung für reale Differenzen im Erkrankungsrisiko spricht. Da sich Änderungen der Lebensweise in hochindustrialisierten Ländern in den Großstädten verständlicherweise eher und deutlicher ausprägen als im gesamten Territorium, bestätigen diese Ergebnisse, daß das Erkrankungsrisiko an Mammakarzinom dadurch offenbar wesentlich mitbestimmt wird (5, 26, 27, 71).

In allen Übersichten zur Epidemiologie des Mammakarzinoms werden typische Besonderheiten des Altersganges der Erkrankung hervorgehoben. Unter Erreichung unterschiedlicher Größenordnungen steigt die altersspezifische Inzidenz überall bis zum Menopausenalter kontinuierlich an. Nach einer auffälligen Plateaubildung um die Menopause setzt sich dieser Anstieg aber nur in Ländern mit mittlerer und hoher Inzidenz an Mammakarzinom fort (Abb. 2.3). Beide Phänomene haben zunächst Anlaß zu Hypothesen über eine unterschiedliche Ätiologie und Pathogenese von prä- und postmenopausischen Mammakarzinomen gegeben, die in jüngerer Zeit jedoch erheblich erschüttert wurden, da sie auch als Kohorteneffekte gedeutet wurden (22, 24, 76).

Die Einteilung in Länder mit hoher und niedriger Mortalität an Mammakarzinom folgt grundsätzlich den bei der Inzidenz beschriebenen Tendenzen (Tab. 2.3). Auffällig ist, daß die Mortalität im Verhältnis zum Inzidenzanstieg wesentlich geringfügiger zugenommen hat (10, 98). Das trifft auch für die DDR zu (10, 27), wo die standardisierte Mortalität zwischen 1970 und 1986 nur um etwa 15% angestiegen ist (Tab. 2.4).

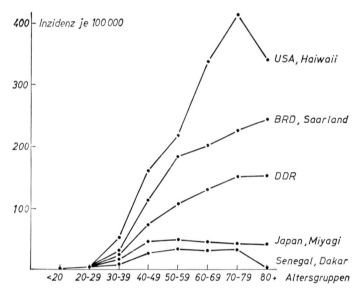

Abb. 2.3. Altersspezifische Inzidenz an Mammakarzinom (je 100000 Frauen) in ausgewählten Ländern mit unterschiedlichen Erkrankungshäufigkeiten.

Tabelle 2.3. Mortalität an Mammakarzinom (je 100000 Frauen, stand. auf Weltbevölkerung) in ausgewählten Ländern um 1984 (Daten aus 102)

England und Wales	29,3	Frankreich	19,2
Dänemark	27,1	Schweden	18,3
Belgien	25,8	Norwegen	17,8
Schweiz	25,6	DDR	17,3
Kanada	23,4	Finnland	15,8
BRD	22,4	Polen	15,2
Österreich	22,3	Jugoslawien	13,0
USA	22,1	Japan	5,8
Australien	20,3		

Die reale Zunahme des Erkrankungsrisikos ist demnach offensichtlich keineswegs mit der Größenordnung des Inzidenzanstiegs identisch, der vornehmlich auf Einflüsse diagnostischer Aktivitäten und geänderter diagnostischer Kriterien zurückzuführen ist (10, 24). Schließlich ist versucht worden, erhebliche Diskrepanzen zwischen Inzidenz und Mortalität auch mit besonders niedriger Fatalität bzw. ungewöhnlich langen Krankheitsverläufen zu erklären (55). In diesem Zusammenhang müssen auch Verbes-

Tabelle 2.4. Mortalität an Mammakarzinom in der DDR 1970—1986

Maßzahl[1]	Periode		Differenz (%)
	1970—74	1982—86	
absolut	2 379	2 625	10,3
je 100 000 (roh)	26,0	29,8	14,6
je 100 000 (stand.)[2]	26,0	29,9	15,0
kumulative Mort.[3]	1,68	1,93	14,9

[1] Maßzahl der mittleren jährlichen Mortalität.
[2] standardisiert auf die weibliche Bevölkerung der DDR 1974.
[3] 0—74 Jahre, %.

serungen der Behandlungsergebnisse, die in vielen Ländern nachweisbar sind (19, 26, 27, 94), Beachtung finden. So stiegen in der DDR die relativen 5-Jahres-Überlebensraten in den letzten Jahrzehnten kontinuierlich an und betrugen z. B. 1976 in Berlin 68% (26). Die Mortalität ist somit offenbar der bessere Indikator für eine reale Einschätzung des Problems (10). Das bedeutet auch, daß ein zu beobachtender Inzidenzanstieg dort am ehesten Ausdruck eines real gewachsenen Erkrankungsrisikos ist, wo die Mortalität ebenfalls angestiegen ist.

2.3.   Risikofaktoren

2.3.1.   Allgemeines

Die Erforschung von Risikofaktoren und -indikatoren ist vornehmlich mit der Suche nach ätiologisch wirksamen Mechanismen, der Aufklärung der Pathogenese und der Beschreibung von Risikogruppen zur ökonomischeren Gestaltung von Screeningprogrammen zur Früherkennung des Mammakarzinoms verbunden.

Bisher wurde eine Vielzahl von Merkmalen und Eigenschaften identifiziert, die bei Mammakarzinompatientinnen signifikant häufiger auftreten als in der Normalbevölkerung. Dabei kann nicht immer unterschieden werden, ob es sich um Faktoren handelt, die das Erkrankungsrisiko direkt oder indirekt unabhängig voneinander beeinflussen, oder um Merkmale, die lediglich in deren Folge mit der Erkrankung überdurchschnittlich häufig assoziiert sind. Methodische Fortschritte bei der Bewertung epidemiologischer Studien haben zu einer größeren Sicherheit in der Interpretation beigetragen. Jedoch sind keineswegs alle Schwierigkeiten auf diesem Gebiet gelöst.

Insgesamt muß festgestellt werden, daß die praxisrelevanten Ergebnisse trotz einer Fülle vorliegender Daten begrenzt sind: Die Ätiologie der Erkrankung ist nach wie vor ungeklärt und zur Beschreibung der formalen Entwicklung des Mammakarzinoms hat die epidemiologische Forschung bisher ebenfalls relativ wenig beitragen können. Für die Praxis der Geschwulstbekämpfung sind die vorliegenden Daten ebenfalls nur von begrenztem Nutzen. Die Identifizierung weniger Merkmale, die ein stark erhöhtes Erkrankungsrisiko anzeigen, kann zur prophylaktischen Betreuung der Betroffenen und bei früherer Erkennung der Erkrankung auch zur Verbesserung der Prognose beitragen. Für die Optimierung der Aufwand-Nutzen-Verhältnisse von Screeningprogrammen, die sich auf eine meßbare Reduzierung des Gesamtproblems richten, sind die bisher bekannten Risikofaktoren jedoch nur wenig hilfreich.

2.3.2. Alter

Wie die meisten bösartigen Neubildungen zeigt auch das Mammakarzinom eine deutliche Altersabhängigkeit (Abb. 2.4). Erkrankungen vor dem 30. Lebensjahr sind selten. Danach steigt die Erkrankungshäufigkeit steil an, so daß von verschiedenen Arbeitsgruppen gegebene Empfehlungen zum Screening auf Mammakarzinom den vernünftigen Beginn der Selbstuntersuchung der Brust mit dem 30. und den Beginn periodischer mammographischer Untersuchungen mit dem 40. Lebensjahr ansetzen. Auf das von vielen Autoren beschriebene Plateau zwischen 45. und 55. Lebensjahr und seine möglichen Bedeutungen wurde bereits hingewiesen (22, 23). Es kommt auch in der DDR gut zur Darstellung (26) (Abb. 4) und ist wohl am ehesten als Kohorteneffekt zu deuten.

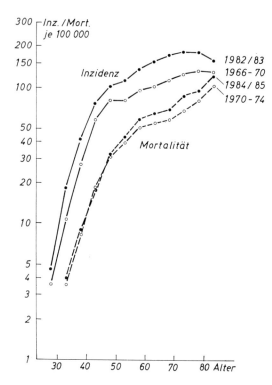

Abb. 2.4. Altersspezifische Inzidenz und Mortalität an Mammakarzinom in der DDR.

2.3.3. Erbanlagen, familiäre Häufung

Eine familiäre Häufung von Mammakarzinomen wird allgemein beschrieben (3, 12, 71, 96). Abhängig vom Verwandtschaftsgrad und vom Manifestationsalter des Tumors ergeben sich jedoch deutliche Risikounterschiede. Eine positive Anamnese bei Verwandten 1. Grades erhöht das Risiko lediglich um das 2—3fache (3, 88). Für die DDR-Bevölkerung ermittelten wir bei positiver Familienanamnese ein relatives Risiko von 2,8 (30). Dieses Risiko steigt jedoch merklich, wenn mehrere Verwandte 1. Grades an Mammakarzinom erkrankten, die Erkrankung bilateral auftrat und insbesondere wenn es sich um eine prämenopausische Manifestation der Erkrankung handelte (3, 12, 71, 88, 96). Die Tabelle 2.5 vermittelt einen Eindruck von den Größenordnungen des Risikoanstiegs. Nach überstandener Erkrankung ist das Risiko für ein Karzinom in der anderen Brust erheblich erhöht (21). Das trifft auch für Frauen zu, bei denen ein Ovarialkarzinom erfolgreich behandelt werden konnte (81). Monozygote Zwillinge erkranken doppelt so häufig an Mammakarzinom wie dizygote (2).

Tabelle 2.5. Relatives Risiko (RR) für Mammakarzinom für Frauen, deren Verwandte 1. Grades ein Mammakarzinom in der Anamnese aufweisen[1] (nach 88)

Familienanamnese	Anzahl der Fälle	Anzahl der Kontrollen	RR (95% — VI)
negativ	1 804	2 139	1,0
Mutter	384	196	2,1 (1,7—2,6)
Schwester	136	74	2,1 (1,5—2,8)
Mutter u. Schwester	35	3	13,6 (4,1—44,8)

[1] standardisiert nach Alter, Wohngebiet, Alter bei erster ausgetragener Schwangerschaft, Menopausenstatus und gutartigen Brustveränderungen in der Anamnese.

2.3.4. Soziale Faktoren

Frauen mit gehobener Berufsausbildung und höherem Lebensstandard erkranken etwa doppelt so häufig an Mammakarzinom wie andere. Ein unabhängiger Einfluß ist dabei wenig wahrscheinlich. Offensichtlich handelt es sich vielmehr um einen Indikator für Unterschiede im reproduktiven Verhalten, vielleicht auch in den Ernährungsgewohnheiten.

2.3.5. Reproduktive Faktoren

2.3.5.1. *Menarchealter*

Zahlreiche Untersuchungen bestätigen, daß früheres Einsetzen der Menarche das Mammakarzinomrisiko erhöht (12, 40, 47). Annahmen, daß bei vorzeitiger Menarche längere Perioden anovulatorischer Zyklen auftreten, womit ein Estrogenübergewicht in einer sensiblen Entwicklungsphase der Brustdrüse wirksam wird, konnten jedoch nicht bestätigt werden (4, 7, 66).

Nach neueren Analysen tragen Frauen mit vorzeitiger Menarche ein etwa zweifaches Erkrankungsrisiko (12), das sich in einzelnen Untersuchungen allerdings nur bei prämenopausischer Manifestation der Erkrankung bestätigte.

2.3.5.2. *Menopausenalter*

Die meisten Autoren bestätigten eine Zunahme des Mammakarzinomrisikos bei verzögerter Menopause (37, 39, 91). In einer neueren Untersuchung betrug das relative Risiko für Mammakarzinom bei einer Menopause nach dem 54. Lebensjahr gegenüber der Menopause vor dem 45. Lebensjahr etwa das 3,5fache (79). Eine operative Entfernung der Ovarien vor dem 40. Lebensjahr verringert das Mammakarzinomrisiko dagegen beträchtlich.

Unsere eigenen Untersuchungen bestätigen ebenfalls einen Anstieg des Erkrankungsrisikos mit Zunahme des Alters bei der letzten Regelblutung (Tab. 2.6).

Tabelle 2.6. Relatives Risiko (RR) für Mammakarzinom in Abhängigkeit vom Alter bei der 1. Lebendgeburt

Alter bei 1. Lebendgeburt	Fälle		Kontrollen		RR	95%—VI
	Anzahl	%	Anzahl	%		
keine Lebendgeburt	38	13,9	93	13,9	1,5	0,9—2,6
20	38	13,9	143	21,4	1,0	
20—24	128	46,7	294	43,9	1,6	1,1—2,5
25—29	51	18,6	110	16,4	1,8	1,0—2,9
30	19	6,9	29	4,3	2,5	1,3—5,0
gesamt	274	100	669	100		

Hypothesen, die auf Auswirkungen eines Estrogenübergewichtes bei anovulatorischen Zyklen nach vorzeitiger Menarche und verspäteter Menopause aufbauten (48, 67), scheinen, wenn überhaupt, eher für den klimakterischen Lebensabschnitt als für das Jugendalter Gültigkeit zu besitzen.

2.3.5.3. Parität und Alter bei erster Geburt

Frauen, die keine Kinder geboren haben, tragen ein erhöhtes Mammakarzinomrisiko (1, 59).

Schwangerschaft schützt somit offenbar in gewissem Maße vor der Entwicklung eines Mammakarzinoms. Möglicherweise reagiert das Mammaepithel nach einer ausgetragenen Schwangerschaft bereits auf niedrigere Progesterondosen (25). Vielleicht induziert eine Schwangerschaft auch die Zelldifferenzierung in der Brustdrüse (86), womit der Zeitpunkt atypischer Epithelveränderungen hinausgeschoben werden oder diese gar gänzlich verhindert werden könnten (24). MacMahon et al. (64) wiesen nach, daß Frauen, die vor dem 20. Lebensjahr ihr erstes Kind geboren hatten, nur ein Drittel des Mammakarzinomrisikos von Nulliparae trugen. In einigen Untersuchungen wurde die unabhängige Wirkung der Faktoren Parität und Alter bei der 1. Schwangerschaft angezweifelt (61, 72). Generell wird wohl akzeptiert, daß das Alter bei der 1. Schwangerschaft der wesentlich wirksamere protektive Faktor ist (73). Dennoch scheint jede weitere Schwangerschaft einen geringen zusätzlichen Schutz zu vermitteln (73). Unsere Untersuchungen zeigen sowohl eine Erhöhung des Risikos für Nulliparae als auch einen Risikoanstieg mit zunehmendem Alter bei der 1. Geburt (Tab. 2.7).

Tabelle 2.7. Relatives Risiko (RR) für Mammakarzinom in Abhängigkeit von der Zahl der Lebendgeburten

Zahl der Lebendgeburten	Fälle		Kontrollen		RR	95%—VI
	Anzahl	%	Anzahl	%		
keine	38	13,9	93	13,9	1,0	0,7—1,5
1—2	170	65,3	424	63,4	1,0	—
3—4	50	18,2	129	19,3	0,9	0,7—1,4
> 4	7	2,6	23	3,4	0,7	0,3—1,8
gesamt	274	100	669	100		

Unterschiede im reproduktiven Verhalten erklären offensichtlich auch einen nicht unbeträchtlichen Teil der Differenzen des Mammakarzinomrisikos zwischen verschiedenen Bevölkerungen sowie zwischen Frauen mit unterschiedlichem sozialen Status. Eine Herabsetzung des durchschnittlichen Alters bei der 1. Entbindung um fünf Jahre soll in derselben Population mit einer Verminderung der Inzidenz an Mammakarzinom um 30% verbunden sein (71).

2.3.5.4. *Stillen*

Über den Einfluß des Stillens auf das Mammakarzinomrisiko liegen unterschiedliche Aussagen vor. Überwiegend wird eine unabhängige Wirkung verneint (14, 87). Allerdings gibt es auch Hinweise darauf, daß Stillen unabhängig von der Parität das Mammakarzinomrisiko verändert (59, 64). Insgesamt ist das Problem unzureichend geklärt.

2.3.6. Hormonale Faktoren

2.3.6.1. *Endogene Estrogene*

Die Bedeutung eines endogenen Estrogenübergewichtes für die Ätiologie des Mammakarzinoms ist vielfach diskutiert worden. Dies betrifft insbesondere Lebensabschnitte, in denen anovulatorische Zyklen häufiger auftreten können und somit eine Kompensation der Estrogenwirkung auf hormonsensitive Gewebe durch Progestagene ausbleibt (48, 67). Obwohl über einen Anstieg des Erkrankungsrisikos mit Zunahme anovulatorischer Zyklen berichtet wurde, sind zumindest für die Pubertät erhebliche Zweifel an dieser Hypothese aufgetaucht, seit bekannt ist, daß vorzeitige Menarche nicht generell mit längeren Perioden anovulatorischer Zyklen verbunden ist (7, 65). Offensichtlich kommt einem endogenen Estrogenübergewicht, das durch Lutealphasendefekte entsteht, eine weit geringere Bedeutung zu als den Auswirkungen des Anteils nicht-proteingebundener Estrogene, deren Bedeutung für die Ätiologie des Mammakarzinoms zunehmend diskutiert wird (73).

Aus den Untersuchungen zur Bedeutung des Prolaktins für die Ätiologie des Mammakarzinoms lassen sich keine einheitlichen Schlußfolgerungen ableiten.

Möglicherweise sind künftig aus subtileren Analysen bestimmter Steroide und Peptide weitere Aufschlüsse zu erwarten (73).

2.3.6.2. *Exogene Estrogene*

Das Problem ist praktisch bedeutsam durch die häufig geübte Estrogenbehandlung klimakterischer Ausfallerscheinungen. Prinzipiell erscheinen damit promovierende Effekte, wie sie insbesondere beim Endometriumkarzinom nachgewiesen werden konnten, möglich (34). Die theoretischen Zusammenhänge sind jedoch ebenso umstritten wie die Ergebnisse zahlreicher Untersuchungen ein widersprüchliches Bild liefern. Wenige Untersuchungen zeigten während der Estrogeneinnahme eine signifikante Erhöhung des Mammakarzinomrisikos zwischen dem 45. und 54. Lebensjahr, was auf promovierende Mechanismen hinweisen könnte (11, 44, 51). Ein Risikoanstieg mit zunehmender Dosis und Einnahmelänge konnte ebenfalls beobachtet werden (11, 44). Signifikante Risikoanstiege wurden jedoch in der Regel erst 10—15 Jahre nach Langzeitapplikationen gefunden (11, 44, 51). Dem stehen Ergebnisse gegenüber, die keine Veränderung des Mammakarzinomrisikos nach Estrogeneinnahme ermitteln konnten (33, 45, 46, 60, 101).

Gegenwärtig herrscht soweit Übereinstimmung, daß Langzeiteinnahmen von Estrogen-präparaten ohne Gestagenanteil im Klimakterium das Mammakarzinomrisiko nach längerem Intervall um etwa 50% erhöhen können (73).

2.3.6.3. Hormonale Kontrazeptiva

Zusammenhänge zwischen der Einnahme hormonaler Kontrazeptiva und möglichen Veränderungen des Mammakarzinomrisikos sind vielfach untersucht worden. Eine von uns durchgeführte Korrelationsstudie ergab keinen Hiweis auf eine signifikante Er-höhung des Risikos für Mammakarzinom nach Einnahme hormonaler Kontrazeptiva verschiedener Zusammensetzungen (77, 78). Das stimmt gut mit den Ergebnissen der meisten Fall-Kontroll- und Kohorten-Studien überein (28). Dagegen fanden PIKE et al. (80) in einer Fall-Kontroll-Studie mit Mammakarzinompatientinnen, die bis zum 37. Le-bensjahr erkrankten, nach über 5jähriger Einnahme von Präparaten mit hoher Pro-gestagenpotenz vor dem 25. Lebensjahr ein vierfach erhöhtes Erkrankungsrisiko für Mammakarzinom. Die Studie ist wegen methodischer Mängel erheblich kritisiert worden, und die Ergebnisse konnten durch spätere Untersuchungen, insbesondere durch eine große multizentrische Studie, nicht bestätigt werden (13, 20, 38, 41, 83, 93, 97).

Gegenwärtig gibt es keine schlüssigen Hinweise für eine Erhöhung des Gesamtrisikos für Mammakarzinom durch die Einnahme hormonaler Kontrazeptiva. Dennoch ist für bestimmte Untergruppen (z. B. junge Frauen, Einnahme vor 1. Schwangerschaft u. ä.) der Einfluß hormonaler Kontrazeptiva auf das Mammakarzinom nicht endgültig ge-klärt. Dies liegt auch daran, daß solche Untergruppen in den vorliegenden Studien zu klein sind, um gesicherte Schlußfolgerungen zu erlauben.

Die Ergebnisse unserer eigenen großen Fall-Kontroll-Studie geben keine Hinweise auf eine signifikante Beeinflussung des Mammakarzinomrisikos nach Einnahme hormonaler Kontrazeptiva unterschiedlicher Präparatekombinationen (Tab. 2.8).

Tabelle 2.8. Relatives Risiko (RR) für Mammakarzinom in Abhängigkeit von der Einnahme hormonaler Kombinationspräparate zur Kontrazeption (Fall-Kontroll-Studie 275 Fälle/734 Kontrollen)

Keine Veränderung des relativen Risikos (RR) bei:	RR	
— Einnahme hormonaler Kontrazeptiva überhaupt	0,90;	0,66—1,23
— Einnahme > 5 Jahre	0,98;	0,57—1,66
— Einnahmebeginn > 15 Jahre vorher	0,64;	0,39—1,05
— Einnahmebeginn 15—24 Jahre	0,74;	0,37—1,48
— Einnahmebeginn vor 1. Geburt	0,98;	0,34—2,82

2.3.7. Ernährung und Genußmittel

2.3.7.1. Ernährung

Änderungen der Ernährungsweise sind in vielen Ländern als Ursache für den Anstieg des Mammakarzinomrisikos angenommen worden. Die Ergebnisse von Korrelations-studien und von Untersuchungen an Einwanderern unterstützen die Hypothese, daß insbesondere die Zunahme ungesättigter Fette in der Nahrung zu einem Risikoanstieg in der Postmenopause beiträgt (6, 36, 103) (Abb. 2.5).

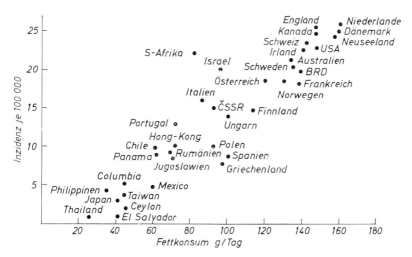

Abb. 2.5. Täglicher Fettverbrauch pro Kopf bezogen auf die altersstandardisierte Brustkrebsmortalität (nach 103).

Im Gegensatz dazu zeigen die Ergebnisse von Fall-Kontroll-Studien ein weniger einheitliches Bild (35, 58, 70). Möglicherweise liegt dies vornehmlich an methodischen Problemen bei der exakten Expositionsermittlung. Vielfach ist auch versäumt worden, neben den gegenwärtigen Ernährungsgewohnheiten die früheren, insbesondere die in der Kindheit, zu erfassen und in die Analysen einzubeziehen. Unterschiede von Serum-Cholesterol und Serumlipiden wirken sich offensichtlich nicht auf das Mammakarzinomrisiko aus (42). Trotz erheblicher Lücken in der Beweisführung wird dennoch vielfach angenommen, daß eine Zunahme des Anteils der Nahrungsfette zur Erhöhung des Mammakarzinomrisikos beitragen kann (104).

Zusammenhänge zwischen Ernährungsweise und Mammakarzinom werden auch durch das 2—3fach höhere Risiko angezeigt, das Übergewichtige gegenüber Normalgewichtigen tragen (24, 47, 73). Kritische Stimmen weisen dennoch darauf hin, daß die Zusammenhänge zwischen Ernährungsweise und Mammakarzinomrisiko weitgehend unklar und wesentlich komplexerer Natur sind. Sowohl promovierende als auch inhibierende Faktoren müssen dabei in Betracht gezogen werden (68). Zum Beispiel war eine niedrigere Vitamin A-Zufuhr durch die Nahrung mit einer leichten Erhöhung des Risikos für Mammakarzinom verbunden, während die Differenzen in der Vitamin-C-Zufuhr offenbar keine Effekte zeigten (68). Erwähnt werden muß auch, daß der Ernährungszustand Einfluß auf die Wirkung hormonaler Faktoren, z. B. den Zeitpunkt der Menarche, besitzt.

2.3.7.2. *Rauchen, Alkohol, Kaffeekonsum*

Raucherinnen sollen ein durchschnittlich niedrigeres Menopausenalter als Nichtraucherinnen haben (8). Bisherige Ergebnisse aus Fall-Kontroll-Studien zeigten kein einheitliches Bild (9, 15, 84, 90, 92). Wenn überhaupt, handelt es sich offensichtlich nur um eine geringe Änderung des Erkrankungsrisikos. Untersuchungen zur Dosisabhängigkeit ergaben ebenfalls widersprüchliche Ergebnisse (43, 90). Hinweise auf eine bemerkenswerte protektive Wirkung des Rauchens über den Einfluß hormonaler Effekte fehlen gänzlich (43, 84).

Auch Alkoholkonsum ist in Verdacht geraten, das Mammakarzinomrisiko zu beeinflussen. Die ätiologischen Mechanismen sind dabei ebenso unklar wie die Unabhängigkeit der Wirkung. Untersuchungen, die keinen Einfluß fanden (100), stehen Ergebnisse einiger Studien gegenüber, die eine sorgfältige Prüfung angezeigt erscheinen lassen (49, 54, 82, 89). Falls überhaupt, handelt es sich jedoch ebenfalls nur um eine geringfügige Erhöhung der Gefährdung.

Hypothesen zum Einfluß von Kaffeekonsum auf das Mammakarzinomrisiko stützen sich auf Beobachtungen, daß Mastopathien durch Methylxanthinprodukte gebessert werden können (32, 75). Bisherige Untersuchungen konnten jedoch keinen Einfluß des Kaffeekonsums auf das Mammakarzinomrisiko aufdecken (52, 53, 57, 85).

2.3.8. Gutartige Erkrankungen der Brustdrüse

Die Bedeutung gutartiger Erkrankungen der Brustdrüse und vorangegangener Biopsien für das Mammakarzinomrisiko wird zunehmend differenzierter betrachtet. Nicht zuletzt hängt dies mit Verbesserungen der Diagnostik und histologischen Klassifikation sowie mit einem gewachsenen Verständnis von der Pathogenese des Mammakarzinoms zusammen. Bisherige Untersuchungen zeigen deshalb auch wenig einheitliche Ergebnisse, die auch deshalb bezweifelt werden müssen, weil die Verteilung typischer Risikofaktoren bei Patientinnen mit fibrozystischen oder dysplastischen Veränderungen der Brustdrüse nicht den von Mammakarzinompatientinnen entsprachen. Kritische Analysen vorliegender Daten schätzen den realen Risikoanstieg bei proliferativen Erkrankungen ohne Atypie mit etwa 50%, bei Vorliegen von Atypien dagegen um mindestens das Vierfache (50, 99). Von praktischer Bedeutung ist die erhebliche Steigerung des Risikos (auch in der kontralateralen Brust) nach konservativer Therapie intraduktaler oder lobulärer Carcinomata in situ.

Beim lobulären Carcinoma in situ tritt bei 30% aller Fälle nach 20—30 Jahren ein Mammakarzinom zum erheblichen Teil in der kontralateralen Brust auf (73). Untersuchungen zu dieser Problematik sind methodisch aufwendig und erfordern subtile pathologisch-anatomische Kenntnisse, um zwischen Veränderungen zu unterscheiden, die als Indikatoren für ein erhöhtes Risiko anzusehen sind und anderen, die echte Vorläufer des invasiven Karzinoms darstellen.

2.3.9. Strahlenexposition

Änderungen des Erkrankungsrisikos bei Strahlenexposition sind dosisabhängig, wobei Expositionen in der Kindheit und Jugend von besonderer Bedeutung sind.

Strahlenexpositionen nach dem 40. Lebensjahr tragen offensichtlich wenig zur Risikoerhöhung bei.

Von praktischer Bedeutung ist, daß bei Benutzung moderner Mammographiegeräte und Röntgenfilme das Risiko einer Strahlenexposition nach dem 40. Lebensjahr auch bei jährlicher Wiederholung der Mammographie vernachlässigt werden kann (73).

2.4.   Schlußfolgerungen für die Praxis der Krebsbekämpfung

Fragen nach den praktischen Konsequenzen betreffen vornehmlich die primäre Prävention durch Ausschaltung oder Verminderung bekannter Risikofaktoren oder aktive Intervention mit chemopräventiven und antihormonalen Substanzen sowie die sekundäre Prävention durch Charakterisierung von Risikogruppen, deren prophylaktische Betreuung Maßnahmen zur Früherfassung optimaler und ökonomischer gestalten könnte.

Aus heutiger Sicht trägt am wirksamsten zur Verminderung des Erkrankungsrisikos an Mammakarzinom bei, wenn Frauen die Geburt ihres 1. Kindes nicht unnötig hinauszögern, sich nicht auf ein Kind beschränken und durch eine bewußte Ernährungsweise zur Vermeidung der Adipositas beitragen (24).

Praktische Konsequenzen für eine Verbesserung der Frühdiagnostik ergeben sich insbesondere für Frauen mit stark wirksamen Risikofaktoren, die spätestens ab 40. Lebensjahr in jährlichen Abständen mammographisch untersucht werden sollten (Tab. 2.9). Ob

Tabelle 2.9. Einteilung wesentlicher Risikofaktoren nach der Intensität ihrer Wirksamkeit

Risikofaktoren

stark wirksam (> 4fach)	mäßig wirksam (2—4fach)	gering wirksam (< 2fach)
— bilaterales prämenopausisches Mammakarzinom in der Familienanamnese — Brustkrebs in der Eigenanamnese — duktales und lobuläres Carcinoma in situ in der Eigenanamnese (konservativ behandelt)	— hoher sozio-ökonomischer Status — frühe Menarche — späte Menopause — Alter bei 1. ausgetragener Schwangerschaft nach dem 30. Lebensjahr — Mammakarzinom bei Verwandten 1. Grades — fibrozystische Veränderungen der Brust — hormonale Substitutionstherapie mit Estrogenen	— Nulliparität — Ovarialkarzinom in der Eigenanamnese — erhöhter Fettkonsum — Rauchen? — Kaffeekonsum?

diese Empfehlung auch für Frauen mit mäßig erhöhtem Erkrankungsrisiko gelten soll, wird von den gegebenen Kapazitäten und von der Qualität der Nachfolgediagnostik abhängen, damit ein selektives Screening durch Mammographie nicht zu unvertretbaren negativen Folgeerscheinungen führt oder Kapazitäten blockiert, die dringlicher für die spezialisierte Diagnostik von Verdachtsfällen gebraucht werden.

Versuche aus der Summation verschiedener Risikofaktoren zur Abgrenzung einer Gruppe von Frauen zu kommen, in der der überwiegende Teil der Karzinome auftritt, haben bisher nicht zu den gewünschten Ergebnissen geführt.

Die Mehrzahl der Mammakarzinome tritt deshalb immer noch bei Frauen auf, bei denen die Ermittlung der bekannten Risikofaktoren nur eine geringe Risikoerhöhung anzeigen. Zur meßbaren Verminderung der Sterblichkeit an Mammakarzinom können deshalb gegenwärtig lediglich die periodischen Untersuchungen aller Frauen ab 40. Lebensjahr mit geeigneten Methoden (Selbstuntersuchung der Brust, Mammographie) beitragen, wenn die wissenschaftlichen Grundlagen für die praktische Durchführung wirksamer Programme ausreichen und die notwendigen Kapazitäten zur Verfügung stehen.

Literatur

1. ADAMI, H. O., J. HANSEN, B. JUNG, A. J. RIMSTEN: Age at first birth, parity and risk of breast cancer in Swedish population. Brit. J. Cancer **42** (1980), 651—658
2. ANDERSON, D. E.: Genetics and the etiology of breast cancer. Breast **3** (1977), 37—41
3. ANDERSON, D. E.: Familial breast cancer. Cancer Bull. **34** (1982), 167—168
4. APTER, D., R. VIHKO: Early menarche, a risk factor for breast cancer, indicates early onset of ovulatory cycles. J. clin. Endocrinol. Metab. **57** (1983), 82—86
5. ARMSTRONG, B., R. DOLL: Environmental factors and cancer, incidence and mortality in different countries, with special references to dietary practices. Internat. J. Cancer **15** (1975), 617—631
6. ARMSTRONG, B.: Recent trends in breast-cancer incidence and mortality in relation to changes in possible risk factors. Internat. J. Cancer **17** (1976), 204—211
7. BAANDERS-van HALEWIJN, E. A., F. de WAARD: Menstrual cycles shortly after menarche in European and Bantu girls. I. Epidemiological aspects. Human Biol. **40** (1968), 314—322
8. BARON, J. A.: Smoking and estrogen-related disease. Amer. J. Epidemiol. **119** (1984), 9—22
9. BARON, J. A., T. BYERS, E. R. GREENBERG, K. M. CUMMINGS, M. SWANSON: Cigarette smoking in women with cancer of the breast and reproductive organs. J. nat. Cancer Inst. **77** (1986), 677—680
10. BERNDT, H., E. SIEBER, R. BERNDT: Morbidität und Mortalität bösartiger Neubildungen der Brustdrüse. Z. ärztl. Fortbild. **73** (1979), 1123—1129
11. BRINTON, L. A., R. N. HOOVER, M. SZKLC, J. F. FRAUMENI: Menopausal estrogen use and risk of breast cancer. Cancer **47** (1981), 2517—2522
12. BRINTON, L. A., R. HOOVER, J. F. FRAUMENI: Interaction of familial and hormonal risk factors for breast cancer. J. nat. Cancer Inst. **69** (1982), 817—822
13. BRINTON, L. A., R. HOOVER, M. SZKLO, J. F. FRAUMENI: Oral contraceptives and breast cancer. Internat. J. Epidemiol. **11** (1982), 316—322
14. BRINTON, L. A., R. HOOVER J. F. Fraumeni: Reproductive factors in the aetiology of breast cancer. Brit. J. Cancer **47** (1983), 757—762
15. BRINTON, L. A., C. SCHAIRER, J. L. STANFORD, R. N. HOOVER: Cigarette smoking and breast cancer. Amer. J. Epidemiol. **123** (1986), 614—622
16. Cancer incidence in five continents. Vol. **2**. Ed.: R. DOLL, C. MUIR, J. WATERHOUSE. Berlin, Heidelberg, New York: Springer 1970
17. Cancer incidence in five continents. Vol. **3**. Ed.: J. WATERHOUSE, C. MUIR, P. CORREA, J. POWELL. Lyon: IARC 1976
18. Cancer incidence in five continents. Vol. **4**. Ed.: J. WATERHOUSE, C. MUIR, K. SHANMUGARATNAM, J. POWELL. Lyon: IARC 1982
19. Cancer patient survival. Report Number **5** (1976). U.S. Dept. of Health, Education, and Welfare, Publ. Health Serv. Nat. Inst. of Health. Ed.: L. M. AXTELL, A. J. ASIRE, and M. H. MYERS. Bethesda 1976
20. Center for Disease Control, Atlanta: Long term oral contraceptive use and risk of breast cancer. The Center for Disease Control Cancer and Steroid Hormone Study. J. amer. med. Assoc. **249** (1983), 1591—1595
21. CHAUDARY, M. A., R. R. MILLIS, E. O. L. HOSKINS, M. HALDER, R. D. BULBROOK, J. CUZICK, J. L. HAYWOOD: Bilateral primary breast cancer: a prospective study of disease incidence. Brit. J. Surg. **71** (1984), 711—714
22. CLEMMESEN, J. The Danish cancer registry. Problems and results. Acta pathol. microbiol. scand. **25** (1948), 26—33
23. De WAARD, F., E. A. BAANDERS-van HALEWIJN, J. HUIZINGA: The bimodel age distribution of patients with mammary carcinoma. Cancer **17** (1964), 141—151
24. De WAARD, F.: Epidemiology of breast cancer — a review. Eur. J. Cancer & clin. Oncol. **19** (1983), 1671—1676
25. DRIFE, J. O.: Breast cancer, pregnancy and the pill. Brit. med. J. **283** (1981), 778—779
26. EBELING, K., St. TANNEBERGER, P. NISCHAN, D. JAROFKE, E. KLUGE: Bösartige Neubildungen der weiblichen Brustdrüsen in der Hauptstadt der DDR, Berlin, in der Periode 1975—1979. Arch. Geschwulstforsch. **52** (1982), 307—321

20

27. EBELING, K., P. NISCHAN, D. JAROFKE: Epidemiologie und Bekämpfung des Mammakarzinoms. Z. ärztl. Fortbild. **79** (1985), 551—557

28. EBELING, K., S. HOLCK: Hormonale Kontrazeption und Krebsrisiko. Z. klin. Med. **41** (1986), 1069—1075

29. EBELING, K., D. THOMAS, D. NISCHAN, R. RAY: Breast cancer risk and combined oral contraceptives containing chlormadinone acetate (CMA). In: 14th Internat. Cancer Congress, Aug. 21—27, 1986, Budapest, Hungary. Abstracts of lectures, symposia and free communications. Vol. **3**. Budapest: Akad. Kiadó 1986, S. 1198

30. EBELING, K., P. NISCHAN: Zur Epidemiologie des Mammakarzinoms. 1988 (in Vorbereitung)

31. EBELING, K., D. THOMAS, P. NISCHAN, R. RAY: Breast cancer risk and combined oral contraceptives containing chlormadinone acetate (CMA) (in Vorbereitung)

32. FOECKING, M. K., J. P. MINTON, R. H. MATTHEWS: Progressive patterns in breast disease. Med. Hypothesis **6** (1980), 659—664

33. GAMBRELL, R. D., R. C. MAIER, B. I. SANDERS: Decreased incidence of breast cancer in postmenopausal estrogen-progesteron users. Obstet. & Gynecol. **62** (1983), 435—443

34. GORINS, A.: Treatment of the menopause: Estrogens and breast cancer. Rev. franç. Gynécol. et Obstét. **80** (1985), 211—214

35. GRAHAM, S., J. MARSHALL, C. METTLIN, T. RZEPKA, T. NEMOTO, T. BYERS: Diet in the epidemiology of breast cancer. Amer. J. Epidemiol. **116** (1982), 68—75

36. GRAY, G. E., M. C. PIKE, B. E. HENDERSON: Breast cancer incidence and mortality rates in different countries in relation to know risk factors and dietary practices. Brit. J. Cancer **39** (1979), 1—7

37. HAAGENSEN, C. D.: Disease of the breast. 2nd ed. Philadelphia (u. a.): Saunders 1971

38. HARRIS, N. V., N. S. WEISS, A. M. FRANCIS, L. Polissar: Breast cancer in relation to patterns of oral contraceptive use. Amer. J. Epidemiol. **116** (1982), 643—651

39. HENDERSON, B. E., D. Powell, I. Rosario, C. KEYS, R. HANISCH, M. YOUNG, J. Casagrande, V. GERKINS, M. C. PIKE: An epidemiologic study of breast cancer. J. nat. Cancer Inst. **53** (1974), 609—614

40. HENDERSON, B. E., V. GERKINS, I. ROSARIO, J. CASAGRANDE, M. C. PIKE: Elevated serum levels of estrogen and prolactin daughters of patients with breast cancer. New Engl. J. Med. **293** (1975), 790—795

41. HENNEKENS, C. H., F. E. Speizer, R. J. LIPNICK, B. ROSNER, C. BAIN, C. BELANGER, M. J. STAMPFER, W. WILLETT, R. PETO: A case-control study of oral contraceptive use and breast cancer. J. nat. Cancer Inst. **72** (1984), 39—42

42. HIATT, R. A., G. D. FRIEDMAN, R. D. BAWOL, H. K. URY: Breast cancer and serum cholesterol. J. nat. Cancer Inst. **68** (1982), 885—889

43. HIATT, R. A., B. H. FIREMAN: Smoking, menopause and breast cancer. J. nat. Cancer Inst. **76** (1986), 833—838

44. HOOVER, R., A. GLASS, W. D. FINKLE, D. AZEVEDO, K. MILNE: Conjugated estrogens and breast cancer risk in women. J. nat. Cancer Inst. **67** (1981), 815—820

45. HORWITZ, R. I., K. R. STEWART: Effect of clinical features on the association of estrogens and breast cancer. Amer. J. Med. **76** (1984), 192—198

46. KAUFMAN, D. W., D. R. MILLER, L. ROSENBERG, S. P. HELMRICH, P. STOLLEY, D. SCHOTTENFELD, S. SHAPIRO: Noncontraceptive estrogen use and the risk of breast cancer. J. amer. med. Assoc. **252** (1984), 63—67

47. KELSEY, J. L.: A review of the epidemiology of human breast cancer. Epidemiol. Rev. **1** (1979), 74—109

48. KORENMAN, S. G.: Oestrogen window hypothesis of the aetiology of breast cancer. Lancet **I** (1980), 700—701

49. LA VECCHIA, C., A. DECARLI, S. FRANCESCHI, S. PAPALLONA, G. TOGNONI: Alcohol consumption and the risk of breast cancer in women. J. nat. Cancer Inst. **75** (1985), 61—65

50. LA VECCHIA, C., F. PARAZZINI, S. FRANCESCHI, A. DECARLI: Risk factors for benign breast disease and their relation with breast cancer risk. Pooled information from epidemiologic studies. Tumori **71** (1985), 167—178

51. La Vecchia, C., A. Decarli, F. Parazzini, A. Gentile, C. Liberati, S. Franceschi: Non-contraceptive oestrogens and the risk of breast cancer in women. Internat. J. Cancer **38** (1986), 853—858

52. La Veccia, C., R. Talamini, A. Decarli, S. Franceschi, F. Parazzini, G. Tognoni: Coffee consumption and the risk of breast cancer. Surgery **100** (1986), 477—481

53. Lawson, D. H., H. Jick, K. J. Rothman: Coffee and tea consumption and breast disease. Surgery **90** (1981) 801—803

54. Lê, M. G., C. Hill, A. Kramer, R. Flamant: Alcoholoc beverage consumption and breast cancer in a French case control study. Amer. J. Epidemiol. **120** (1984), 350—357

55. Lin, T. M., K. P. Chen, B. Mac Mahon: Epidemiologic characteristics of cancer of the breast in Taiwan. Cancer **27** (1971), 1497—1504

56. Lipsett, M. B.: Extensive data support diet-cancer link. Hosp. Trib. **11** (1977-01-10)

57. Lubin, F., E. Ron, Y. Wax, B. Modan: Coffee and methylxanthines and breast cancer. J. nat. Cancer. Inst. **74** (1985), 569—573

58. Lubin, J. H., P. E. Burns, W. J. Blot, R. G. Ziegler, A. W. Lees, J. F. Fraumeni: Dietary factors and breast cancer risk. Internat. J. Cancer **28** (1981), 685—689

59. Lubin, J. H., P. E. Burns, W. J. Blot, A. W. Lees, C. May, L. E. Morris, J. F. Fraumeni: Risk factors for breast cancer in women in Northern Alberta, Canada, as related to age at diagnosis. J. nat. Cancer Inst. **68** (1982), 211—217

60. McDonald, J. A., N. S. Weiss, J. R. Daling, A. M. Francis, L. Polissar: Menopausal estrogen use and the risk of breast cancer. Breast Cancer Res. & Treatm. **7** (1986), 193—199

61. MacMahon, B., P. Cole, T. M. Lin, C. R. Lowe, A. P. Mirra, B. Ravnihar, E. J. Salber, V. G. Valaoras, S. Yuasa: Age at first birth and breast cancer risk. Bull. WHO **43** (1970), 209 to 221

62. MacMahon, B., P. Cole, J. B. Brown, K. Aoki, T. M. Lin, R. W. Morgan, N.-C. Woo: Oestrogen profiles of Asian and North American women. Lancet **II** (1971), 900—902

63. MacMahon, B., P. Cole, J. Brown: Etiology of human breast cancer: A review. J. nat. Cancer Inst. **50** (1973), 21—42

64. MacMahon, B., M. Purde, D. Cramer, E. Hint: Association of breast cancer risk with age at first and subsequent births: A study in the population of Estonian Republic. J. nat. Cancer Inst. **69** (1982), 1035—1038

65. MacMahon, B., D. Trichopoulos, J. Brown, A. P. Andersen, K. Aoki, P. Cole, F. de Waard, T. Kauraniemi, R. W. Morgan, M. Purde, B. Ravnihar, N. Stormby, K. Westlund, N.-C. Woo: Age at menarche, probability of ovulation and breast cancer risk. Internat. J. Cancer **29** (1982), 13—16

66. MacMahon, B., D. Trichopoulos, J. Brown, A. P. Andersen, P. Cole, F. de Waard, T. Kauraniemi, A. Polychronopoulou, B. Ravnihar, N. Stormby, K. Westlund: Age at menarche, urine estrogens and breast cancer risk. Internat. J. Cancer **30** (1982), 427—431

67. Mauvais-Jarvis, P., R. Sitruk-Ware, F. Kuttenn: Luteal phase defect and breast cancer genesis. Breast Cancer Res. Treat. **2** (1982), 139—150

68. Mettlin, C.: Diet and the epidemiology of human breast cancer Cancer **53** (1984), 605—611

69. Miller, A. B.: Breast cancer. Cancer **47** (1981), 1109—1113

70. Miller, A. B., A. Kelly, N. W. Choi et al.: A study of diet and breast cancer. Amer. J. Epidemiol. **107** (1978), 499—509

71. Miller, A. B., R. D. Bulbrook: The epidemiology and etiology of breast cancer. New Engl. J. Med. **303** (1980), 1246—1248

72. Miller, A. B., T. H. C. Barclay, N. W. Choi, M. G. Grace, C. Wall, M. Plante, G. R. Howe, B. Cinader, F. G. Davis: A study of cancer, parity and age at first pregnancy. J. chronic Dis. **33** (1980), 595—605

73. Miller, A. B., R. D. Bulbrook: UICC multidisciplinary project on breast cancer: The epidemiology, aetiology and prevention of breast cancer. Internat. J. Cancer **37** (1986), 173 to 177

74. Miller, R. W., J. F. Fraumeni: Does breast-feeding increase the child's risk of breast cancer? Pediatrics **49** (1972), 645—646

22

75. Minton, J. P., M. K. Foecking, D. J. T. Webster, R. H. Matthews: Caffeine, cyclic nucleotides and breast disease. Surgery **86** (1979), 105—108

76. Moolgavkar, S. H., R. G. Stevens, J. A. H. Lee: Effect of age on incidence of breast cancer in females. J. nat. Cancer Inst. **62** (1979), 493—501

77. Nischan, P., K. Ebeling: Oral contraceptives containing chlormadinone acetate and cancer incidence of selected sites in the German Democratic Republic — a correlation analysis. Internat. J. Cancer **34** (1984), 671—674

78. Nischan, P., K. Ebeling: Die Entwicklung der Inzidenz an Brustkrebs in der DDR 1961 bis 1980 unter Berücksichtigung der Anwendung oraler Kontrazeptiva. Dt. Gesundh.-Wesen. **39** (1984), 1772—1776

79. Paganini-Hill, A., M. D. Krailo, M. C. Pike: Age at natural menopause and breast cancer risk: The effect of errors in recall. Amer. J. Epidemiol. **119** (1984), 81—85

80. Pike, M. C., B. E. Henderson, M. D. Krailo, A. Duke, S. Roy: Breast cancer in young women and use of oral contraceptives: Possible modifying effect of formulation and age at use. Lancet **II** (1983), 926—929

81. Reimer, R. R., R. Hoover, J. F. Fraumeni, R. C. Young: Second primary neoplasms following ovarian cancer. J. nat. Cancer Inst. **61** (1978), 1195—1197

82. Rosenberg, L., D. Slone, S. Shapiro, D. W. Kaufman, S. Helmrich, O. S. Miettinen, P. D. Stolley, M. Levy, N. B. Rosenshein, D. Schottenfeld, R. L. Engle: Breast cancer and alcoholicbeverage consumption. Lancet **I** (1982), 267—270

83. Rosenberg, L., D. R. Miller, D. W. Kaufman, S. P. Helmrich, P. D. Stolley, D. Schottenfeld, S. Shapiro: Breast cancer and oral contraceptive use. Amer. J. Epidemiol. **119** (1984), 167—176

84. Rosenberg, L., P. J. Schwing, D. W. Kaufman, D. R. Miller, R. Donald, S. P. Helmrich, P. D. Stolley, D. Schottenfeld, S. Shapiro: Breast cancer and cigarette smoking. New Engl. J. Med. **310** (1984), 92—94

85. Rosenberg, L., D. R. Miller, S. P. Helmrich, D. W. Kaufman, D. Schottenfeld, P. D. Stolley, S. Shapiro: Breast cancer and the consumption of coffee. Amer. J. Epidemiol. **1222** (1985), 391—399

86. Russo, J., L. K. Tay, T. H. Russo: Differentiation of the mammary gland and susceptibility to carcinogenesis. Breast Cancer Res. Treat. **2** (1982), 5—73

87. Salber, E. J., D. Trichopoulos, B. MacMahon: Lactation and reproductive histories of breast cancer patients in Boston 1965—1966. J. nat. Cancer Inst. **43** (1969), 1013—1024

88. Sattin, R. W., G. L. Rubin, L. A. Webster, C. M. Huezo, P. A. Wingo, H. W. Ory, P. M. Layde: Family history and the risk of breast cancer. J. amer. med. Assoc. **253** (1985), 1908—1913

89. Schatzkin, A., Y. Jones, R. N. Hoover, P. R. Taylor, L. A. Brinton, R. G. Ziegler, E. B. Harvey, C. L. Carter, L. M. Licitra, M. C. Dufour, D. B. Larson: Alcohol consumption and breast cancer in the epidemiologic follow-up study of the first national health and nutrition examination survey. New Engl. J. Med. **316** (1987), 1169—1173

90. Schechter, M. T., A. B. Miller, G. R. Howe: Cigarette smoking and breast cancer — a case-control study of screening program participants. Amer. J. Epidemiol. **121** (1985), 479—487

91. Sherman, B. M., S. G. Korenman: Inadequate corpus luteum function. A pathophysiological interpretation of human breast cancer epidemiology. Cancer **33** (1974), 1306—1312

92. Smith, M. E., M. F. Sowers, T. L. Burns: Effects of smoking on the development of female reproductive cancers. J. nat. Cancer Inst. **73** (1984), 371—376

93. Stadel, B. V., G. L. Rubin, L. Webster, J. J. Schlesselman, P. Wingo: Oral contraceptives and breast cancer in young women. Lancet **II** (1985), 970—973

94. Survival of cancer patients. Cases diagnosed in Norway 1968—1975. The Cancer Registry of Norway. Oslo 1980.

95. Talamini, R., C. La Vecchia, S. Franceschi, F. Colombo, A. Decarli, E. Grattoni, E. Grigoletto, G. Tognoni: Reproductive and hormonal factors and breast cancer in Northern Italian population. Internat. J. Epidemiol. **14** (1985), 70—74

96. Tulinius, H., N. E. Day, O. Bjarnason et al.: Familial breast cancer in Iceland. Internat. J. Cancer **29** (1982), 365—371

97. VESSEY, M., J. BARON, R. DOLL, K. McPHERSON, D. YEATES: Oral contraceptives and breast cancer: Final report of an epidemiological study. Brit. J. Cancer **47** (1983), 455—462

98. WAGNER, G.: Epidemiologie und Ätiologie des Mammakarzinoms. Gesellsch. Bekämpf. Krebserkrankungen, Mitteilungsdienst **45** (1985), 3—11

99. WEBBER, W., N. BOYD: A critique of the methodology of studies of benign breast disease and breast cancer risk. J. nat. Cancer Inst. **77** (1986), 397—404

100. WEBSTER, L. A., P. M. LAYDE, P. A. WINGO, H. ORY: Alcohol consumption and risk of breast cancer. Lancet **II** (1983), 724—726

101. WINGO, P. A., P. M. LAYDE, N. C. LEE, G. RUBIN, H. W. ORY: The risk of breast cancer in postmenopausal women who have used estrogen replacement therapy. J. amer. med. Assoc. **257** (1987), 209—215

102. World Health Statistics Annual 1986 — vital statistics and causes of deaths. Vol. **I**. Geneva: WHO 1986.

103. WYNDER, E. L.: Dietary factors related to breast cancer. Cancer **46** (1980), 899—904

104. WYNDER, E. L., L. A. COHEN: A rationale for dietary intervention in the treatment of postmenopausal breast cancer patients. Nutr. Cancer **3** (1982), 195—199

3. Mammographie

G. Rosenkranz

3.1. Physikalisch-technische Grundlagen der Mammographie

Die Mammographie stellt eine spezielle Form der konventionellen röntgenologischen Weichteildiagnostik dar. Aus den medizinischen Anforderungen, die die Mammographie von der konventionellen Technik unterscheidet, ergeben sich im wesentlichen zwei spezielle Aufgaben, deren technische Lösung im folgenden beschrieben werden soll:

— Kontrastreiche Abgrenzung von Weichteilgeweben, die sich in ihren linearen Schwächungskoeffizienten nur unwesentlich unterscheiden,
— Nachweis von Mikrokalzifikationen, die eine hohe Aussagefähigkeit bezüglich der Mammatumoren besitzen.

Diese Aufgaben stellen an Strahlenquelle, Abbildungsgeometrie und Bildaufzeichnungssystem hohe Anforderungen, die sämtlich mit den konventionellen röntgenologischen Techniken nicht zu erfüllen sind.

3.1.1. Untersuchungen zur Strahlenqualität

Wie allgemein bekannt, finden zur Charakterisierung röntgendiagnostischer Abbildungsbedingungen der erzeugte Objektkontrast (K) und die dafür benötigte integrale Strahlenbelastung (D_{abs}) des durchstrahlten Objektes Anwendung. Unter Zuhilfenahme dieser beiden Größen definiert KELLER (13) das Kontrast-Dosis-Verhältnis (η), das auch in früheren eigenen Untersuchungen bereits Anwendung fand (8, 19). Die im folgenden darzustellenden Berechnungen gehen von dem in Abbildung 3.1 dargestellten Modell

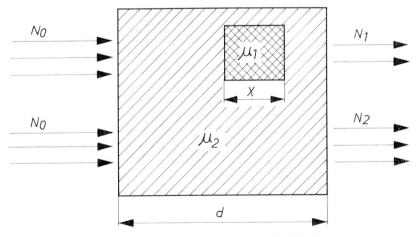

Abb. 3.1. Modell zur Berechnung des Kontrast-Dosis-Verhältnisses.

aus. Für die in einem beliebigen Volumenelement absorbierte Energie (Strahlenbe-lastung) D_{abs} verwendet KELLER (13) den in Gl. (3.1) dargestellten Ausdruck:

$$D_{abs} = k \cdot N_0 \cdot E\big(1 - B \cdot \exp(-\mu_1 \cdot d)\big) \tag{3.1}$$

In dieser Gleichung, die nur gültig ist für monoenergetische Strahlung, bedeuten:

k — $1,6 \cdot 10^{-9}\,\mathrm{Gy} \cdot \mathrm{g/keV}$
N_0 — auf das betrachtete Volumenelement auftreffende Quantenanzahl
E — Energie der Quantenstrahlung in keV
B — Aufbaufaktor
μ_1 — mittlerer linearer Schwächungskoeffizient des Mammagewebes
d — durchstrahlte Mammadicke

Die Berechnung des Kontrastes K erfolgt ebenfalls unter Zuhilfenahme des in Ab-bildung 6 dargestellten Modells. Da nach FRIEDRICH (9) auch in der Mammographie mit Streustrahlenraten bis zu 50% gerechnet werden muß, findet dies bei der Berechnung Berücksichtigung. Unter diesen Voraussetzungen berechnet sich der Objektkontrast K nach Angaben von BARKE u. a. (4) gemäß Gl. (3.2):

$$K = -\ln\{(1 - \alpha) \cdot \exp[-x(\mu_2 - \mu_1)] + \alpha\} \tag{3.2}$$

In dieser Gleichung ist α der prozentuale Streustrahlenanteil, der für unterschiedliche Mammadicken der Abbildung 3.2 entnommen werden kann. Die Bedeutung der anderen Größen geht aus der Abbildung 3.1 hervor. Unter Zuhilfenahme der beiden Gln. (3.1 und 3.2) ergibt sich für das Kontrast-Dosis-Verhältnis η der in Gl. (3.3) dargestellte Aus-druck:

$$\eta = \frac{K}{D_{abs}} = -\frac{\ln\{(1 - \alpha)\exp[-x(\mu_2 - \mu_1)] + \alpha\}}{k \cdot N_0 \cdot E(1 - B \cdot \exp[-\mu_1 d])} \tag{3.3}$$

In diesem Ausdruck ist N_0 zunächst unbekannt. Es kann über eine Normierungs-bedingung eliminiert werden. Damit ergibt sich die in Gl. (3.4) dargestellte Beziehung,

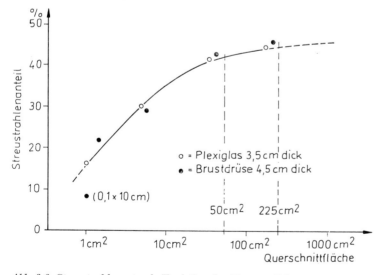

Abb. 3.2. Streustrahlenrate als Funktion der Mammadicke.

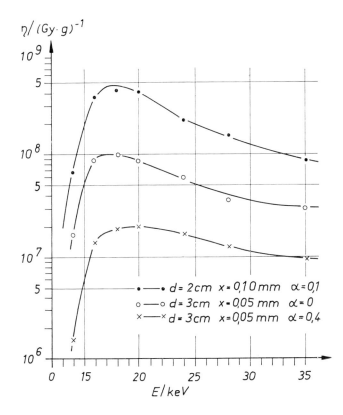

Abb. 3.3. Kontrast-Dosis-Verhältnis als Funktion der Quantenenergie bei Mikrokalk.

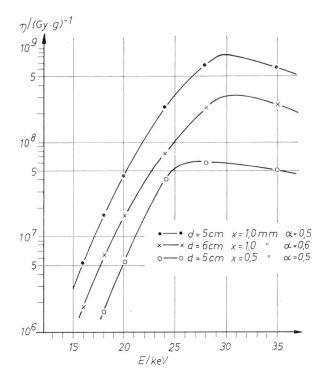

Abb. 3.4. Kontrast-Dosis-Verhältnis als Funktion der Quantenenergie für großflächige Details.

die als Funktion der Energie E für die unterschiedlichsten Parameter x, d, α, μ_1 und μ_2 quantitativ ausgewertet werden kann.

Ausgewählte Ergebnisse für Mikrokalzifikationen zeigt die Abbildung 3.3, für groß-flächige Details und große Objektdicken die Abbildung 3.4

$$\eta = -\frac{4 \ln \{\exp [-x(\mu_2 - \mu_1)] \cdot (1 - \alpha) + \alpha\} \, (1 - z)^2}{kE(\exp [\mu_1 \cdot d] - B) \cdot (1 - \alpha)} \tag{3.4}$$

mit

$$z = \sqrt{\exp [-x(\mu_2 - \mu_1)] \, (1 - \alpha) + \alpha}$$

Daraus lassen sich für eine optimale Mammographie folgende Schlußfolgerungen ableiten, die in analoger Form auch von MUNTZ (15) durch Berechnungen des Signal-Rausch-Verhältnisses gefunden wurden:

1. Die optimale Quantenenergie für mammographische Abbildungsbedingungen liegt bei Energien zwischen 16 und 25 keV.
2. Die exakte Lage des Optimums ist abhängig von der Detailgröße, der Objektdicke (Streustrahlenanteil) und den linearen Schwächungskoeffizienten von Detail und Umgebung.
3. Da der Schwerpunkt der Mammadiagnostik bei kleinen Details und kleinen Dichte-differenzen liegt, sollte bevorzugt mit Energien ≤ 20 keV gearbeitet werden.

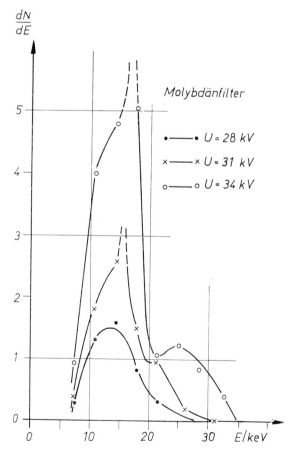

Abb. 3.5. Spektrale Energieverteilung einer MO-Anoden Röhre.

Diese theoretischen Forderungen lassen sich nur durch eine spezielle Röntgenröhre realisieren. Aus diesem Grunde wurde von GROS (11) für die Mammographie die Mo-Anoden-Röhre eingeführt. Diesem Trend sind inzwischen fast alle Gerätehersteller gefolgt. Die spektrale Energieverteilung einer derartigen Röhre ist für unterschiedliche Röhrenspannungen in Abbildung 3.5 dargestellt.

Der Abbildung ist zu entnehmen, daß infolge des hohen Eigenstrahlungsanteils ($E = 17,8$ keV) auch bei Spannungsänderung eine relativ konstante mittlere Quantenenergie gesichert werden kann.

3.1.2. Abbildungsgeometrie

Infolge der geringen Ordnungszahl des Anodenmaterials (Molybdän $Z = 42$) und der verwendeten niedrigen Quantenenergie (Anregungsspannung), ist die Quantenausbeute einer Mammographieröntgenröhre gegenüber einer Röhre mit Wolframanode ($Z = 74$) deutlich verringert. Da auch, wie in Abschnitt 3.1.3. noch gezeigt werden wird, die Empfindlichkeit aller praktikablen Aufzeichnungssysteme relativ gering ist, ergeben sich auch für die Abbildungsgeometrie ganz neue Verhältnisse.

Die einleitend geforderte Darstellung von Mikrokalzifikationen setzt für die gesamte Abbildungskette ein Auflösungsvermögen voraus, das bei ≈ 10 Lp/mm liegen sollte. Unter der Voraussetzung, daß dies mit dem eingesetzten Aufzeichnungsmaterial gesichert werden kann, bleibt als begrenzender Faktor die Abbildungsgeometrie. Zu deren quantitativer Beschreibung findet üblicherweise die Modulationsübertragungsfunktion Anwendung. Diese stellt den mathematischen Zusammenhang zwischen Kontrastübertragung und Ortsfrequenz (Detailgröße) dar.

Setzt man eine lineare Abbildungskette voraus (1), dann berechnet sich die Gesamtmodulationsübertragungsfunktion (MÜF$_\text{G}$) als Produkt der Modulationsübertragungsfunktionen der einzelnen Elemente dieser Kette. Für den vorliegenden Fall gilt demnach:

$$\text{MÜF}_\text{G} = \text{MÜF}_\text{A} \cdot \text{MÜF}_\text{Geo} \tag{3.5}$$

MÜF_A = Modulationsübertragungsfunktion des Bildaufzeichnungssystems

MÜF_Geo = Modulationsübertragungsfunktion der Abbildungsgeometrie

Nach ANGERSTEIN (1) ist für letztere der folgende Ansatz möglich:

$$\text{MÜF}_\text{Geo} = \frac{\sin \alpha}{\alpha} \tag{3.6}$$

mit

$$\alpha = \pi \cdot \gamma \cdot f \cdot \frac{\text{OFA}}{\text{FFA} \cdot \text{OFA}} \tag{3.7}$$

Hier bedeuten:

γ = Ortsfrequenz in Lp/mm
f = größte lineare Abmessung des Fokus
FFA = Fokus-Fiku-Abstand
OFA = Objekt-Fiku-Abstand

Aus den bereits erwähnten Intensitätsgründen variiert bei allen auf dem Weltmarkt angebotenen Mammographiegeräten der Fokus-Fiku-Abstand zwischen 40 und 60 cm. Da das Objekt im Normalfall in direkten Kontakt mit dem Aufzeichnungsmaterial gebracht wird (Ausnahme: Rastertechnik), kann für den Objekt-Fiku-Abstand der halbe Objektdurchmesser ($d/2$) angenommen werden. Die damit zu berechnenden MÜF sind für unterschiedliche FFA und OFA für $f = 1{,}2$ mm (real) den Abbildungen 3.6 und 3.7 zu entnehmen.

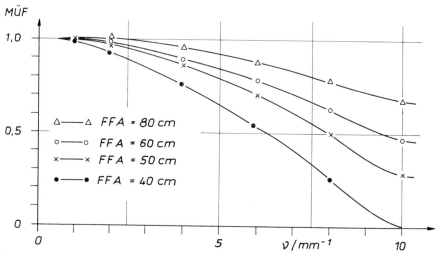

Abb. 3.6. Einfluß des FFA auf die MÜF.

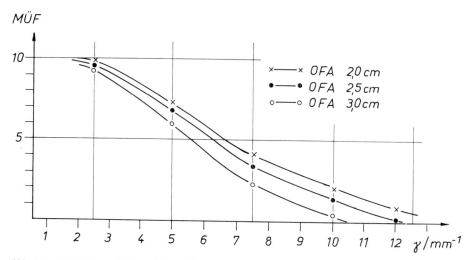

Abb. 3.7. Einfluß des OFA auf die MÜF.

Aus der praktischen Sicht lassen sich daraus die folgenden Schlußfolgerungen ableiten:

— Auf Grund des dargestellten großen Einflusses des OFA ist beim praktischen Arbeiten stets auf gute Kompression zu achten (Verkleinerung von d).
— Bei ansonsten konstanten Bedingungen (Intensität) ist unbedingt eine Verkleinerung des Fokus anzustreben.
— Das verwendete Bildaufzeichnungsmaterial sollte auf die Gesamt-MÜF$_G$ nur einen sehr kleinen Einfluß haben.

Zur Veranschaulichung der gesamten geometrischen Verhältnisse dient die Abbildung 3.8. Aus ihr geht eine weitere Besonderheit hervor; die Ausnutzung des Heeleffektes zur Anpassung der Intensitätsverteilung an die Gegebenheiten des abzubildenden Objektes. Einzelheiten zum Heeleffekt können ANGERSTEIN u. a. (2) entnommen werden.

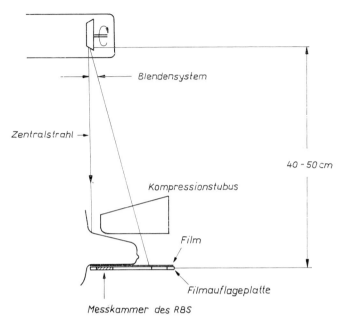

Abb. 3.8. Darstellung der geometrischen Verhältnisse des mammographischen Abbildungsprozesses.

3.1.3. Bildaufzeichnungsmaterialien

Die Frage nach dem optimalen mammographischen Bildaufzeichnungssystem ist bis heute noch nicht endgültig und eindeutig beantwortet. Mindestens vier verschiedene Systeme, auf die im folgenden näher eingegangen werden soll, finden derzeitig Anwendung. Dabei sind international Geräte üblich, die das Arbeiten mit mehreren Systemen ermöglichen, um eine patienten- und befundbezogene Optimierung zu ermöglichen.

Zur qualitativen Einschätzung röntgendiagnostischer Aufzeichnungssysteme dienen unter anderem:

— Gradation,
— Kontrastübertragung (MÜF) und
— Empfindlichkeit.

Bei der Beurteilung der im folgenden zu beschreibenden Systeme wird darauf zurückgegriffen.

3.1.3.1. *Der folienlose Film*

Die in der Mammographie geforderte hohe Abbildungsqualität ist die Ursache für die historisch gewachsene Anwendung von Materialprüffilmen. Diese sind mit einem Auflösungsvermögen, das weit über 10 Lp/mm liegt, bestens geeignet. Einige Beispiele für

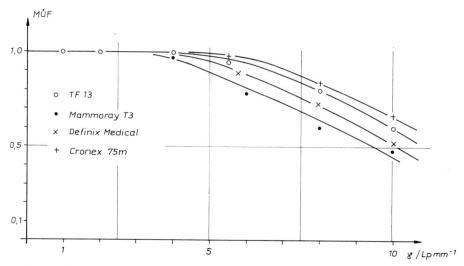

Abb. 3.9. MÜF folienloser Filme.

den Verlauf der MÜF zeigt die Abbildung 3.9. Die darauf erkennbaren Unterschiede liegen in Bereichen, die für die Mammadiagnostik nicht mehr von Bedeutung sind.

Die gute Abbildungsqualität hat aber andererseits eine hohe Strahlenbelastung zur Folge. Eine Übersicht hierüber vermittelt die Tabelle 3.1, die aus Literaturangaben zusammengestellt wurde.

Trotz dieses Sachverhaltes besitzt der folienlose Film noch immer seine Daseinsberechtigung (19).

In einigen Ländern wird ausschließlich damit gearbeitet, eine Tatsache, auf die in Abschnitt 3.1.3.3. noch näher eingegangen wird.

Tabelle 3.1. Strahlenbelastung bei Filmmammographie
(ausgewählte Beispiele)

Autor	Jahr	Film	OFD/mGy
Wolfe	1965	Eastman	35—45
Stillman	1975	Medichrom	12—17
Säbel u. a.	1977	Mammoray	35
Schalldach u. a.	1977	XR 10	31—38
Watson	1977	Kodak RPM	9—107
Buck/Barth	1978	Definix-Medical	54—80
Schreer	1978	Definix-Medical	70

3.1.3.2. *Film/Folie-Technik*

Wie aus der konventionellen Röntgenaufnahmetechnik bekannt ist, kann durch den Einsatz einer Film/Folie-Kombination die Strahlenbelastung auf mindestens ein Zehntel reduziert werden. Der genaue Faktor ist abhängig von den speziellen Eigenschaften der eingesetzten Folie. Diese Dosiseinsparung muß „bezahlt" werden mit einem deutlichen Verlust an Auflösungsvermögen (Abb. 3.10). Gerade dieses ist aber für die Mammographie von großer Bedeutung. Für die praktische Nutzung dieser Technik ist also ein

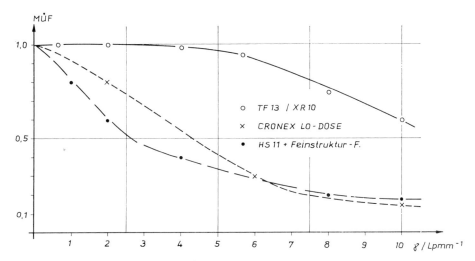

Abb. 3.10. Gegenüberstellung der MÜF folienloser Filme mit einer Film/Folie-Kombination.

Kompromiß zwischen Strahlenbelastung und Auflösungsvermögen zu suchen. Aus diesem Grund kam es zu einer Reihe von Folienentwicklungen, die als Spezialmammographiefolie (Tab. 3.2) mit den unterschiedlichsten, ebenfalls neu entwickelten, Filmen Einsatz finden.

Tabelle 3.2. Übliche Film/Folien-Kombinationen
(ausgewählte Beispiele)

Folie	Filmtyp	Hersteller
MIN R	MR 1	Kodak
MIN R	ORTHO-MA	Kodak
MR 50	Mammoray RP 3	Agfa
LoDose	LoDose	Dupont
3 M	Trimax M	3 M
LoDose/2	LoDose	Dupont
MIN R	NM B	Kodak

Um die Abbildungsqualität in einem vertretbaren Maße zu reduzieren, finden die Folien grundsätzlich nur als Hinterfolie Anwendung. Dieser Umstand ist natürlich von Bedeutung für die Strahlenbelastung. Nach Literaturangaben kann diese je nach Film/Folien-Kombination und Vergleichssystem (Film) um den Faktor 4—8 reduziert werden.

3.1.3.3. *Film/Folie/Raster-Technik*

Ein Nachteil der im vorangegangenen Abschnitt beschriebenen Film/Folie-Technik sind die damit zu erhaltenden relativ kontrastarmen Bilder. Die Wirkung der Streustrahlung kommt dabei voll zur Geltung. Deshalb wurde sehr schnell versucht, die Streustrahlung durch den Einsatz eines speziellen Streustrahlenrasters zu unterdrücken.

Konventionelle Raster erwiesen sich bei den verwendeten niedrigen Quantenenergien als ungünstig. Es mußte nach neuen Rastergeometrien gesucht werden. Neben bewegten

Rastern mit ca. 30 Lamellen/cm finden dabei auch stehende Raster mit 80 Lamellen/cm Anwendung (10). Letztere, in der Literatur als Ultra-Hoch-Linien-Dichte-Raster bezeichnet, konnten sich bisher gegen die bewegten Raster nicht durchsetzen.

Mit dem Einsatz des Streustrahlenrasters kommt es zu einer deutlichen Kontrastanhebung, was sich vor allem bei voluminösen und mastopathischen Mammae als Vorteil erweist. Diese Kontrastverbesserung führt jedoch im Vergleich zur Film/Folie-Technik zu einer um den Faktor 2—3 (je nach Rastertyp) höheren Strahlenbelastung. Einige Beispiele hierfür sind in der Tabelle 3.3 zusammengestellt.

Tabelle 3.3. Strahlenbelastung bei Film/Folie/Raster-Systemen
(ausgewählte Beispiele)

Autor	Jahr	Film/Folie-Komb.	OFD/mGy
Dershaw	1985	MIN R/ORTO M	21
Stöffler	1984	MIN R/ORTHO MA	6
Schreer	1978	RP 3/MR 50	15
Schreer	1978	Lo-dose /MR 50	25

Ein Vergleich dieser Techniken zeigt, daß international mit einer Reduktion der Strahlenbelastung um den Faktor 2—5 bei Anwendung der Rastertechnik im Vergleich zu folienlosen Systemen gerechnet werden kann. Unveröffentlichte eigene Untersuchungen mit dem Technikfilm TF 13 (ORWO) und hochempfindlichen Film/Folie-Kombinationen mit einem Philips-Raster am TuR Mammographiegerät DG 40 führen zu einer Reduktion der Strahlenbelastung, die in der Größenordnung von 50% liegt (18). Im Vergleich mit dem in der DDR gehandelten Mammographiefilm XR 10 gelingt eine Reduktion um den Faktor 4. Unter Berücksichtigung dieses Sachverhaltes kommt der in Abschnitt 3.1.3.1. formulierten Aussage besondere Bedeutung zu.

3.1.3.4. Xeroradiographie

Die Xeroradiographie ist ein silberfreies Aufzeichnungsverfahren. Die Grundlage des Verfahrens bildet eine elektrostatisch aufgeladene amorphe Selenschicht auf einer leitfähigen Unterlage (Aluminium). Die Erläuterung der physikalischen Grundprinzipien würde den vorgegebenen Rahmen sprengen, es sei deshalb hier nur auf die entsprechende Literatur verwiesen (7, 14, 17, 26).

Zur Erläuterung des praktischen Ablaufes dient die Abbildung 3.11, die sämtliche Verfahrensschritte von der Plattensensibilisierung bis zur Fixation des Papierbildes beschreibt. Gegenüber der konventionellen Film- oder Film/Folie-Technik zeichnet sich die Xeroradiographie durch drei Besonderheiten aus:

1. vergrößerter abbildbarer Objektumfang,
2. überhöhte Darstellung kleiner Kontraste infolge des Edge-Effektes (17),
3. schlechte Wiedergabe großflächiger (gleichmäßiger) Schwärzungen.

Da in der Mammographie die unter 3. getroffene Aussage sich nicht unbedingt als störend erweist, kommen die beiden Vorteile voll zum Tragen.

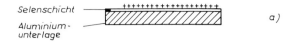

Selenschicht

Aluminium-
unterlage

a)

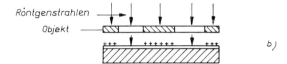

Röntgenstrahlen

Objekt

b)

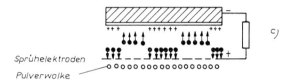

c)

Sprühelektroden

Pulverwolke

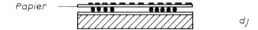

Papier

d)

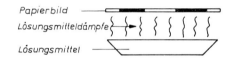

Papierbild

Lösungsmitteldämpfe

Lösungsmittel

e)   Abb. 3.11. Verfahrensschritte
der Xeroradiographie.

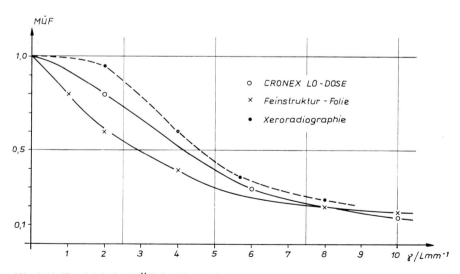

Abb. 3.12. Vergleich der MÜF der Xeroradiographie und von Film/Folie-Kombinationen.

Aus diesem Grunde wurde das Verfahren vor allem durch die Arbeiten von Wolfe (29, 31) in die Mammographie eingeführt. Zur Einschätzung der erreichbaren Abbildungsqualität dient die Abbildung 3.12. Sie zeigt den Vergleich der MÜF für die hier diskutierten mammographischen Aufzeichnungssysteme.

Daraus ist zu entnehmen, daß die Xeroradiographie mit den Film/Folie-Systemen durchaus konkurrieren kann. Zur Einschätzung der Strahlenbelastung sei auf Tabelle 3.4, die aus Literaturangaben zusammengestellt wurde, verwiesen.

Tabelle 3.4. Strahlenbelastung bei der Xeroradiographie der Mamma

Autor	Jahr	OFD/mGy
Wolfe	1972	12—18
Evers/Römer	1975	10—50
Watson	1977	10—18
Säbel	1977	4—50
Paterok	1978	10—100

3.1.4. Spezielle Mammographietechniken

3.1.4.1. Long-cone-Technik

Zur Kompensation des mit dem Einsatz von Film/Folie-Kombinationen verbundenen Bildgüteverlustes wurde die Long-cone-Technik inauguriert. Praktisch versteht man darunter die Vergrößerung des FFA auf Werte zwischen 70 und 90 cm. Der mathematisch-physikalische Hintergrund dieser Technik kann durch Gl. (3.5) erläutert werden. Ein Bildgüteverlust bei dem einen Teilsystem (Aufzeichnungsmaterial) kann nur durch Verbesserung der geometrischen Verhältnisse korrigiert werden. Dies gelingt im vorliegenden Falle nur durch Vergrößerung des FFA (Abb. 12).

Von der Mehrzahl der Mammographiegerätehersteller wird dies bei der Anwendung der Folientechnik durch eine neue Gerätegeneration realisiert.

3.1.4.2. Vergrößerungsmammographie

Aus der konventionellen Röntgendiagnostik ist bekannt, daß bei geeigneter Fokusgröße (Mikrofokus $f = 0,1 \times 0,1$ mm²) durch die Anwendung der Röntgendirektvergrößerung eine bessere Detailerkennbarkeit erreicht werden kann. Die auftretende geometrische Unschärfe und die Größe der abzubildenden Details müssen in einem ausgewogenen Verhältnis zueinander stehen. Diese Technik kann auch in der Mammographie Anwendung finden, läßt sich jedoch nicht auf das gesamte Objekt übertragen. Durch geeignete Kompressionstubune, die gleichzeitig der Feldeinblendung dienen, sind Vergrößerungsaufnahmen diagnostisch bedeutungsvoller Objektausschnitte möglich. Wie die Abbildung 3.13 verdeutlicht, wird dabei sowohl mit vergrößertem FFA als auch mit vergrößertem OFA gearbeitet.

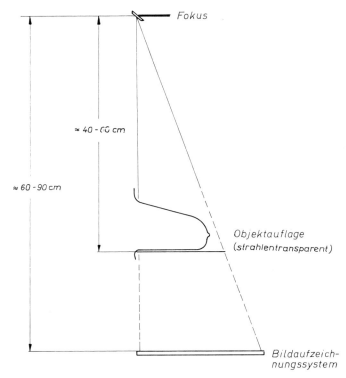

Fokus

≈ 40 - 60 cm

≈ 60 - 90 cm

Objektauflage
(strahlentransparent)

Bildaufzeich-
nungssystem

Abb. 3.13. Darstellung der geometrischen Verhältnisse der Vergrößerungsmammographie.

Literatur

1. ANGERSTEIN, W.: Ausarbeitung von Methoden zur umfassenden objektiven Beurteilung der Leistungsfähigkeit von Röntgenbildgewinnungsverfahren. Habil-Schrift, Berlin 1968
2. ANGERSTEIN, W. u. a.: Grundlagen der Strahlenphysik und radiologischen Technik. VEB Georg Thieme Verlag, Leipzig 1987
3. BARABÁS, G., A. SZÁNTÓ: Modulation transfer function studies on dose-reducing mammographic systems. Radiol. diagn. **18** (5) (1977), 717—722
4. BARKE, R., S. GEISSLER, G. ROSENKRANZ: Medizinische und physikalische Probleme der Mammographie. Teil II, Radiol. diagn. (1980), 20—37
5. BUCK, J., V. BARTH: Verringerung der Strahlenbelastung bei der Filmmammographie durch Verwendung einer neuen Film-Folienkombination. Fortschr. Röntgenstr. **129** (1978), 109—111
6. DERSHAN, D. D. u. a.: Mammography Using an Ultrahigh-strip-density, Stationary, Focused Grid. Radiology **156** (1985), 541—544
7. DESSAUER, J. H., H. E. CLARK: Xerography and related processes. Focal, New York 1965
8. FREYER, G., G. ROSENKRANZ: Theoretische Untersuchungen zur Optimierung der Quantenenergie in der Röntgendiagnostik. Fortschr. Röntgenstr. **123** (1975), 571—579
9. FRIEDRICH, M.: Neuere Entwicklungstendenzen der Mammographietechnik: Die Raster-Mammographie. Fortschr. Röntgenstr. **128** (1978), 207—222
10. FRIEDRICH, M.: Ultra-Hoch-Linien-Dichte-Raster für die Mammographie. Fortschr. Röntgenstr. **144** (5) (1986), 566—571
11. GROS, Ch. M.: Méthodologie. J. de Radiol. **48** (1967), 638—665
12. HAUS, A. G. u. a.: Image Quality in Mammography . Radiology **125** (1977), 77—85
13. KELLER, M.: Über die Optimalisierung der Röntgenquantenenergie in der Röntgendiagnostik. Elektromedizin. **10** (1965), 153—158

14. MAMONTOV, W. W., S. F. SCHIBAEV: Metodika i technika Elektrorentgenografie. Medizina, Leningrad 1981

15. MUNTZ, E. P.: Optimization of Electrostatic Imaging Systems for Minimum Patient Dose or Minimum Exposure in Mammography. Radiology **127** (1978), 517—523

16. PATERAK, E. M. u. a.: Vergleich verschiedener mammografischer Aufnahmetechniken an frisch amputierten Brüsten. Fortschr. Röntgenstr. **129** (1978), 103—109

17. PUPPE, D.: Xeroradiographie. In: Ergebnisse der medizinischen Radiologie. Hrsg. von R. Glauner. Georg Thieme Verlag, Stuttgart 1971

18. ROSENKRANZ, G.: Die meßtechnische Erfassung kontinuierlicher Röntgenbrennstrahlungsspektren und deren Einfluß auf Kontrastübertragung und Dosisbelastung bei radiologischen Abbildungen. Dissertation A, TU Magdeburg 1976

19. ROSENKRANZ, G. u. a.: Der Einsatz von Film-Folie-Raster-Systemen in der Mammographie. Strahlenbelastung und Bildqualität. Vortrag. I. Symposium für Mammadiagnostik, Schwerin 28.—30. 09. 1987

20. SÄBEL, M. u. a.: Untersuchungen zur Bildgüte bei der Film- u. Xeromammographie. 1. Mitteilung: Wiedergabe kleiner Strahlenkontraste. Fortschr. Röntgenstrahlen **126** (1977), 529—536

21. SÄBEL, M. u. a.: Klinische Erprobung der Mammographie mit Film-Folien-Kombinationen. 1. Mitteilung: Auswahl eines geeigneten Film-Folien-Systems. Röntgenpraxis **134** (1981), 458—466

22. SCHALLDACH, U. u. a.: Zur Strahlenbelastung bei der Filmmammographie. Radiol. diagn. **6** (1977), 771—774

23. SCHREER, I. u. a.: Phantomuntersuchungen und erste klinische Erfahrungen an einem Raster-Mammographiegerät. Fortschr. Röntgenstr. **129** (1978), 357—363

24. STILLMANN, J., K. PALMER: Variation of Skin dose in mammography. Brit. J. Radiol. **48** (1975), 228—229

25. STÖFFLER, G.: Mammographie: Objektive Beurteilung der Abbildungseigenschaften in Abhängigkeit von der Ionendosis und des Filmtyps. In: Medizinische Physik (1984), 329—332

26. THIJN, C. J. P.: Xeroradiographie. Werbeschrift C. H. Boehringer, Ingelheim am Rhein, 1976

27. WATSON, P.: A survey of radiation doses to patients in mammography. Brit. J. Radiol. **50** (1977), 745—750

28. WOLFE, J. N.: Mammography as a screening examination in Breast Cancer. Radiology **84** (1965), 703—708

29. WOLFE, J. N.: Xerography of the breast. Radiology **91** (1968), 231—240

30. WOLFE, J. N.: Xeroradiography of the breast. Paper read before the Seminar on Xeroradiography, Detroit 13. 11. 1969

31. WOLFE, J. N.: Xeroradiography of the breast. Charles C. Thomas, Springfield Illinois 1972

3.2. Zusatzuntersuchungen zur Mammographie

3.2.1. Galaktographie

V. HASERT

3.2.1.1. Pathologische Sekretion

Jede spontane Sekretion aus der Mamille außerhalb der Gravidität und des Puerperiums ist pathologisch und abklärungsbedürftig. Sie stellt ein polyätiologisches Syndrom dar. Im gynäkologischen Schrifttum ist jetzt der Terminus Galaktorrhoe (G_0) für die funktionelle pathologische Sekretion zu finden.

Farbe, Konsistenz und Menge des Sekretes sind unterschiedlich. Direkte Schlußfolgerungen zur Genese der Sekretion lassen sich daraus nicht ableiten.

Die folgende Einteilung der Galaktorrhoe nach ihrer Pathogenese (4) ist für die praktische Arbeit von Nutzen:

Einteilung der Galaktorrhoe (G.):

1. Hyperprolaktinämische G.,
1.1. tumorbedingte G.,
1.2. medikamentös bedingte G.,
1.3. G. bei Funktionsstörungen der Schilddrüse,
2. normoprolaktinämische, idiopathische G.,
3. G. infolge primärer Mammaeerkrankungen,
3.1. intrakanalikuläre Raumforderung,
3.2. Duktektasien,
4. andere, seltene G.-Ursachen.

Medikamente, die die Galaktorrhoe verursachen können, sind:

— Hormone   (z. B. TRH, Ovulationshemmer und Sexualhormone, Schild-
                   drüsenhemmer und Sexualhormone, Schilddrüsenhormone),
— Sulpirid   (z. B. Dogmatil, Meresa),
— Antihypertensiva (z. B. Falicard, Isoptin),
— Psychopharmaka,
— Opiate,
— D-Penicillamin,
— Antihistaminika.

In Abhängigkeit vom Patientengut wird die Häufigkeit der pathologischen Mamillen-sekretion unterschiedlich angegeben. In einer Vorsorgesprechstunde von Frauen vom 35. Lebensjahr an tritt sie bei 1,2% der Patientinnen auf (eigene Untersuchungen). Eine Brust-Sprechstunde in der Universitätsfrauenklinik Bern weist eine Häufigkeit von 2,3% aus (4).

Die Galaktorrhoe kann praktisch in jedem Lebensalter auftreten, am häufigsten soll sie zwischen dem 35. und 50. Lebensjahr sein, das trifft zumindest für Beobachtungen in gynäkologischen Einrichtungen zu. Untersucht man ein mehr onkologisch orientiertes Krankengut, verschiebt sich diese Relation zu älteren Frauen. In einer früheren Studie (8) untersuchten wir 36 Frauen und einen Mann mit einer pathologischen Sekretion. Unter diesen Patienten stellten die über 60jährigen die Mehrzahl (15/37).

Das Symptom Galaktorrhoe beunruhigt die Frauen unterschiedlich stark. Nach unseren Untersuchungen trat dieses Symptom zwischen einer Woche und 32 Jahren auf. 40% aller Frauen beobachteten die Sekretion länger als ein Jahr, ehe sie sich zu einer Arztkonsultation entschlossen. Diese Tatsache ist sehr entscheidend, da bei Frauen jenseits des 60. Lebensjahres jede 4. pathologische Sekretion durch ein Mammakarzinom verursacht wird (8, 9) (Abb. 3.14).

3.2.1.2. *Technik der Galaktographie*

Die Manipulation erfolgt unter aseptischen Kautelen. Vor der Galaktographie (GAL) wird Flüssigkeit aus der Mamille exprimiert. Dadurch markiert sich der Ausführungs-gang, wodurch dessen Lokalisation und damit seine potentielle Kontrastmittelfüllung möglich wird. Wenn der Porus weitgestellt ist, können eine stumpfe Tränengangs- oder spezielle Galaktographiekanüle, aber auch ein Teflonkatheter leicht eingeführt werden. Meistens macht sich vor der Sondierung eine Dilatation mit einem speziellen Instrumen-

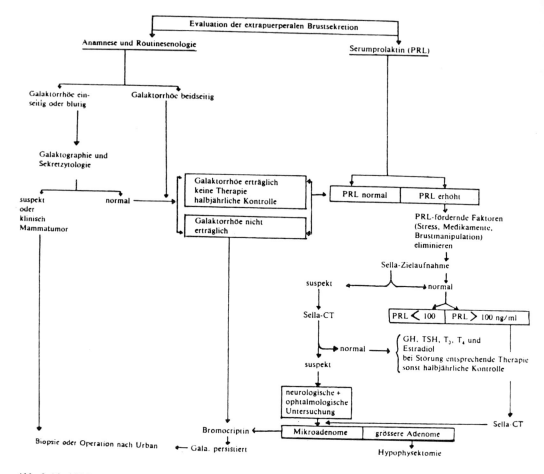

Abb. 3.14. Abklärung der Galaktorrhoe nach DADELAHI (1986).

tarium erforderlich (Abb. 3.15). Da die Manipulationen an der sensiblen Mamille für die Patientin zumindest unangenehm sind, empfiehlt sich eine Oberflächenanaesthesie mit einem Spray. Die Kanüle soll schon vor der Milchgangspunktion mit physiologischer Kochsalzlösung aufgefüllt sein, damit keine Luftblasen, die zu einer Fehldiagnose führen könnten, mit in den Gang eingebracht werden (3.2.1.4.3.). Die eigentliche Füllung wird mit einem wasserlöslichen Kontrastmittel (KM) realisiert. Die Menge ist von der Aufnahmefähigkeit des Ganges oder des Gangsystemes abhängig. Verallgemeinerungen sind nicht möglich. Ein einsetzendes Spannungsgefühl zeigt an, daß die Füllung ausreichend ist. Die Patientin entscheidet letztlich über das Ende der KM-Instillation; dazu bedarf es einer guten Kooperation. Tritt ein Schmerz auf, kann man mit einem Extravasat rechnen, die diagnostische Aussage ist dann immer beeinträchtigt. Beim Zurückziehen der Kanüle sollte eine geringe Menge des applizierten KM spontan zurückfließen. Dieses Zeichen ist für eine korrekte Instillation sehr verläßlich. Anschließend werden Röntgenaufnahmen in zwei Ebenen angefertigt. Dabei ist die Kompression im Vergleich zur Mammographie weniger intensiv anzusetzen, um ein allzu starkes Zurückfließen des KM zu vermeiden (2, 3, 11, 14, 17, 18).

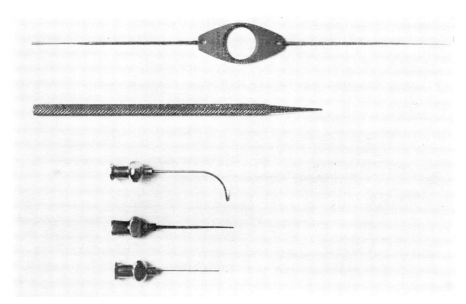

Abb. 3.15. Galaktographiebesteck.

3.2.1.3. Exfoliativzytologie

Vor und nach einer Galaktographie sind zytologische Abstriche von der Mamille zu entnehmen. Dabei wird das austretende Sekret direkt auf einen Objektträger aufgebracht.
Die Weiterbearbeitung unterscheidet sich nicht von anderen Zytologien (3.2.4.1.1.).
Die Zytologie sollte nicht als alleinige abklärende Methode eingesetzt werden, da doch
ein beträchtlicher Anteil der untersuchten Präparate zellfrei und somit nicht weiter-
führend ist. WUNDERLICH (23) betont zwar, daß es sich in der Regel um „zellarme"
Ausstriche handelt, kommt aber dann letztlich auch zu der Schlußfolgerung, daß die
Kombination mit der Galaktographie notwendig ist. Die Beurteilung des Zytotestes
wird in der Regel nach PAPANICOLAOU vorgenommen. Es ist aber auch ausreichend,
wenn drei Gruppen gebildet werden:

— Gruppe 1 — unverdächtig,
— Gruppe 2 — verdächtig,
— Gruppe 3 — Tumorzellnachweis.

Schwierigkeiten bereitet gegebenenfalls die blutende Mamma in ihrer zytologischen
Beurteilung. Da der Anteil der Karzinome in dieser Gruppe groß ist (bis zu 20%), sollte
man nach galaktographischer Lokalisationsdiagnostik auf eine histologische Abklärung
drängen.

3.2.1.4. Galaktographische Befundmuster

3.2.1.4.1. Normalbefund

Die dargestellten Milchgänge sind zart, glatt begrenzt und frei von Aussparungen. Es
treten keine wesentlichen Kalibersprünge auf, von der Mamille zur Thoraxwand hin
werden die Kanäle zunehmend zarter (Abb. 3.16). Die Aufzweigung der Milchgänge
unterliegt keinem steten Prinzip, eine Typisierung ist erstmals 1976 (20) unternommen
worden (Abb. 3.17).

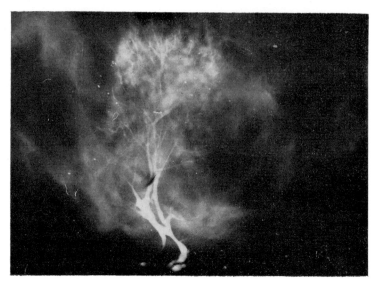

Abb. 3.16. Normales Galaktogramm.

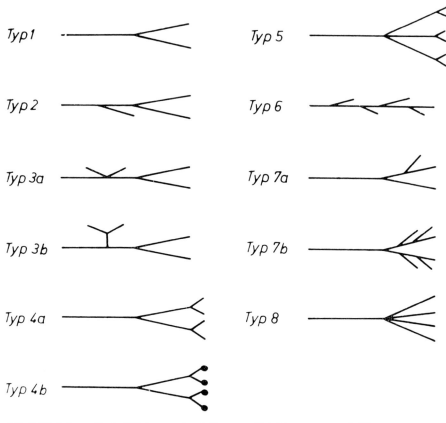

Abb. 3.17. Schematische Milchgangsdarstellung im Galaktogramm nach WUNDERLICH.

3.2.1.4.2. Duktektasie

Der Milchgang oder die Milchgänge sind mehr oder weniger stark erweitert, das Kontrastmittel verteilt sich dabei gleichmäßig, Aussparungen liegen nicht vor. Neben ektatischen Abschnitten können völlig normalkalibrige Gänge nachzuweisen sein. Die Gangektasie mit Sekretretention ist eine Grenzform des Normalen zum Pathologischen, mit zunehmendem Alter beobachtet man sie häufiger. Die lipomatöse Atrophie und der Konsistenzverlust des bindegewebigen Gerüstes fördern diesen Vorgang. Noch häufiger kann sich bei einer Mastopathie eine Gangektasie entwickeln. Auch stenosierende intra- und periduktale Prozesse können genauso wie bei der Hyperprolaktinämie, die mit einer starken lobulären Hyperplasie und damit mit einer sekretorischen Aktivität einhergeht, zu dem gleichen Bild führen (Abb. 3.18). Eine anhaltende Retention des Sekretes

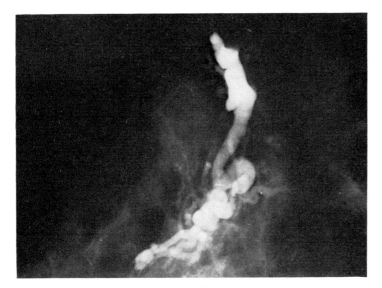

Abb. 3.18. Duktektasie ohne Raumforderung.

kann zu einer Mastitis Anlaß geben, die Retention führt zu einer Gangektasie. Periduktal bilden sich entzündliche Infiltrate aus Lymphozyten und Plasmazellen, daraus leitet sich der Terminus Plasmazellmastitis ab. Charakteristisch ist für die abgelaufene Plasmazellmastitis das Auftreten periduktal angeordneter harter strangförmiger oder segmentierter Kalkschollen. Die Diagnose läßt sich aus dem Mammogramm stellen (6).

3.2.1.4.3. Intraduktale Raumforderungen

Diese sind durch Kontrastmittelaussparungen, Wandunregelmäßigkeiten, Gangfragmentierung oder Gangabbruch charakterisiert. Ursächlich kommen in Frage (1, 2, 3, 12, 14, 15, 17, 18, 19, 20, 23):

— Mastopathie,
— Mastopathie mit epithelialen Wucherungen,
— hyperplastisches Epithel,
— Papillom (Papillomatose),
— Adenom,
— Karzinom.

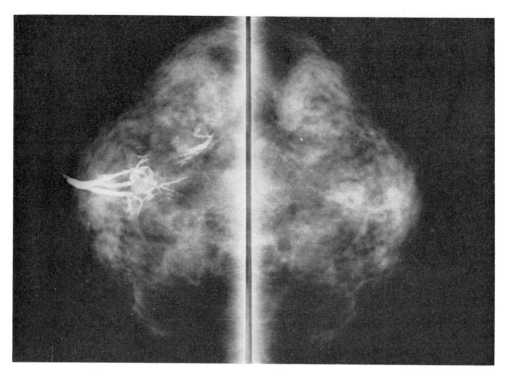

Abb. 3.19. Intraduktale Raumforderung, histologisch: Papillom.

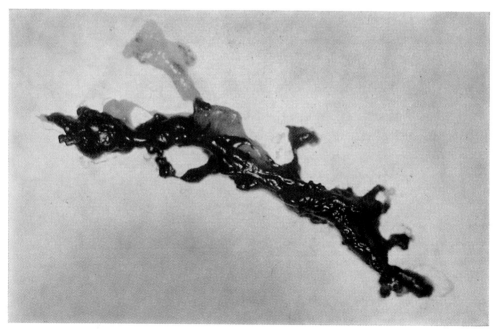

Abb. 3.20. Milchgangspapillom, das vor forcierter Mamillenkompression spontan geboren wurde.

Eine Artdifferenzierung ist meist nicht möglich und sollte auch nicht angestrebt werden, zumal die Diagnose grundsätzlich histologisch geklärt werden muß. Selbst der erfahrene Untersucher ist nicht immer in der Lage, Luftblasen von einer echten Raumforderung zu differenzieren. Bleiben Zweifel, sollte die Galaktographie nach zwei Wochen wiederholt werden, bleibt der Befund unverändert bestehen, ist die Raumforderung sicher (Abb. 3.19). Hin und wieder führt die forcierte Mamillenkompression zum spontanen Abgang von Papillomanteilen, von GREGL (7) wurde der Terminus „Galaktobiopsie" eingeführt.

Wir selbst konnten in nun 20jähriger Praxis einmal einen solchen Vorgang beobachten (Abb. 3.20).

3.2.1.5. Gezielte Milchgangsexstirpation

Die Chromogalaktographie (10, 16) bietet sich als einfache und optimale Methode für die gezielte Exstirpation des entsprechenden Milchgangssegmentes an. Dazu wird präoperativ in den sezernierenden Milchgang ein Vitalfarbstoff (z. B. Patentblau) instilliert (0,5 — 1 ml). Anschließend kann eine Sonde eingelegt werden. Aus den Galaktogrammen und der Sondenlage heraus kann der Chirurg seine adäquate Schnittführung wählen. Der markierte Gang schimmert durch das Parenchym blaugrün hindurch, er wird von der Mamille bis zu seinen ersten Aufzweigungen präpariert und exstirpiert. Der Milchgang ist dann, insbesondere wenn die Sonde in ihm verblieben ist, leicht zu eröffnen. Die Raumforderung hebt sich von der glatten Gangauskleidung eindeutig ab. Mit diesem Vorgehen ist man sicher, daß der entscheidende Befund exstirpiert worden ist (Abb. 3.21; 3.22).

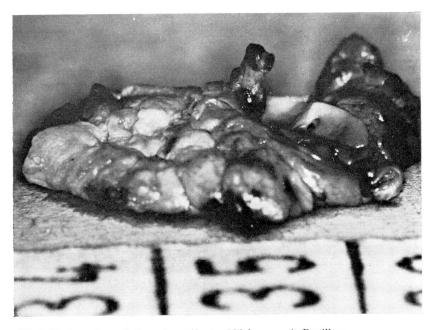

Abb. 3.21. Operations-Präparat: eröffneter Milchgang mit Papillom.

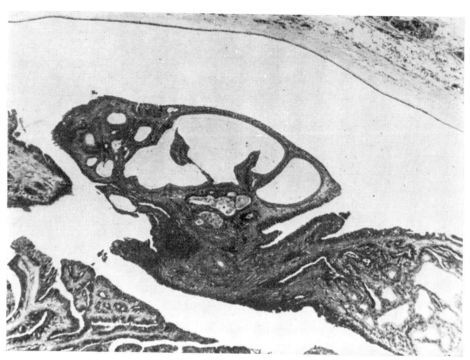

Abb. 3.22. Histologisches Präparat (1:50): intraduktales Papillom.

3.2.1.6. *Wertung der Galaktographie*

1. Bei einseitiger pathologischer Sekretion ist die Durchführung der Galaktographie obligat.
2. Mit der Methode sind intraduktale Raumforderungen zu bestätigen oder auszuschließen.
3. Die Dignitätseinschätzung der Raumforderung ist nicht möglich und sollte unterbleiben, zumal jeder positive Befund ohnehin bioptisch geklärt werden muß.
4. Obwohl die Ortung der Veränderung im sezernierenden Milchgang durch die Galaktographie möglich ist, soll die Exstirpation gezielt mit der Chromogalaktographie erfolgen.
5. Der Mamillenabstrich für die Exfoliativzytologie ist grundsätzlich vor und nach der Galaktrographie vorzunehmen.

Literatur

1. ABET, L., G. GRONKE, J. GUDOWSKI, K. RAAB, H. SCHILLING: Galaktographie als Teil der Komplexdiagnostik bei pathologisch sezernierender Mamma. Zbl. Gynäkol. **102** (1080), 953—960
2. BARTH, V., R. MÜLLER, M. MAYLE: Die weibliche Brust im Galaktogramm. Dtsch. med. Wschr. **100** (1975), 1213—1218
3. BJOERN-HANSEN, R.: Contrast mammography. Br. J. Radiol. **38** (1965), 947—951
4. DADELAHI, M., M. WALTHER: Die extrapuerperale Sekretion der Brustdrüse (sogenannte Galaktorrhöe). Schweiz. med. Wschr. **116** (1986), 479—486
5. GRAVELLE, I. H.: Special procedures in diagnosis. Proceedings of Symposium Mammographicum 80, London Sept. 1980. Br. J. Radiol. **54** (1981), 159—167

6. GREGL, A.: Farbatlas der Galaktographie: Klinische, radiologische Symptomatik und Therapie der sezernierenden Brust. Stuttgart—New York: F. K. Schattauer 1979

7. GREGL, A., H.-J. SCHAAL: Galaktobiopsie. Fortschr. Röntgenstr. **130** (1979), 105—109

8. HASERT, V., H. LANGE: Bedeutung der pathologischen Sekretion für die Diagnostik des Mammakarzinoms. Zbl. Gynäkol. **94** (1972), 1768

9. HASERT, V., H. LANGE: Bedeutung der pathologischen Mammasekretion im Alter. Z. Altersforsch. **27** (1973), 157—159

10. HASERT, V., Ch. PREUSSE: Wert der Chromogalaktographie für die gezielte Milchgangsexstirpation. Dt. Gesundh.-Wesen **31** (1976), 1708—1710

11. HASERT, V., U. THIEL: Radiologische Zusatzuntersuchungen zur Mammographie. Dt. Gesundh.-Wesen **31** (1976), 1174—1178

12. HASERT, V.: Radiologische Zusatzuntersuchungen zur Mammographie. moderne röntgenfotografie o. B. (1982), H 1, 3—11

13. HASERT, V.: Die Wertigkeit von Zusatzuntersuchungen zur Mammographie in einem interdisziplinären Mammavorsorgeprogramm. In: Fragen der Mammographie, Hrsg.: Gy. VARGHA, T. BARANYAI. Alfödi Nyomda, Debrecen 1984

14. NUNNERLEY, H. B., St. FIELD: Mammary duct injection in patients with nipple discharge. Br. J. Radiol. **45** (1972), 717—725

15. OUIMET-OLIVA, D., G. HEBERT: Galactography: a method of detection of unsuspected cancers. Am. J. Roentgenol. **120** (1974), 55

16. PAOLA di, G., E. F. REMY, M. TURKIELTAUB: Los derrames por peron sin nodulo mammario palpable Prensa med. arg. **48** (1961), 2579

17. RUMMEL, W., G. KINDERMAN, J. WEISHAAR: Röntgenologische Milchgangsdarstellung (Galaktographie) bei pathologischer Sekretion aus der Mamille, Milchgangsexzision nach Urban und eine ihr angepaßte histologische Aufarbeitung. Geburtsh. u. Frauenheilk. **29** (1969), 967—980

18. THREATT, B., H. D. APPELMAN: Mammary duct injection. Radiology **108** (1973), 71—76

19. WEISHAAR, J., W. RUMMEL, G. KINDERMANN: Zur Bedeutung der Galaktographie für die Frühdiagnostik des Mammakarzinoms. Dtsch. med. Wschr. **100** (1975), 1916

20. WUNDERLICH, M., R. BERGER: Die Galaktographie — Ein Verfahren zur Frühdiagnostik des Milchgangskarzinoms der weiblichen Brust. Arch. Geschwulstforsch. **39** (1972), 240—248

21. WUNDERLICH, M., R. BERGNER: Das normale und pathologische Galaktogramm. Dt. Gesundh.-Wesen **28** (1973), 1893—1895

22. WUNDERLICH, M.: Zur Röntgenanatomie der Milchgänge der weiblichen Brust (Milchgangstypisierung). Radiol. diagn. **17** (1976), 387—390

23. WUNDERLICH, M.: Ergebnisse kombinierter Untersuchungen an über 10.000 sezernierenden Mammae. Dt. Gesundh.-Wesen **36** (1981), 1135—1138

3.2.2. Pneumozystographie

Das Krankheitsbild der zystischen Degeneration gehört zur Mastopathie. Zysten entwickeln sich aus umschriebenen Lobuluserweiterungen, diese sind immer mit einer Dysplasie und Hyperplasie des umgebenden Drüsengewebes verbunden. Am häufigsten sind klinisch auffällige Zysten (meist größer als 1,5 cm) bei Frauen nach dem 35. Lebensjahr. Zwischen dem 35. und 50. Lebensjahr sind drei Viertel aller Zysten zu beobachten (13, 14), in 17% aller Fälle ist ihr Auftreten bilateral.

Anamnese:

Große Zysten weisen ein deutlich prämenstruelles Wachstum auf. Ist die Zyste prall gefüllt, verspürt die Patientin einen Dauer- oder prämenstruellen Schmerz, wobei dieser nicht von der Größe, sondern vielmehr vom Füllungszustand der Zyste abhängt. Nur der geringere Anteil der Frauen mit Zysten tastet diese selbst, der Grund zur Beunruhigung ist vielmehr der Schmerz.

Palpation:

In der Regel sind die Zysten glatt und gut verschiebbar. Derb imponieren Zysten, wenn sie infiziert sind, ihre Differenzierung zum Karzinom kann dann schwierig sein.

Die Differentialdiagnose zum Fibroadenom, die bei fehlenden typischen Verkalkungen auch im Mammogramm kaum gelingt, kann auch klinisch problematisch sein.

Das klassische mammographische Bild der Zyste ist der glatt begrenzte Rundherd, der oftmals in einer Ebene mehr oval imponiert (Abb. 3.23). Eine umgebende Aufhellung

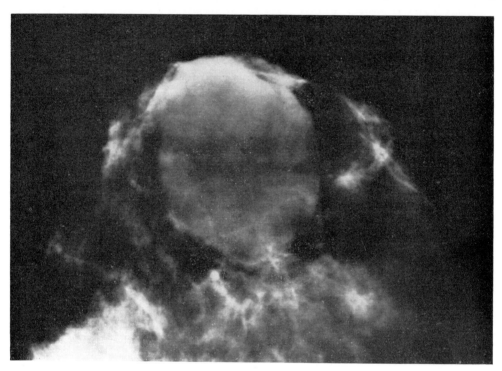

Abb. 3.23. Retromamillärer glatt begrenzter Rundherd durch PZG als Zyste ausgewiesen.

im Sinne eines Halo-signs ist möglich (komprimiertes Fettgewebe). Ist eine allseitig glatte Kontur nachzuweisen, kann man den Herd mit großer Wahrscheinlichkeit als benigne klassifizieren (Abb. 3.24). Die primäre mammographische Differenzierung vom Fibroadenom ist bei kleinen Befunden nicht möglich (2). Im dichten Drüsenparenchym sind selbst große Zysten aufgrund der Überlagerung und des geringen Schwächungsvermögens des Herdes nicht nachweisbar. Das heißt, klinisch auffällige Befunde können vom umgebenden Mammaparenchym völlig verdeckt werden. Hier kommt der Sonographie eine weichenstellende Funktion in der Aufdeckung und Differenzierung von zystischen und soliden Läsionen zu (3, 7, 12).

Im eigenen Patientengut sind wir dem Symptom „Rundherd" sonographisch nachgegangen. Unter 84 derartigen deskriptiven Aussagen konnten 24 Zysten verifiziert werden. Bei insgesamt 235 untersuchten Frauen mit dem schon erwähnten Rundherd, der Mastopathie mit flächiger Verdichtung, der flächigen Verdichtung allein, der dichten Drüse, die keine weitere Differenzierung im Mammogramm zuließ, und dem normalen Mammogramm mit fraglichem Palpationsbefund fanden wir bei 12,3% der Patientinnen

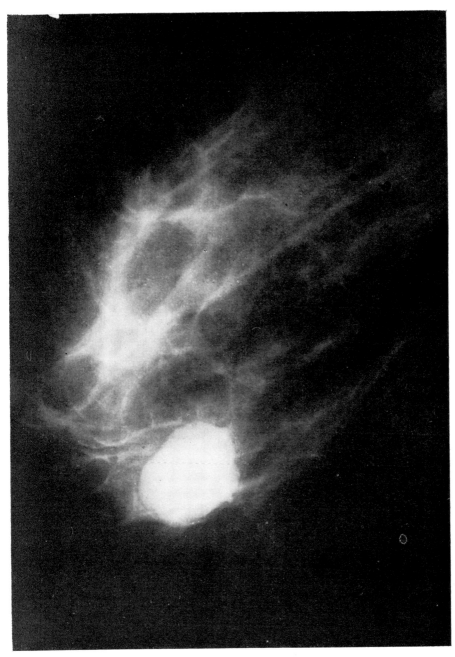

Abb. 3.24. Glatt begrenzter Rundherd, im Sonogramm solide, histologisch: Fibroadenom.

Zysten (7). Diese Rate korreliert auffallend mit den Ergebnissen von MULLER (8), der in seinem Untersuchungsgut von 447 Frauen in 13% der Fälle über die Sonographie Zysten aufdecken konnte, die im Mammogramm völlig stumm waren. Nach VLAISAVLJEVIC et al. (13) lag die Frequenz sogar bei 35%.

Heute sollte die Diagnose „Rundherd" im Mammogramm nicht mehr hingenommen werden. Sie bedarf einer sonographischen Zusatzuntersuchung, die zumindest Auskunft über die solide oder liquide Struktur der Läsion geben muß (5). 20% der im Sinne einer benignen Veränderung fehlinterpretierten Fälle waren durch Zysten bedingt (1). In Kenntnis der Sonographie und ihrer kompromißlosen Anwendung bei allen unklaren mammographischen Befunden sollte diese doch hohe Fehlerquote überwunden werden können.

Neben den Fibroadenomen sind Zysten von anderen benignen Veränderungen mammographisch differenziert worden: das Hämatom, der Abszeß und die Galaktozele (MÜLLER (8)). Abgekapselte Abszesse und Galaktozelen sind glatt begrenzt, letztere fällt eher durch eine Radioluzenz als durch eine Radioopazität auf. Im Parenchym der laktierenden Mamma sind auch größere Milchzysten röntgenologisch stumm (Abb. 3.25).

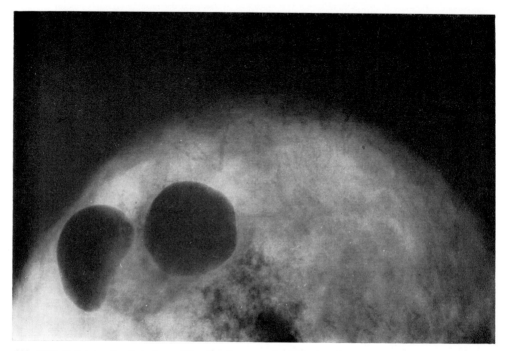

Abb. 3.25. Galaktozelen bei einer stillenden Frau, nach PZG glatt begrenzte Zysten.

Für alle genannten Konstellationen ist die Sonographie in Verbindung mit der Klinik die entscheidende diagnostische Methode. Intrazystische Raumforderungen entgehen, wenn sie frei von Verkalkungen sind, dem Nativmammogramm. Als indirekter Hinweis für eine maligne intrazystische Raumforderung (eigentlich für das infiltrierend wachsende Karzinom) kann das Kometenschweifzeichen (comet-tail sign) angesehen werden (11, 12). Die Inzidenz des intrazystischen Karzinoms liegt zwischen 0,3 bis 1% (8). Lediglich in einer Serie von TABAR u. Mitarb. (12) wird eine Häufigkeit von 3% angegeben. Die Autoren sind der Meinung, daß diese relativ hohe Rate durch den konsequenten Einsatz der Pneumozystographie bedingt ist.

3.2.2.1. Technik

Unter sterilen Bedingungen wird der Herd, der durch Sonographie als Zyste eingeschätzt worden ist, ohne zusätzliche Lokalanästhesie mit einer 21 bis 18 G Injektionsnadel punktiert. Die Zystenwand kann der Nadel einen erheblichen Widerstand entgegensetzen. Dann empfiehlt es sich, die Nadelspitze bis auf die Zystenwand zu bringen und dann mit einer kurzen schnellen Bewegung die Wand zu passieren. Es ist aber auch möglich, daß die Zyste, wenn sie nicht prall gefüllt ist, der Nadel nachgibt und die Punktion unmöglich macht. Dann muß man zu einem späteren Zeitpunkt, wenn die Zyste praller ist, den Punktionsversuch wiederholen. Der flüssige Zysteninhalt wird möglichst komplett aspiriert, durch Umlagerung der Patientin ist eine weitgehende Entleerung zu erreichen. Die Flüssigkeitsmenge wird durch ein adäquates Volumen Luft ersetzt (66—75—100%). Wird die Menge überschritten, kommt es zum Luftaustritt aus der Zyste. Dieser kann dann die Detaildiagnostik stören. Zum Abschluß der Pneumozystographie (PZG) werden Mammogramme in zwei Ebenen angefertigt (2, 4, 8). Diese dienen der Beurteilung der Zysteninnenwand, insbesondere der Einschätzung, ob diese glatt und zart ist oder eine Raumforderung besteht. Die Zystenflüssigkeit soll grundsätzlich, auch wenn sie klar ist, zytologisch untersucht werden. Wir empfehlen das Zentrifugieren der Flüssigkeit mit 2000 Umdrehungen/min über fünf Minuten. Der „Bodensatz" wird dann ausgestrichen (5). Blutiges Aspirat ist für eine Raumforderung, oft ein intrazystisches Karzinom, verdächtig. In der Serie von TABAR u. DEAN (12) war die aspirierte Flüssigkeit in fünf von 13 intrazystischen Karzinomen nicht blutig, die Zytologie wurde bei 11 Fällen durchgeführt, sie erwies sich achtmal als negativ. Bei Aspiration von Eiter oder Verdacht auf Infektion muß neben der zytologischen auch noch die bakterielle Untersuchung erfolgen. Die Insufflation von Luft ist in diesen Fällen tunlichst zu unterlassen, damit die Infektion nicht ausgebreitet wird.

WALTHER u. HERRMANN (14) beschreiben zwei kleine Mammakarzinome (2/631), die erst nach der Luftinsufflation im angrenzenden Mammagewebe sichtbar wurden.

3.2.2.2. *Radiologische Befunde*

Es sind zwei Hauptbefunde zu unterscheiden (4):

— die unkomplizierte Zyste,
— die komplizierte Zyste.

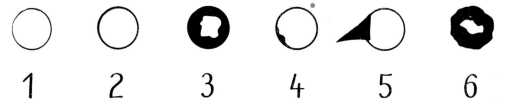

Abb. 3.26. Schematische Darstellung der möglichen Pneumozystographiebefunde.

Im einzelnen soll die folgende Aufstellung die möglichen Befundgruppen ausweisen (Abb. 3.26):

1. unkomplizierte Zyste mit glatter, nicht verdickter Wand (Abb. 3.27; 3.28),
2. entzündlich veränderte Zyste mit gleichmäßiger Wandverdickung,
3. Zyste mit organisierter alter Blutung, insgesamt unregelmäßige Wandverdickung, mit Blut gefüllt,
4. intrazystischer Tumor, der sich in das Lumen vorwölbt und die Wand verbreitert (Abb. 3.29; 3.30),

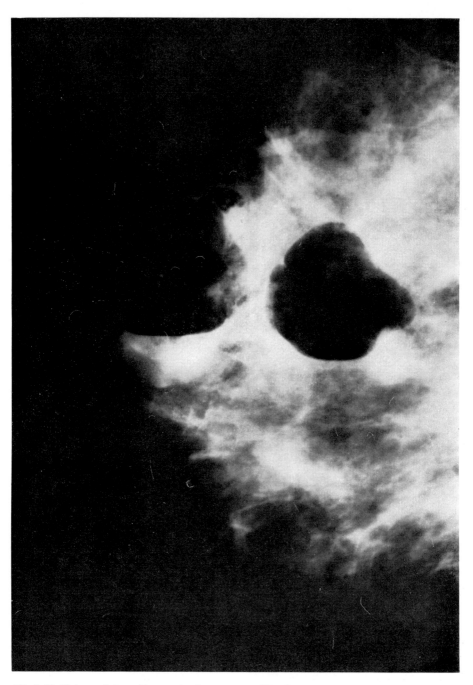

Abb. 3.27. Unkomplizierte Zyste mit glatter zarter Wand.

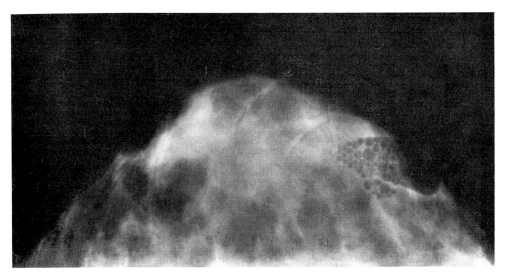

Abb. 3.28. Nachweis von multiplen konfluierenden Zysten im PZG.

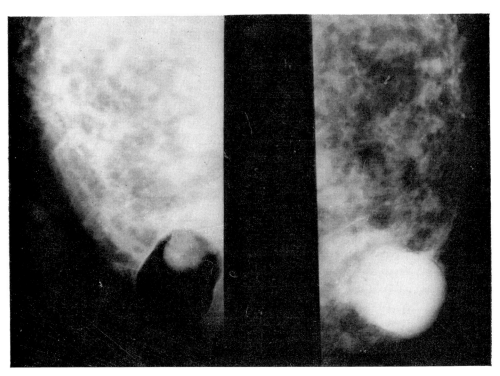

Abb. 3.29. Im Mammogramm glatt begrenzter Rundherd, im PZG eindeutige intrazystische Raumforderung (nach GROSCHE).

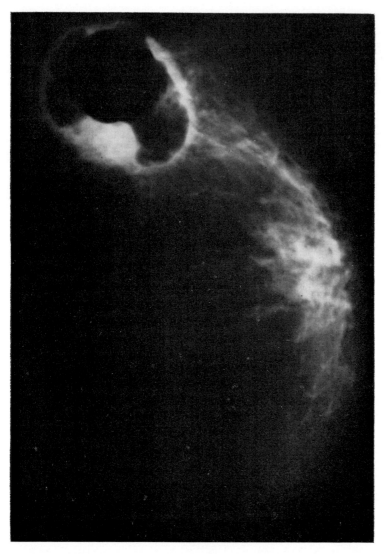

Abb. 3.30 A. PZG: intrazystische Raumforderung in einer erheblich wandverdickten Zyste (nach
GROSCHE).

5. in die Zyste infiltrierendes Mammakarzinom, die Zyste ist im Tumorbereich nicht
   zu entfalten,
6. zerfallende Tumoren können zentral liquide werden und simulieren zystische Raumforderung, ,,Wand'' ist dick und unregelmäßig (Abb. 3.31).

3.2.2.3. Konsequenzen

Für die unkomplizierte Zyste (1.) ist der diagnostische auch der therapeutische Eingriff.
Voraussetzung ist, daß die Zyste weitgehend entleert worden ist. Durch die langsame
Luftresorption legen sich die Zystenwände an und verkleben.

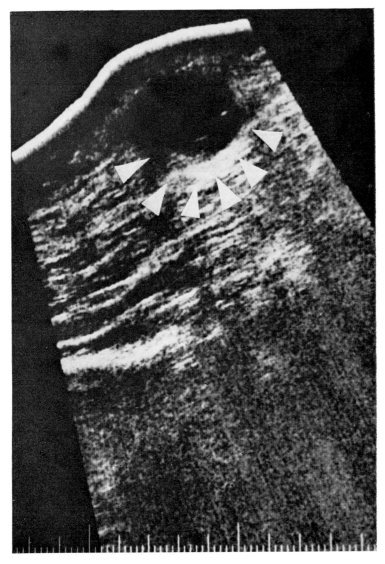

Abb. 3.30 B. Mammasonogramm gleicher Patientin: Nachweis der intrazystischen Raumforderung (nach GROSCHE).

Vorteil:

Das Mammogramm bleibt in Zukunft gut einschätzbar. Eine Operation ist nicht nötig.

Kontrolluntersuchungen zur Einschätzung der Rückläufigkeit einer unkomplizierten Zyste bzw. zur Aufdeckung eines Zystenrezidivs sind ohne Mammographie zu realisieren. Die Resorptionszeit ist von der Größe des eingebrachten Luftvolumens abhängig. Da in der Regel ein bis zwei Monate vergehen, bis die Zyste nicht mehr nachzuweisen ist (2), reicht ein Intervall für die klinischen und sonographischen Kontrollen von drei Monaten aus.

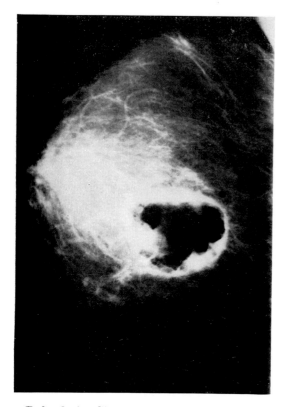

Abb. 3.31. PZG: nekrotisch zerfallender Tumor (nach GROSCHE).

Befunde im Sinne von 2. zeigen meistens ein Rezidiv, weil sich die Zystenwände nicht ausreichend anlegen können.

Befunde der Konstellationen 3.—6. sind operativ zu entfernen und histologisch zu klären.

3.2.2.4. *Zystenrezidive nach Pneumozystographie*

Rezidive treten in einer Häufigkeit von 7—30% (6, 13, 14) auf. Zweit- und Mehrfach-punktionen sollten durchgeführt werden, wenn die Zyste rezidiviert und Schmerzen verursacht.

Auch das Zystenrezidiv ist keine Indikation für eine Operation.

Nach unseren eigenen Untersuchungen war die PZG für neun von zehn Frauen die adäquate Therapie (6). Das unterstreicht ihren hohen Stellenwert im Ensemble der interventionsradiologischen Eingriffe.

3.2.2.5. *Wertung*

1. Die PZG ist eine einfach durchzuführende Methode.
2. Mit der Sonographie (4.2.) ist ein palpabler Knoten als Zyste oder solider Herd zu differenzieren. Steht die Sonographie nicht zur Verfügung, ist die Punktion des Herdes die erste abklärende Maßnahme.
3. Die PZG ist eine diagnostische (Beurteilung der Zysteninnenwand) und therapeutische Maßnahmen gleichermaßen (Spontanverödung durch langsame Luftresorption).
4. Die Operation der einfachen Zyste ist überflüssig und obsolet.

5. Zystenrezidive können, wenn sie Beschwerden machen oder die Patientin beunruhigen, erneut pneumozystographiert werden.
6. Intrazystische Raumforderungen sind selten, ihr Nachweis gelingt mit der Sonographie und der PZG gleichermaßen.

Exstirpation und histologische Abklärung sind obligat.

Literatur

1. CAHILL, C. J., P. S. BOULTER, N. M. GIBBS, J. L. PRICE: Features of mammographically negative breast tumours. Br. J. Surg. **68** (1981), 882—884
2. FOCHEM, K., K. PFLANZER: Diagnosis and treatment of cysts of the breast. Radiologie clin. **44** (1975), 512—516
3. GEISSL, G.: Zystenmamma. Münch. med. Wschr. **120** (1978), 918
4. HASERT, V., U. THIEL: Radiographische Zusatzuntersuchungen zur Mammographie. Galaktographie, Pneumozystographie, Radiographie des Probeexzidates Dt. Gesundh.-Wesen **31** (1976), 1174—1178
5. HASERT, V.: Radiologische Zusatzuntersuchungen zur Mammographie. moderne röntgenfotografie o. B. (1982), H. 1, 3—11
6. HASERT, V., H. GÜNTHER, E. PILZ, V. PROTHMANN: Perkutane Mammazystenverödung — Alternative zur chirurgischen Therapie. Internat. Symposium für therapeutische Interventions-Radiologie. Berlin, November 1985
7. HASERT, V., E. PILZ: Ultraschalltomographie der Mamma bei mammographischen Problembefunden. Radiol. diagn. **27** (1986), 479—484
8. MULLER, J. W. Th.: Diagnosis of breast cysts with mammography, ultrasound and puncture. Diagn. Imag. clin. Med. **54** (1985), 170—177
9. PREUSS, H. J. G. NÄHRIG: Mammazystenverödung. Internat. Symposium für therapeutische Interventionsradiologie, Berlin, November 1985
10. REINHARDT, K.: Akzidentelle Füllung der Milchgänge bei einem Mammazystogramm. Fortschr. Röntgenstr. **125** (1976), 467—477
11. TABAR, L., Z. PENTEK: Pneumocystography of benign and malignant intracystic growths of the female breast. Acta Radiol. (Diagn.) **17** (1976), 829—837
12. TABAR, L., Z. PENTEK, P. B. DEAN: The diagnostic and therapeutic value of breast cyst puncture and pneumocystography. Radiology **141** (1981), 659—663
13. VLAISAVLJEVIC, V., D. PAJA-PERUSIC, B. GORISEK, Z. RAUTER: Ciste dojke — Dijagnostika i lijecenje. Jugosl. ginekol. perinatol. **25** (1985), 125—128
14. WALTHER, W., U. HERRMANN: Brustzysten und Ergebnisse der Punktionsbehandlung. Schweiz. med. Wschr. **111** (1981), 1468—1474

3.2.3. Präoperative Markierungen

V. HASERT und N. GROSCHE

Durch die Mammographie werden Normalbefunde, Mastopathien, maligne und benigne Veränderungen nachgewiesen. Bei typischen Bildern sind keine differentialdiagnostischen Schwierigkeiten zu erwarten. Problematisch bleiben immer die weniger charakteristischen Läsionen, wie eine kleine Herdbildung, mäßig stark ausgebildete Mikroverkalkungen sowie Architektur- und Strukturveränderungen. Die Dignität der Veränderung bleibt oftmals offen, Unsicherheit bleiben sowohl auf Seiten des Arztes als auch bei der Patientin.

Wie soll man sich verhalten?

Es bestehen zwei Entscheidungsmöglichkeiten:

1. Verlaufskontrolle,
2. gezielte diagnostische Exstirpation mit histopathologischer Untersuchung.

3.2.3.1. Verlaufskontrolle

Von der Tumorbiologie und den bekannten Tumorverdopplungszeiten ausgehend (23), ist ein Abwarten von sechs Monaten bei den genannten Konstellationen nicht zum Nachteil der Patientin.

Der Vorteil besteht sicherlich darin, daß eine Kontrolluntersuchung dazu führen kann, daß die zunächst angestrebte diagnostische Exstirpation (DE) nicht mehr notwendig ist, weil der Befund sich nun eindeutiger einschätzen läßt.

Nachteilig müßte man das Abwarten einschätzen, wenn die dann noch notwendig gewordene DE ein Karzinom aufdeckt. Andererseits muß man eingestehen, daß sich im Verlaufe von sechs Monaten nur wenig ändern kann und die offenen Fragen in der Regel bestehen bleiben.

In diesen Fällen ist die bildgebende Diagnostik, die sich lediglich auf das morphologische Substrat stützt, überfordert.

Was ist zu tun? Sind Voraufnahmen vorhanden, können diese für die Entscheidungsfindung bedeutend werden. **Vergleichsaufnahmen** sind zu beschaffen, denn Mikroverkalkungen und uncharakteristische Rundherde, die über Jahre hinweg keine Dynamik zeigen, sind mit hoher Wahrscheinlichkeit benigner Natur. Nur selten geht die Stabilität einer Läsion über Jahre mit einem Malignom einher. Marc. J. HOMER hat 1980 70 amerikanische Radiologen über ihr Vorgehen bei Verlaufsuntersuchungen befragt. Die nichtkalzifizierte Läsion, die asymmetrische Verdichtung und Mikroverkalkungen wurden gleich behandelt. Mehr als 90% der Radiologen hielten eine Kontrolluntersuchung im Abstand von drei bis sechs Monaten für ausreichend, mehr als die Hälfte der Untersucher verfolgte die suspekte Veränderung über mindestens zwei Jahre.

Handelt es sich um eine Erstuntersuchung, müssen befundbezogene Zusatzuntersuchungen, wie **Ziel- und Schrägaufnahme** angefertigt werden. „Verdichtungen" und „Strukturveränderungen" werden dadurch eindeutiger oder sind auszuschließen.

Für alle abklärungspflichtigen Befunde ist die gezielte diagnostische Exstirpation die wesentliche Entscheidungsmöglichkeit.

3.2.3.2. Gezielte diagnostische Exstirpation (GDE)

Definition:

Unter GDE versteht man die mit bildgebender Methodik unterstützte chirurgische Intervention zur Entfernung der mammographisch auffälligen Läsion. Sie ist notwendig,

— weil erst sie dem Chirurgen die Möglichkeit gibt, die nicht palpable Veränderung wirklich aufzufinden und adäquat zu exstirpieren,
— weil die Mamma in Abhängigkeit von der Positionierung ihre Lage erheblich verändern kann und somit die Topographie aus der 2-Ebenen-Mammographie nicht ohne weiteres auf die Operationslage zu übertragen ist.

Es sind verschiedene Verfahren bekannt. Die Exaktheit der Methoden ist von den Erfahrungen des markierenden Radiologen und des Operateurs abhängig.

Kleine Eingriffe setzen große Erfahrungen voraus. Schon im Vorfeld der präoperativen Markierung ist eine gemeinsame Abstimmung zwischen dem Radiologen und Chirurgen nötig, um das taktische Vorgehen zu klären und die zeitlichen und personellen Anforderungen einzuschätzen. Die GDE ist nicht nebenher zu realisieren. Der Aufwand ist im Vergleich zur sonst geübten DE unvergleichlich hoch.

Real eingeschätzt muß man davon ausgehen, daß eine GDE ein Team mehr als eine Stunde beansprucht.

Wir stellen an die GDE folgende Anforderungen:

— die präoperative Markierung soll so exakt wie möglich sein,
— die mammographisch auffällige Läsion soll voll erfaßt werden,
— das Exzidat soll so klein wie möglich und so groß wie nötig sein,
— das kosmetische Ergebnis soll ansprechend sein.

Man muß davon ausgehen, daß ein Großteil der Exstirpationen gutartige Befunde ergibt, deshalb ist diese Forderung nachhaltig zu unterstreichen. Bewährt haben sich Schnittführungen periareolär, in präformierten Hautfalten und von der submammären Umschlagfalte aus.

3.2.3.2.1. Nichtinvasive Markierungen

Koordinatentechnik

Diese Methode hat kaum noch Bedeutung. Sie ist ein nichtinvasives Verfahren zur Vorbereitung eines „gelenkten" operativen Eingriffes. Die beiden Mammogrammebenen werden um 90 Grad zueinander versetzt. Von den Mamillen ausgehend werden Geraden konstruiert, deren Schnittpunkt dem Zentrum einer entfalteten Mamma in Rückenlage entspricht.

Damit erhält der Operateur eine Information über die Richtung seiner durchzuführenden DE. Form und Ausdehnung, besonders der voluminösen Mamma, sind erfahrungsgemäß in Mammographie- und Operationspositionierung erheblich different, deshalb kann die Koordinatentechnik nur einen orientierenden Charakter haben. Der Eingriff ist kleiner als sonst zu halten, minimiert werden kann er nicht (3).

3.2.3.2.2. Invasive Markierungen

Ohne spezielle Rasterplatte

In Kenntnis der 2-Ebenen-Mammographie ist es dem erfahrenen Mammographen durchaus möglich, an der stehenden oder liegenden Patientin eine Markierung aus „freier Hand" einzubringen. Die biplane Projektion muß dazu räumlich umgesetzt werden. Besondere Beachtung ist darauf zu legen, daß die Kompression fehlt und dadurch eine andere räumliche Strukturverteilung vorliegt. Der markierende Radiologe ist gut beraten, wenn er die Kompression mit seinen Händen simuliert. Räumliches Vorstellungsvermögen und Erfahrung vorausgesetzt, sind Plazierungen mit einer maximalen Abweichung von ±1,5 cm zu erreichen (1).

Das räumliche Vorstellungsvermögen ist individuell unterschiedlich ausgeprägt, aber trainierbar.

Farbstoffmarkierungen

Zur Vorbereitung wird die Haut wie bei allen Punktionen und Markierungen desinfiziert. Für die Markierung werden zu gleichen Teilen (á 0,5 ml) ein Vitalfarbstoff, trijodiertes wasserlösliches Kontrastmittel und Lokalanästhetikum gemischt (Abb. 3.32). In die fragliche Region wird die Injektionsnadel (21 oder 23 G) eingebracht. Die Injektionstiefe wird über das medio-laterale Mammogramm bestimmt, dementsprechend ist die

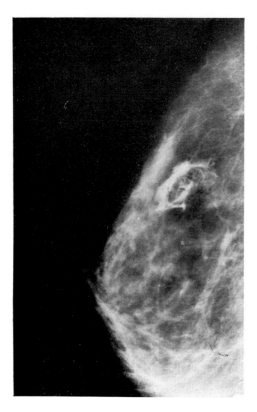

Abb. 3.32. Beispiel für eine präoperative Markierung mit einem Kontrastmittel-Farbstoff-Gemisch

Nadellänge auszuwählen. In der Regel wird die Markierung mit senkrechter Stichführung vorgenommen. Brustwandnahe Veränderungen sind mit besonderer Vorsicht zu markieren, weil Pleuraverletzungen sonst nicht ausbleiben (33).

Brustwandnahe Läsionen werden in thoraxwandparalleler Punktionsrichtung markiert.

Die Markierung soll mit insgesamt maximal 0,5 ml Farbstoff-Kontrastmittel-Anästhetikum-Gemisch ausgeführt werden. Größere Farbstoffdepots bedingen eine intensivere Diffusion, der Eingriff läßt sich dann nicht mehr minimiert durchführen. Unmittelbar an die Markierung erfolgen Mammographien in zwei Ebenen. Die Patientin sucht den Operationsraum auf und wird für den Eingriff vorbereitet. Die gute Kooperation zwischen den Partnern ist für den Erfolg der Operation entscheidend. Es hat sich als günstig erwiesen, wenn der Radiologe dem Operateur die Mammogramme mit dem Markierungsdepot unmittelbar präoperativ demonstriert und interpretiert.

In Allgemeinnarkose ist das Farbstoffdepot mit dem suspekten Areal einfacher als in Lokalanästhesie mit zusätzlicher Flüssigkeitsinjektion zu exstirpieren. Bei entsprechender Übung sind beide Verfahren gleich gut, für ambulante Patienten ist die Lokalanästhesie vorzuziehen.

Markierungen mit Vitalfarbstoff unterliegen einem strengen Timing.

Zwischen Injektion und Operationsbeginn dürfen nicht mehr als 25 bis 30 min liegen, weil sonst auch das kleine Depot durch Diffusion so groß wird, daß der angestrebte Markierungseffekt hinfällig wird (Abb. 3.33).

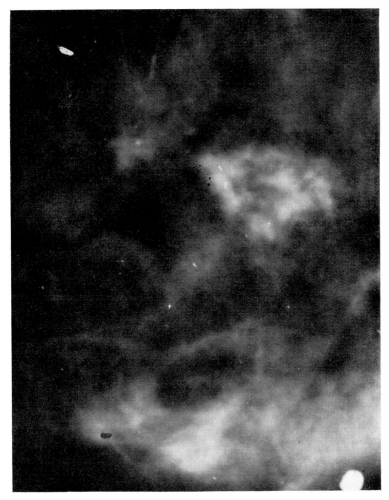

Abb. 3.33. Farbstoff-KM-Markierung eines klinisch okkulten Herdes, der sich histologisch als intraduktales Karzinom ausweist. Die Markierung liegt in unmittelbarer Nachbarschaft zum Herd.

GDE mit Farbstoffmarkierung sind auf Warteliste nicht möglich.

Wird dem Gemisch Adrenalin 1:1000 (1—2 gtt.) zugesetzt, läuft die Farbstoffdiffusion langsamer ab (22). Der Operationsbeginn ist dann bis zu 40 min. p. i. möglich.

Nach FEIG (11) ist die Mamille der Bezugspunkt für jede gezielte Markierung (Abb. 3.34):

— die x-Koordinate liegt lateral oder medial der Mamille,
— die y-Koordinate liegt kranial oder kaudal der Mamille,
— die z-Koordinate bestimmt die Tiefenlokalisation der Nadel.

Für die Mamma pendulans wird die y-Linie nicht nach dem Mammogramm im mediolateralen Strahlengang, sondern nach der Mamille selbst festgesetzt (Abb. 3.35). Sollen große Mammae im thoraxwandnahen Bereich markiert werden, ist die sonst übliche Linearmethode zu ungenau. Dann empfiehlt es sich, von der Mamille ausgehend mit

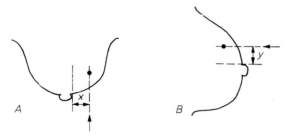

Abb. 3.34. Markierungsschema nach FEIG (1983), Bezugspunkt ist die Mamille.

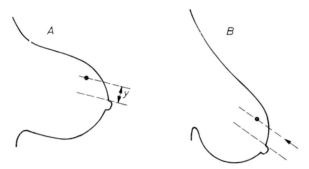

Abb. 3.35. Für die Mamma pendulans wird die y-Linie nach der Mamille festgesetzt.

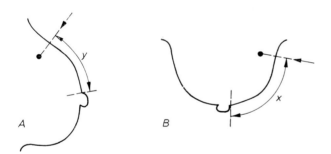

Abb. 3.36. Prinzip der Bogenmethode bei voluminöser Mamma mit thoraxwandnahen Befunden.

einem Papierstreifen den Abstand über der eigentlichen Mammakontur abzugreifen (arc method). Zusätzlich sollte der Vergrößerungsfaktor des Systems bestimmt werden. Der Faktor 1,25 kann als Richtwert angenommen werden (Abb. 3.36).

Der Punktionsweg soll so kurz wie möglich sein. Die Bogenmethode schließt Thoraxwandverletzungen weitgehend aus. Retroareoläre Läsionen können ohne Penetration durch die empfindliche Areole markiert werden.

Invasive Markierungen über spezielle Lokalisationsplatten

Das Grundanliegen ist eine weitere Optimierung und Minimierung des Eingriffes, wobei auch der weniger Erfahrene, der Lernende und Anfänger zu guten Resultaten kommt. Unabhängig davon gibt es kaum exaktere konventionelle Markierungsmethoden.

Lokalisation über einen Lochtubus am DG 40 (TuR Dresden)

GROSCHE und Mitarb. (15) haben ein einfaches, sicheres und für die Patientin zumutbares Verfahren entwickelt.

Präoperativ wird eine Aufnahme im kraniokaudalen Strahlengang exponiert. Die Mamma liegt auf einer glatten abgewaschenen Folie, darunter befindet sich der Film. Die Kompression wird durch einen Tubus mit einer entsprechenden Perforation gewährleistet. Durch die interponierte Folie kann der Film zur Verarbeitung entnommen werden, ohne daß die Kompression gelöst werden muß. Nach dem vorliegenden Film wird das entsprechende Loch für die Punktion bestimmt. Die Nadel wird eingebracht, die Kompression gelöst. Durch Kontrollaufnahmen in zwei Ebenen wird die Nadellage zum Herd dargestellt (Abb. 3.37 bis 3.45).

Ähnliche Systeme sind mehrfach beschrieben worden (14, 29, 33, 36, 43).

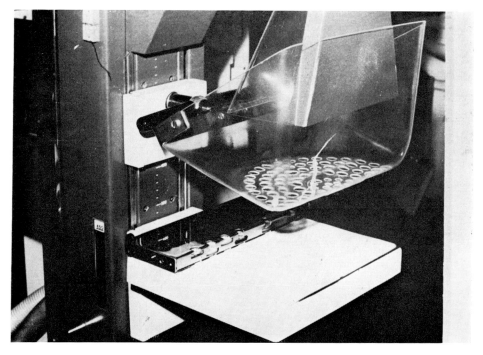

Abb. 3.37. Lochtubus am Mammographiegerät DG 40.

Lokalisation über eine isolierte Kompressionsplatte (Iatrics)

Eine sehr originelle Lösung beschreiben PAREKH u. WOLFE (40), die praktisch für jedes Mammographiegerät geeignet ist. Die Patientin liegt auf der Seite, die Mamma, die zu markieren ist, befindet sich auf dem Aufnahmetisch der Mammographieeinheit. Über die Lateralseite der Mamma wird eine Markierungsplatte gelegt, mittels breiter Gummibänder, die unter dem Tischchen eingehakt werden, wird die Kompression realisiert. Es stehen unterschiedlich große Kompressionsplatten zur Verfügung (je nach Mammagröße). Die Bohrlöcher sind dicht bei dicht eingebracht. In der Originalarbeit werden 17×23 Löcher beschrieben. Dadurch ist die Markierung auch kleiner Läsionen in der

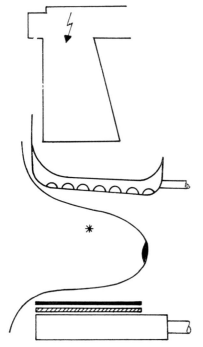

Abb. 3.38. Schematische Darstellung des Lokalisationsvorganges.

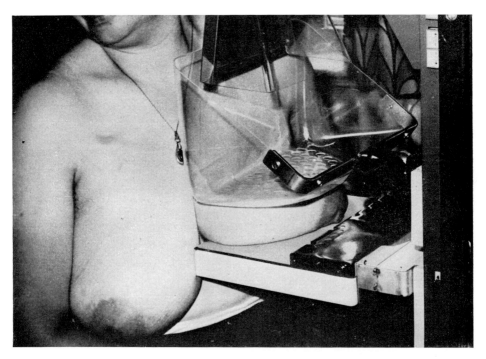

Abb. 3.39. Situationsaufnahme mit durch den Lochtubus komprimierter Mamma

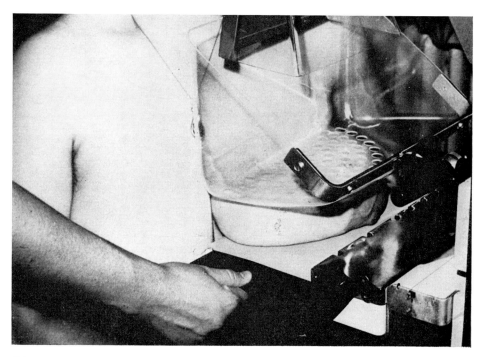

Abb. 3.40. Der exponierte Film wird unter dem interponierten abgewaschenen Film herausgezogen.

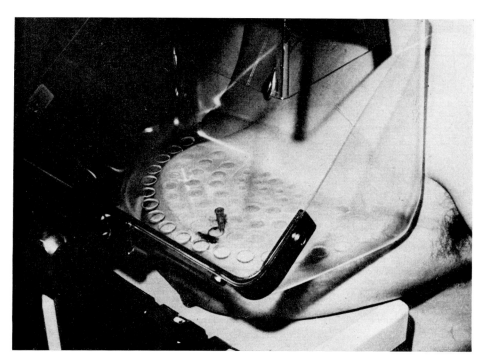

Abb. 3.41. Situationsaufnahme. Die Nadel ist über dem entsprechenden Loch in die Rasterplatte eingebracht worden.

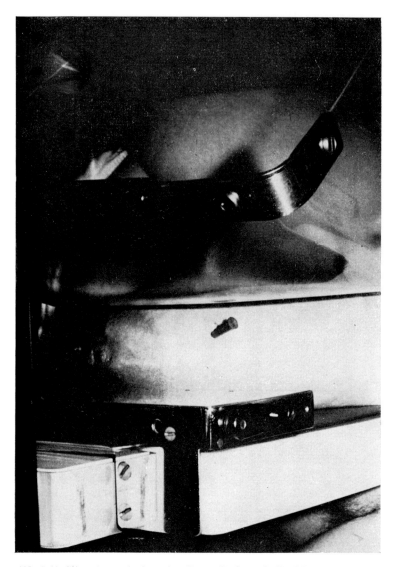

Abb. 3.42. Situationsaufnahme für die medio-laterale Projektion.

Regel unproblematisch. Die thoraxwandnahen Ecken der Kompressionsplatte können mit Fettstift auf der Haut markiert werden, dadurch sind Dislokationen während der Manipulationen zu erkennen.

Ablauf der Markierung:

— Exposition einer Aufnahme im latero-medialen Strahlengang,
— Nadel einstechen, Ansatz abnehmen, damit das Gitter abgenommen werden kann (Kopans needle with detachable hub),
— Aufnahme im kraniokaudalen Strahlengang zur Bestimmung der Relation zwischen Läsion und Nadelspitze,

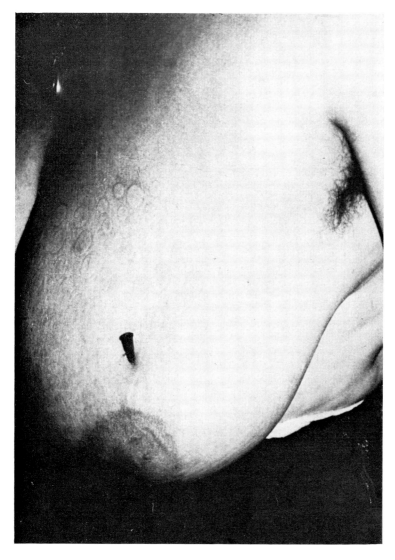

Abb. 3.43. Eingebrachte Nadel nach erfolgter Lokalisation.

— Nadel korrigieren, wenn nötig, Hakendraht einführen und Kanüle entfernen,
— Drahtfixation an der Thoraxwand in großer Schleife,
— für den Chirurgen Skizze über die aktuelle Lokalisation.

Lokalisation über Metalldrahtgitter

Die Punktionseinrichtung besteht aus zwei Metalldrahtgittern mit einem Drahtabstand von 1,5 cm in einem steifen, dünnen Metallrahmen. Die Gitter sind zueinander beweglich gelagert, ihre Fixation ist möglich. Filmnahe und -ferne Drähte sind durch unterschiedliche Oberfläche zu unterscheiden. Das Gerät läßt sich sterilisieren, zusätzliche Montagen am Aufnahmegerät sind nicht erforderlich (16).

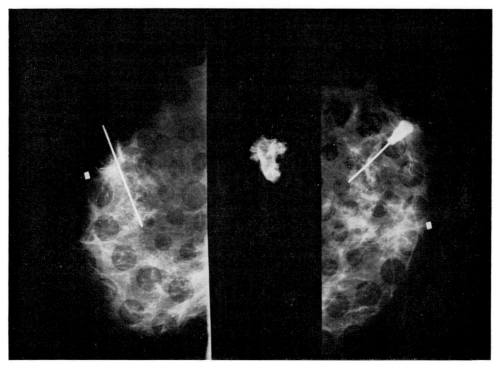

Abb. 3.44. Mammogramme in zwei Ebenen mit eingebrachter Nadel über den Lochtubus. In der Mitte ist die Radiographie des Probeexzidates eingeblendet.

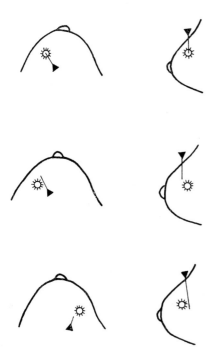

Abb. 3.45. Schematische Skizzen, wie sie der Operateur vor der diagnostischen Exstirpation für seinen Eingriff erhält.

Lokalisationsvorgang:

1. Lagerung und Fixierung der Mamma am Raster, Aufnahme im kranio-kaudalen Strahlengang, Läsion auf dem Film in Relation zum Raster nachweisen,
2. Punktion des Herdes, diesen dabei möglichst perforieren, Kontrollaufnahme und Lösen des Rasters,
3. Aufnahme im medio-lateralen Strahlengang mit um 90° geschwenktem Drahtgitter.

Vorteil:

— Lagestabilität der Mamma,
— thoraxwandnahe Markierung kein Problem.

Nachteil:

— Markierungsnadel muß in der Richtung eingebracht werden, wie sie auf dem Film abgebildet wird.

Dreidimensionale Lokalisation über Doppeldrahtgitter

In einem Doppeldrahtgitter wird die Mamma fixiert. Unter den Bedingungen der schiefen Zentralprojektion werden zwei Aufnahmen exponiert (Abb. 3.46). Aus der Lage des in Doppelaufnahme abgebildeten „Herdpaares" läßt sich die wahre dreidimensionale Lage des suspekten Areals in Relation zum Drahtraster bestimmen.

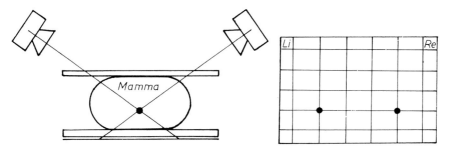

Abb. 3.46. Schema für die schiefe Zentralprojektion mit Doppeldrahtgitter.

Der Einstichpunkt für die Markierungsnadel ergibt sich aus dem Schnittpunkt (S) der beiden Geraden, die durch Verbindung zwischen den ausgelenkten Röhrenbrennflecken (F, F′) und den entscheidenden Läsionspunkten (B, B′) konstruiert werden (Abb. 3.47) (21).

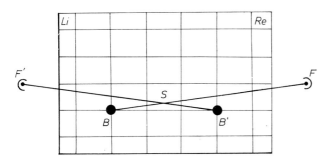

Abb. 3.47. Schematische Darstellung für den Einstichpunkt der Markierungsnadel (nach HEINE).

Invasive Markierungen über Stereotaxiegeräte

Mit einem speziellen, autarken Instrumentarium wird die stereotaktische Markierung vorgenommen. Durch eine um ihre Achse schwenkbare Röntgenröhre werden zwei stereographische Aufnahmen angefertigt. Die Läsion wird innerhalb eines mitabgebildeten Koordinatensystems lokalisiert. Die Daten gehen einem Rechner zu, der die Raumkoordinaten für die Punktion ermittelt. Diese wird dann letztlich an der komprimierten Mamma mit einem Präzisionsinstrument durchgeführt. Die Kanülenlage wird dokumentiert. Die Abweichung in den XYZ-Koordinaten beträgt 1 mm (4,37). Optimal scheint die Markierung mit einer wäßrigen Suspension medizinischen Kohlenstoffs zu sein. Der Kohlenstoff wird als Depot eingebracht, beim Herausziehen der Nadel wird die Injektion fortgeführt, wodurch eine schmale Markierungsstraße stehen bleibt. Eine Ausbreitung in das umgebende Mammagewebe tritt nicht ein, deshalb ist der Operationstermin frei wählbar. Eine von der Exaktheit der Markierung gleichgute Systemlösung stellt z. B. das Zusatzgerät Stereotix der Fa. General Electric (ehemals CGR-Thompson) oder das Cytoguide der Fa. Philips dar. Ein 8-bit-Rechner bestimmt die XYZ-Koordinaten für die Punktion. Über diese Werte wird die Positionierung der Punktionshalterung gesteuert. Die Nadel muß dann in einem Attachment nur noch bis zum Anschlag eingeschoben werden. Der Vorteil zum Lokalisationsgerät nach NORDENSTRÖM besteht vor allem in der geringeren Investition.

Computertomographisch gestützte Markierungen

Sind herdförmige Veränderungen nur in einer Ebene mammographisch nachzuweisen, sind CT-gestützte oder ultraschallgelenkte Markierungen als Methode der Wahl anzusehen. Für alleinige Mikroverkalkungen sind die Verfahren nicht einzusetzen (30, 31).

3.2.3.3. Ergebnisse

Ein Problem, daß in diesem Zusammenhang unbedingt angesprochen werden muß, ist folgendes: Zweifellos ist die Mammographie ein sehr sensitives, leider aber auch oftmals ein unspezifisches Verfahren. Die Veränderungen, denen wir mit der präoperativen Markierung nachgehen, können das Minibild eines sonst „gewohnten" Karzinoms aufweisen. MOSKOWITZ (35) spricht von Babykarzinomen, die schon dem „Erwachsenen" ähneln. Bei diesen ist der positive Voraussagewert im Sinne eines Karzinoms mit 74% anzusetzen. Kommen noch klinische Auffälligkeiten hinzu, kann man mit großer Sicherheit ein Karzinom annehmen. Leider sind nur 6% der kleinen Karzinome „typisch" und nur 3% haben darüber hinaus sogar noch eine klinische Symptomatik. Andererseits waren nur 14% der Karzinome, die ein suffizientes radiologisches Tumorbild für ein Malignom aufwiesen, minimale Tumoren. Wenn ein wenig auffälliger, wenig spezifischer okkulter Herd vorliegt, ist nur mit 5%iger Wahrscheinlichkeit ein Karzinom zu erwarten, liegt zusätzlich noch eine klinische Veränderung vor, steigt die Wahrscheinlichkeit schon auf 11% an. Es ist sicherlich richtig, wenn man die Rolle der Mammographie bei diesen wenig auffälligen Befunden wie folgt einschätzt:

— sie ist in der Lage, eine Differenz vom umgebenden oder kontralateralen Gewebe auszuweisen, die dann ausreichend für eine Biopsie angesehen wird, oder
— sie löst eine Kontrollmammographie in einem bestimmten Rhythmus aus (24).

Die Mammographie ist nicht in der Lage, eine Histologie bei minimalen Befunden vorauszusagen. Das spiegeln alle Biopsieserien wider. Oftmals werden von Kollegen anderer Fachrichtungen voreilige Schlüsse gezogen, die dann entweder eine Fehlinterpretation durch einen Radiologen annehmen oder aber die Leistungsfähigkeit der

Methode in Zweifel ziehen. Wenn man das so hinnimmt, kommt die Mammographie in Mißkredit. Sicher, auf alle radiographisch gelenkten Biopsien bezogen, ist die richtigpositive Rate 20 bis 30% (15, 20, 26, 41). LEE (33) führt die Statistik mit 43% an. Vergleicht man die Biopsien, die aus chirurgischer Sicht aufgrund eines Palpationsbefundes vorgenommen worden sind, werden sich Karzinomraten in einer Größenordnung von 20—40% (—50%) finden. Im eigenen Krankengut waren es 33%. Jeder Chirurg unterstützt — und das mit voller Berechtigung — seine Entscheidung, die Läsion zu exstirpieren, weil der klinische Befund ihn dazu verpflichtet. So sollte man auch mit den aus mammographischer Indikation heraus exstirpierten Befunden umgehen, das verlangt ganz einfach die Logik.

Nach einer Zusammenstellung von OTTO (29) fanden sich unter 412 Mammabiopsien 42,7% gutartige nicht profilierende Läsionen, 26,7% Mastopathien II und 30,7% Karzinome. Die Rate der Carcinomata in situ betrug lediglich 6,3%. Ähnlich nehmen sich

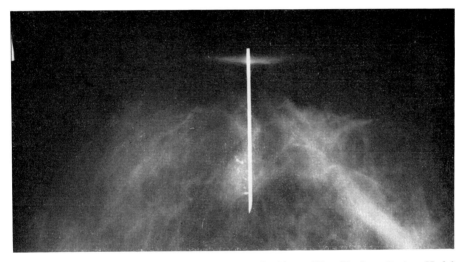

Abb. 3.48. Zustand nach Markierung eines nicht palpablen soliden Herdes mit einer Nadel.

die Relationen in einer Mammaklinik aus (5). 1 250 Frauen mit einem „Knoten" in der Brust wurden, weil die Möglichkeit eines Mammakarzinoms gegeben war, operiert (Abb. 3.48, 3.49):

45,0% Mastopathien,
25,0% Karzinome,
16,0% Zysten,
10,7% Fibroadenome,
 3,0% periareoläre Entzündungen,
 0,3% Fettnekrosen.

Deshalb sei an dieser Stelle nochmals die volle Unterstützung für die radiologisch gelenkte Exstirpation von okkulten Mammaveränderungen erwähnt, die in ihrer Dignität nicht eindeutig sind, zumal in einem überwiegend aus klinischer Indikation mammographierten Patientengut die markierten Befunde, die ein Karzinom ergaben, zu 74% T I angehörten (15). In einem Vorsorgepatientengut steigt der Anteil des Stadiums I bis 60% (20) (Abb. 3.50).

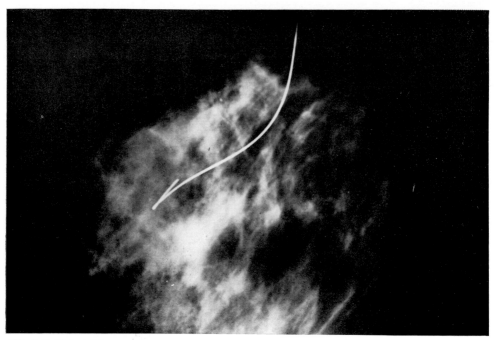

Abb. 3.49. Beispiel für präoperative Markierung mit einem Hakendraht.

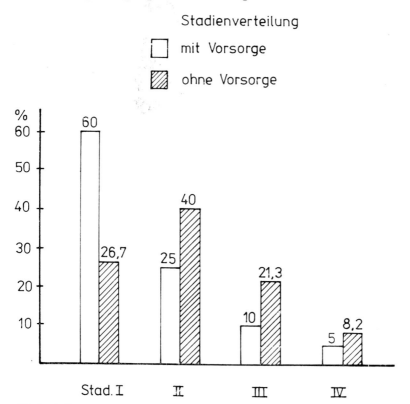

Abb. 3.50. Prozentuale Stadienverteilung der Mammatumoren ohne und mit Vorsorge (eigene Ergebnisse, HASERT).

Sicherlich ist es besser, Klinik, Mammographie, Sonographie und, wenn nötig, auch die Feinnadelbiopsie vor einer therapeutischen Entscheidung einzusetzen. Unabhängig davon ist der Grundsatz durchzusetzen, daß heute keine Frau mehr an der Mamma operiert werden darf, ohne daß eine Mammographie durchgeführt worden ist (1).

Die Organisation der präoperativen Markierungen für einen ambulanten Bereich sowie die Ergebnisse der radiologisch gelenkten DE sind in den Tabellen 3.5—3.10 (GROSCHE) aufgezeigt.

Tabelle 3.5. Organisatorischer Ablauf zur mammographisch gezielten diagnostischen Exzision nichtpalpabler Tumoren
Die Bestellung erfolgt in Absprache mit dem Chirurgen und Pathologen durch den Radiologen

Organisation der Mammamarkierungen

1. Suspektes Mammogramm
2. Bestellung zur Markierung durch den Radiologen
3. Maximal drei Patientinnen. Klinische Kontrolle und Absprache mit Chirurgen
4. Markierung am DG 40
5. DE ambulant in Chirurgischer Poliklinik
6. Präparat-Radiographie
7. Histologie (Serienschnitte)

Tabelle 3.6. Tumorgröße (histologisch) bei 74 Malignomen

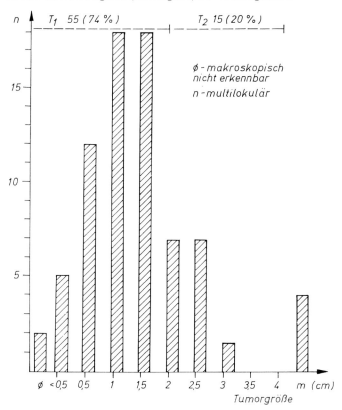

Tabelle 3.7. Histologie bei 74 malignen Tumoren

	Noninvasiv	Invasiv
Duktal	13	35
Mischformen	—	16
Ca lobulare	2	1
Ca medullare	—	3
Ca mucinosum	—	2
Ca sebacoideum	1	—
Paget-Ca	—	1
	16	58
	21,6%	78,4%

Tabelle 3.8. Histologie benigner Befunde

Mastopathie I	76
Mastopathie II	99
Mastopathie III	75
Fibrose (+ Fibroadenose)	75
Adenose (+ sklerosierende Adenose)	65
obliterierende Mastopathie	14
Papillomatose	15
Fibroadenom	22
Hämangiom	2
Lipom	2
	246

Tabelle 3.9. Karzinom-Umgebung

Mammographisch		Histologisch
Fett	29	Mastopathie I
unauffällig	24	Mastopathie II/III 14 $\triangle$ 26%
fibrozyst. M.	16	
fibroplast. M.	5	
Adenose	3	

Tabelle 3.10. Operative Ergebnisse nach DE mit Markierung

	DE	Tumorrest in Mamma	pos. axill. Lnn.
	54	12 = 22%	9 = 17%
T_1	39	5 = 12,8%	4 = 10%
T_2	15	7 = 48%	5 = 33%

In der Tabelle 3.11 werden die histologischen Diagnosen von 183 Biopsien mit präoperativer Markierung (HASERT) dargestellt.

Tabelle 3.11. Endgültige histologische Diagnosen der 183 Biopsien mit präoperativer Markierung

Karzinome	18,0%
Mastopathien	54,1%
Fibroadenome	8,2%
Fibrosen	10,9%
sklerosierende Adenose	3,8%
Papillome	3,4%
verschiedenes	1,6%

3.2.3.4. Wertung

1. Jeder mammographisch auffällige, klinisch okkulte Befund muß, damit er durch eine diagnostische Exstirpation sicher erfaßt wird, präoperativ radiologisch gelenkt markiert werden.
2. Der Eingriff ist auf diese Weise zusätzlich zu minimieren, das ist um so mehr notwendig, da nur der geringere Teil der exstirpierten Prozesse maligne ist.
3. Jede beschriebene invasive Markierungsmethode ist in der Hand des Erfahrenen von Wert. Mit höherem technischen Aufwand steigt die Zielgenauigkeit an. Sonographische Lokalisation und Markierung ist möglich (4.4.).
4. Für den Chirurgen reicht eine Markierung mit einer Abweichung von 1—1,5 cm in der Regel aus.
5. Die Kommunikation zwischen dem Radiologen und dem Operateur ist für den Erfolg des Eingriffes entscheidend.
6. Daß durch die gezielte Exstirpation die richtige Region erfaßt worden ist, kann nur mit der Radiographie des Probeexzidates bewiesen werden (3.2.5.).

Literatur

1. BARKE, R., V. HASERT, W. SCHORCHT: Fachbereichsstandard — Röntgendiagnostik — Mammographie. Radiol. diagn. **26** (1985), 293—296
2. BARTH. V., W. BEHRENDS, W. HAASE: Methode zur präoperativen Lokalisation nicht suspekter Mikroverkalkungen im Brustdrüsenkörper (Kugelmarkierung). Radiologe **17** (1977), 219—221
3. BERGER, S. M., S. M. CURCIO, J. GERSHON-COHEN, J. J. ISARD: Mammographic localization of unsuspected breast cancer. Am. J. Roentgenol. **96** (1966), 1046—1052
4. BOLMGREN, J., B. JACOBSON, B. NORDENSTRÖM: Stereotaxic instrument for needle biopsy of the mamma. Am. J. Roentgenol. **129** (1977), 121—125
5. BRADBEER, J. W. zit. bei VAN DER DOES
6. BREZINA, K.: Röntgenologisch gezielte Mammabiopsie. Fortschr. Röntgenstr. **122** (1975), 330—334
7. BREZINA, K.: Über die Verwendung der Mammographie zur gezielten Feinnadelbiopsie. Röntgen-Bl. **33** (1980), 235—242
8. DIXON, G. D.: Preoperative computed-tomographic localization of breast calcifications. Radiology **146** (1983), 836
9. DODD, G. D.: Preoperative radiographic localization of nonpalpable lesions. In: Early breast cancer detection on treatment. Ed. by H. S. GALLAGER, New York 1975

10. VAN DER DOES, E.: Mammatumoren: Inleiding. TGO 7 (1982), 1267–1268

11. FEIG, S. A.: Localization of clinically occult breast lesions. Radiol. Clin. North Am. 21 (1983), 155–171

12. FRANK, H. A., I. M. HALL, M. L. STEER: Preoperative localization of nonpalpable breast lesions demonstrated by mammography. N. Engl. J. Med. 295 (1976), 259–260

13. GALAKHOFF, C., C. SASSOON, D. VANEL, D. CASTAIGNE, J. MASSELOT: Localization radiologique preoperatoire des lesions mammaires non palpables. Techniques et interet. A propos de 33 cas. J. Radiol. 64 (1983), 313–317

14. GOLDBERG, R. P., F. M. HALL, M. SIMON: Preoperative localization of nonpalpable breast lesions using a wire marker and perforated mammographic grid. Radiology 146 (1983), 833–835

15. GROSCHE, N., R. BARKE, M. HUPKE: Erfahrungen mit der gezielten mammographischen Lokalisation nichtpalpabler Läsionen der Mamma. Radiol. diagn. 25 (1984), 63–73

16. HAJEK, P., W. BINDER, W. KUMPAN, E. SALOMONOWITZ, G. WITTICH: Lokalisationsgerät zur Feinnadelpunktion nicht palpabler Veränderungen. Röntgen-Bl. 36 (1983), 285–288

17. HALL, F. M., H. A. FRANK: Preoperative localization of nonpalpable breast lesions. Am. J. Roentgenol. 132 (1979), 101–105

18. HALL, W. C., J. B. AUST, H. V. GASKILL, J. M. POTTER, J. G. FLOUMOY, A. B. CRUZ: Evaluation of nonpalpable breast lesions. Am. J. Surg. 151 (1986), 467–469

19. HASERT, V.: Radiologische Zusatzuntersuchungen zur Mammographie. moderne röntgenfotografie (1982) 1, 3–11

20. HASERT, V., F. KIRSCH, I. KÖHLER, E. PILZ, K. A. HINZE, H. SCHILLING, H. ZICH, R. LANGE, K. SCHENK, H. J. BERGMANN, M. HOLZ, V. CHRISTOPH, M. ROST: Zum Effekt mammographischer Vorsorgeuntersuchungen. 8. Wissenschaftliche Tagung der Deutschen Gesellschaft für Senologie, Esslingen 1988

21. HEINE, G., A. KIRSCH, J. BUCHHOLZ: Zur dreidimensionalen Lokalisation suspekter mammographischer Befunde und röntgenologisch nachweisbarer Fremdkörper. Z. exp. Chir. Transplant. künstl. Organe. 16 (1983), 370–373

22. HERING, K.: Präoperative Markierung nicht palpabler Mammatumoren. Röntgen-Bl. 31 (1978), 333–336

23. HOMER, M. J.: Nonpalpable mammographic abnormalities: timing the follow up studies. Am. J. Roentgenol. 136 (1981), 923–926

24. HOMER, M. J., D. M. FISHER, H. J. SUGARMAN: Post-localization needle for breast biopsy of nonpalpable lesions. Radiology 140 (1981), 241–242

25. HOMER, M. J.: Localization of nonpalpable breast lesions: technical aspects and analysis of 80 cases. Am. J. Roentgenol. 141 (1983), 807–811

26. HOMER, M. J.: Nonpalpable breast abnormalities: A realistic view of the accuracy of mammography in detecting malignancies Radiology 153 (1984), 831–832

27. HORNS, J. W., R. D. ARNDT: Percutaneous spot localization of nonpalpable breast lesions. Am. J. Roentgenol. 127 (1976), 253–256

28. KAKISHER, L.: An improved needle for localization of nonpalpable lesions. Radiology 128 (1978), 815–817

29. KOPANS, D. B., S. DELUCA: A modified needle-hookwire technique to simplify preoperative localization of occult breast lesions. Radiology 134 (1980), 781

30. KOPANS, D. B., J. E. MEYER: Computed tomography guided localization of clinically occult breast carcinoma. Radiology 145 (1982), 211–212

31. KOPANS, D. B., J. E. MEYER, K. K. LINDFORS, S. S. BUCCHIANERI: Breast sonography to guide cyst aspiration and wire localization of occult solid lesions. Am. J. Roentgenol. 143 (1984), 489 bis 492

32. KOPANS, D. B., K. LINDFORS, K. A. McCARTHY, J. E. MEYER: Spring hookwire as lesion localizer: use with rigid-compression mammographic system. Radiology 157 (1985), 537–538

33. LEE, M. J. R., J. R. LEE, H. THOMPSON, G. DOATES: Mammographic identification and biopsy of occult breast cancer. Ann. Royal. Coll. Surg. Engl. 68 (1986), 188–190

34. MEYER, J. E., D. B. KOPANS: Preoperative radiographically guided percutaneous localization of occult breast lesions: Arch. Surg. 117 (1982), 65–68

35. Moskowitz, M.: Minimal breast cancer redux. Radiol. Clin. North. Amer. **21** (1983), 93—113

36. Muehlow, A.: A device for precision needle biopsy of the breast at mammography. Am. J. Roentgenol. **121** (1974), 843—845

37. Nordenstrom, B., J. Zajicek: Stereotaxic needle biopsy and preoperative indication of nonpalpable mammary lesions. Acta Cytol. **21** (1977), 350—351

38. Olesen, K. P., M. Blichert-Toft: Preoperative needle-marking of nonpalpable breast lesions. Fortschr. Röntgenstr. **131** (1979), 331—332

39. Otto, R.: Gutartige Veränderungen der Brust, die ein Karzinom vortäuschen. Radiologische Gesichtspunkte. Gynäk. Rdsch. **21** (Suppl. 1) 1981, 5—11

40. Parekh, N. J., J. N. Wolfe: Localization device for occult breast lesions: use in 75 patients. Am. J. Roentgenol. **148** (1987), 699—701

41. Silverstein, M. J., P. Gamagami, R. J. Rosser, E. D. Gierson, W. C. Colburn, N. Handel, A. G. Fingerhut, B. S. Lewinsky, R. S. Hoffman J. A. R. Waisman: Hooked-wire-directed breast biopsy and overpenetrated mammography. Cancer **59** (1987), 715—722

42. Simon, N., G. J. Lesnick, W. N. Lerner, A. L. Bachman: Roentgenographic localization of small lesions of the breast by the spot method. Surg. Gynec. Obstet. **134** (1972), 572—574

43. Snyder, R. E.: Specimen radiography and preoperative localization of nonpalpable breast cancer. Cancer **46** (1980), 950—956

44. Tabar, I., P. B. Dean: Interventional rediographic procedures in the investigation of lesions of the breast. Radiol. Clin. North. Am. **17** (1979), 607—621

45. Threatt, B., H. Appelman, R. Dow, T. O'Rourke: Percutaneous needle localization of clustered mammary calcifications prior to biopsy. Am. J. Roentgenol. **121** (1974), 839—842

46. Vyborny, C. J., T. N. Merill, R. E. Geurkink: Difficult mammographic needle localization: use of alternate orthogonal projections. Radiology **161** (1986), 839—841

3.2.4. Feinnadelbiopsie palpabler und nicht-palpabler Läsionen

V. Hasert

Zu dieser Methode gibt es noch immer kontroverse Meinungen unter Radiologen und Chirurgen. Daß man eine Zyste punktiert, ihren Inhalt aspiriert, Luft im Sinne der Pneumozystographie auffüllt, darüber gibt es kaum Diskussionen (3.2.1.). Stellt sich aber die Frage nach der Punktion eines soliden Herdes, gehen die Ansichten auseinander. Das um so mehr, weil ein negativer Befund nicht mit ausreichender Sicherheit gewährleistet, daß ein benigner Befund vorliegt.

Callies u. John (6) fassen die Problematik wie folgt zusammen: „Die Punktionszytologie setzt einen lokalisierbaren Befund voraus. Dabei handelt es sich meistens um tastbare Tumoren oder um mammographisch faßbare Herde. Letztere kann man nur mit aufwendigen stereotaktischen Maßnahmen angehen. Der zytologisch negative tastbare Tumor bleibt ein Unsicherheitsfaktor, da gerade zellarme szirrhöse Karzinome zytologisch unauffällig sein können. Außerdem sollte die psychische Belastung eines belassenen Tastbefundes nicht vernachlässigt werden."

Sicherlich ist man gut beraten, wenn man das Ergebnis der Feinnadelbiopsie (FNB) in den klinischen und mammographischen Befund einordnet, und nicht für sich allein betrachtet.

Dieses Denken und Vorgehen ist als **Tripeldiagnostik** bekannt (11). In der Relativierung des Einzelbefundes läßt sich die präoperative Dignitätseinschätzung voranbringen. Dadurch wird der Chirurg in der Planung seines Eingriffes sicherer, er kann sich auf die notwendigen Maßnahmen entsprechend einstellen. Den Beweis für die Gut- oder Bösartigkeit eines Befundes kann erst die Histologie antreten.

Auch zur Abklärung von Tumorrezidiven ist die FNB eine sinnvolle Methode. Sie untermauert den klinisch oft schon vermuteten Befund. Die differentialdiagnostischen Probleme verdichten sich im Unterschied zur primären Tumordiagnostik auf den Rezidivtumor, die subkutane Induration, das radiogen devitalisierte Gewebe und die postoperative Narbe (8).

Eine Konstellation, die durch den Einsatz der Mammographie immer häufiger wird, ist folgende: Kein verdächtiger Tastbefund aber mammographische Auffälligkeit.

Drei Möglichkeiten zeichnen sich zur Klärung dieses Sachverhaltes ab:

1. gezielte diagnostische Exstirpation (GDE) mit präoperativer Markierung oder
2. stereotaktische Feinnadelbiopsie mit Nachweis der Kanülenspitze in der Veränderung (5, 8, 13) oder
3. sonographische Lokalisation und ultraschallgelenkte FNB.

Demgegenüber wird die Indikation zur Punktion einer sonographisch eindeutigen Zyste mit glatter Innenkontur, fehlenden Binnenechos und stummer Klinik (sog. einfache Zyste) immer zweifelhafter. Die Sonographie macht es andererseits erst möglich, die notwendigen Zystenpunktionen zu selektieren.

3.2.4.1. *Technik*

3.2.4.1.1. *Bei palpabler Resistenz*

Die Haut wird wie bei jeder invasiven Manipulation desinfiziert und mit einem sterilen Lochtuch abgedeckt. Die Läsion wird zwischen Daumen und Zeigefinger der linken Hand fixiert. Eine Nadel in der Größe zwischen 18 und 25 G wird in den Tumor eingestochen. Dazu ist keine Lokalanästhesie notwendig. Zur oder nach der Punktion kann die Kanüle mit einer 10 oder 5 ml Einwegspritze verbunden werden. Wenn die Kanüle im Herd liegt, wird dieser mit schnellen Auf- und Abbewegungen gefächert. Während der Feinnadelbiopsie wird mit der Spritze ein Unterdruck erzeugt, der das Material in die Kanüle bewegen soll. Ist man der Meinung, daß durch die Manipulation ausreichend Material gewonnen worden ist, wird der Unterdruck zurückgenommen und die Nadel aus dem Herd entfernt. Anschließend wird auf trockene Objektträger der Kanüleninhalt aufgebracht, wobei das Material ähnlich wie bei einem Blutausstrich verteilt wird. Nach kurzem Lufttrocknen wird die Probe mit einem Fixationsspray belegt oder aber in einem 1:1-Gemisch von Äther und Alkohol 30 min fixiert und anschließend mit Hämatoxylin-Eosin gefärbt (12). Die beschriebene Methode kann man als die klassische ansehen. Weniger bekannt ist die Variante, bei der die **Biopsie ohne Unterdruck** durchgeführt wird (16).

Am Curie-Institut in Paris wurden dazu seit 1981 bei mehr als 3000 Untersuchungen ausschließlich Nadeln in der Größe 23 oder 25 G benutzt. Wert wird darauf gelegt, daß die Nadel mit zarter Hand in unterschiedlicher Angulation und differenter Tiefe im Tumor bewegt wird. Das Zellmaterial wird durch die Schneidwirkung des Anschliffs gewonnen und steigt durch die Kapillarkraft in die Kanüle auf (Abb. 3.51; 3.52).

Vorteil:

— geringere Gewebetraumatisierung,
— weniger intensive Blutbeimengungen,
— mehr Fingerspitzengefühl während der Biopsie.

Die Resultate sind für große Kollektive ausgewiesen und unterscheiden sich in der Materialgewinnnng nicht. Die Versagerquote liegt bei Biopsie mit Unterdruck bei 6%, ohne Unterdruck bei 5,5%. Insuffiziente Materialgewinnung wird weniger von der

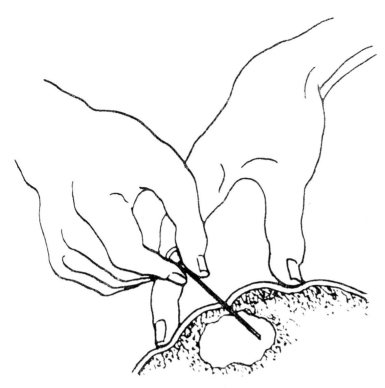

Abb. 3.51. Der palpable Herd wird zwischen Daumen und Zeigefinger fixiert, und die Nadel wird eingestochen.

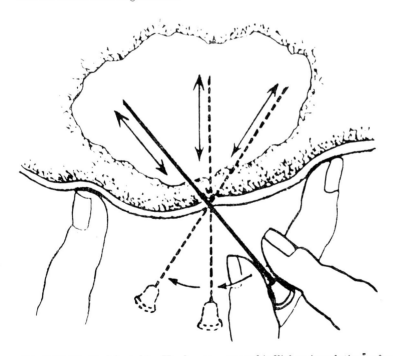

Abb. 3.52. Die Nadel wird im Herd unter unterschiedlicher Angulation auf und ab bewegt.

Technik als von der Größe des bioptierten Tumors abhängen. Kleine Tumoren können von der Nadel verfehlt werden, bei ausgedehnteren Tumoren erlauben Sklerose und Ödem öfter keine optimale Zellgewinnung (bis 10%).

Eine sofortige Einschätzung des Materials auf seine Suffizienz durch einen Zytopathologen erweist sich immer wieder als optimal.

Der klinische Zytopathologe, der in Zusammenarbeit mit anderen Fachkollegen die Biopsien selbst entnimmt und sofort einschätzt, ist in den meisten Einrichtungen noch eine Wunschfigur. Deshalb wird in der Regel der Radiologe seine Biopsie durchführen und bis zum endgültigen zytologischen Ergebnis ungewiß bleiben, ob er suffizientes Material entnommen hat und man sollte sich nicht scheuen, primär gleich zwei oder drei FNB vorzunehmen. Dadurch steigt die Treffsicherheit der Biopsie an.

3.2.4.1.2. Bei nicht-palpabler Resistenz

Die Methoden unterscheiden sich im Prinzip nicht von den im Kapitel 3.2.3. „Präoperative Markierungen" beschriebenen Verfahren über spezielle Lokalisationsplatten (5) oder mit Stereotaxiegeräten (13).

Insbesondere mit der speziellen Rotex biopsy needle kann ausreichend Biopsiematerial entnommen werden. Die optimale Lage wird durch mehrere Stereoradiographien kontrolliert. Das eigentliche Biopsieinstrument besteht aus einer Nadelhülse mit einem Außendurchmesser von 0,8 mm, in ihr läuft eine Innennadel, Durchmesser 0,55 mm, deren Spitze in einer Länge von 17 mm eine bohrerförmige Oberfläche aufweist. Damit ist eine gezielte Drillbiopsie noch im Sinne der Feinnadelbiopsie möglich. Der relativ lange Gang von 17 mm durch die fragliche Region führt zu einer bemerkenswert hohen Materialausbeute. Dafür spricht der mit 80% große Anteil tumorpositiver bzw. tumorverdächtiger Zytologiebefunde. In keinem Fall wurde ein falsch-positiver Befund erhoben. Der Wert der Kombination von mammographischem und zytologischem Befund spiegelt sich wider in der korrekten Diagnose bei 61/62 histopathologisch gesicherten Malignomen (sicher und fraglich maligne wurden als beweisend klassifiziert). Noch eines ist bemerkenswert: Der kleinste stereotaktisch aufgefundene Herd hatte eine Größe von 4 mm. Bei 62 Malignomen wurden nur drei lymphogene Metastasierungen beobachtet (13).

Sicherlich ist es möglich, daß eine mammographisch auffällige Veränderung sowohl einen benignen als auch einen malignen Anteil aufweisen kann. In Abhängigkeit von der Nadellage wird das zytologische Ergebnis ausfallen.

Es ist an der Zeit, daß die stereotaktische Feinnadelbiopsie für rein mammographisch auffällige Befunde zum Standard der früheren Mammakarzinomdiagnose wird. Damit könnten unnötige Therapieverzögerungen weitgehend ausgeschaltet werden.

Die in real-time ultraschallgelenkte FNB nicht-palpabler, mammographisch auffälliger Veränderungen bietet sich als einfache, kostensparende, röntgenstrahlenfreie Methode an. FORNAGE et al. (7) berichten über 12 klinisch okkulte Karzinome, die erfolgreich bioptiert wurden. Ihre Größe lag zwischen 8 und 20 mm, die anteriore Kontur war 6—30 mm von der Haut entfernt. Voraussetzung ist ein hochauflösender 7 (7,5) MHz-Schallkopf.

3.2.4.2. Standardisierte Bewertung von Befunden

Z 0   : keine Mammaepithelien
Z 1.   : wenige unauffällige Duktusepithelien
Z 2.   : Zellen mit benignen Veränderungen
Z 2.1.: sog. Schaumzellen zystischer Genese
Z 2.2.: Fibroadenomzellen oder apokrine Zellmetaplasien
Z 2.3.: Zellen entzündlicher Veränderungen
Z 3.   : malignitätsverdächtige Zellen
Z 4.   : sicher maligne Zellen (12)

Zur Einschätzung der Befunde ist folgendes auszuführen:

— Z 0- und Z 1-Befunde haben für die Differentialdiagnose keine Bedeutung, es sei denn, daß es sich um eine Zystenpunktion gehandelt hat.
— Z 2-Befunde können, gleiche klinische und mammographische Ergebnisse vorausgesetzt, konservativ kontrolliert werden. Die maximale Herdausdehnung soll dabei nicht größer als 2 cm sein. Bei Größenzunahme, Konsistenzänderung oder Dynamik im Mammogramm muß der Befund histologisch abgeklärt werden.
   Sind Klinik oder Mammographie unsicher oder mißt der Herd mehr als 2 cm, ist auch bei Z 2 die diagnostische Exstirpation notwendig.
— Z 3- und Z 4-Befunde verlangen unbedingt eine histologische Klärung, auch wenn Klinik und Mammographie unverdächtig sind.

3.2.4.3. Komplikationen

— Die Tumorzellverschleppung durch den Punktionsvorgang im Punktionskanal ist experimentell belegt (14), klinisch aber wenig bedeutsam. Sammelstatistiken weisen Impfmetastasen in einer Größenordnung von 0,0031 bis 0,005% aus.
— Nicht therapiebedürftig sind kleine Hämatome. Eine leichte Kompression des Stichkanals nach erfolgter FNB kann die Hämatombildung zwar nicht ausschließen, so doch in Grenzen halten. Hämatome liegen nicht im Tumor selbst, sondern meist im Fettgewebe (15). Die Nadeldicke hat einen Einfluß auf mögliche Hämatombildungen. Bei „echter" FNB mit einer Nadel, deren Außendurchmesser kleiner als 1 mm ist, sind Komplikationen die Ausnahme.
— Die Traumatisierung des Tumors selbst ist durch die FNB ohne Aspiration geringer anzusetzen (16).

3.2.4.4. Ergebnisse

Es ist eine bekannte Tatsache, daß es einige statistisch signifikante Differenzen zwischen den Ergebnissen unterschiedlicher Untersucher gibt. Die Rate des unzureichenden Zellmaterials (0) und die falsch-positiven Befunde sind bei den Zytopathologen, die die Biopsien selbst entnehmen, geringer als bei denen, die „Fremdmaterialien" bearbeiten.

Es sollen hier Ergebnisse aus Sammelstatistiken vorgestellt werden. In der Gruppe A sind es Daten von Pathologen, die das Biopsiematerial anderer Kollegen bearbeitet haben. In der Gruppe B sind Biopteur und Zytopathologe identisch (10).

	Gruppe A	Gruppe B
Serie	12 112	7 962
Kontroll. Fälle	4 626	6 492
Richtig positiv	2 117	3 220
Richtig negativ	2 507	3 668
Unzureichend (%)	16,15	4,02
Zytol. fragl./Hist. neg.	294	109
Zytol. pos./Hist. neg.	5	9
Falsch positiv	299	118
Zytol. neg./Hist. pos.	125	223
Zytol. unzur./Hist. pos.	213	103
Falsch negativ	416	326
Sensitivität (%)	85,53	92,02
Spezifität (%)	84,60	94,84
Richt. pos. Voraussage (%)	84,69	96,43
Effizienz	84,86	93,79

— Je seltener FNB durchgeführt werden, um so größer ist die Rate insuffizienten Zellmaterials (falsch-negative Befunde).
— Falsch-positive Befunde können durch erhebliche Proliferationen vorgetäuscht werden, deshalb ist dem Zytopathologen stets mitzuteilen, ob Oestrogene appliziert werden, ob eine Gravidität vorliegt, oder ob die Patientin stillt.

Zusammenfassung:

1. Die FNB ist im Rahmen der Tripeldiagnostik ein wertvolles Zusatzverfahren.
2. Der klinische Zytopathologe ist der adäquate Partner für den Radiologen.
3. Biopsien mit und ohne Aspiration sind ebenbürtig.
4. Klinisch okkulte Läsionen müssen vor der Biopsie exakt lokalisiert werden. Neben der Stereotaxie ist die real time ultraschallgelenkte Punktion schon jetzt favorisiert.
5. Sensitivität und Spezifität sind mit der Tripeldiagnostik an fast 100% heranzuführen.
6. Falsch-negative Befunde gehen zulasten insuffizienter Materialentnahme.
7. Falsch-positive Befunde können durch erheblich proliferierende Prozesse verursacht werden.

3.2.4.5. Wertung

1. Bestätigung eines vermuteten Karzinoms (Primärtumor, Metastase, Rezidiv). Wenn ein operabler Befund vorliegt, kann eine sonst unumgängliche diagnostische Exstirpation vor dem eigentlichen operativen Eingriff vermieden werden. Bei inoperablen Fällen ist die alleinige FNB für die Einleitung einer Chemo-, Strahlen- oder endokrinen Therapie ausreichend.
2. Bei mammographisch und klinisch diffusen Veränderungen kann zwischen einem entzündlichen und neoplastischen Prozeß differenziert werden.
3. Aspiration einer Zyste mit Nachweis ihrer Benignität.

4. Operationsplanung bei unklaren Veränderungen, die einer Biopsie zugeführt werden müssen.

Es kann entschieden werden, ob der Eingriff dringend oder aufschiebbar ist und ob er mit oder ohne Schnellschnitt erfolgen soll.

5. Erhärtung des Eindruckes der Gutartigkeit bei weniger verdächtigen Befunden.

Literatur

1. Adam, R., A. H. Tulusan, E. Falter, W. Düll: Die Bedeutung der Drillbiopsie in der Diagnostik des Mammakarzinoms. Arch. Gyn. Obstetr. **242** (1987), 344—346

2. Barrows, G. H., T. J. Anderson, J. L. Lamb, J. M. Dixon: Fine needle aspiration of breast cancer. Cancer **58** (1986), 1493—1498

3. Berger, H., W. Permanetter, W. Steiner: Die perkutane Biopsietechnik: Aspirationsfeinnadel und Schneidbiopsiekanülen im experimentellen Vergleich. Ultraschall **9** (1988), 128—131

4. Betsill, W. L. jr., A. N. Walker: Complications in needle aspiration cytology of the breast: a consideration comparing medium-gauge and fine-gauge needle aspiration. Acta Cytol. **25** (1981), 444

5. Brezina, K.: Über die Verwendung der Mammographie zur gezielten Feinnadelbiopsie. Röntgenpraxis **33** (1980), 235—242

6. Callies, R., V. John: Vorschlag zur Standardisierung der Mammadiagnostik. Tumor-Diagnostik **2** (1981), 212—220

7. Fornage, B. D., M. J. Faroux, A. Simatos: Breast masses: US-guided fine-needle aspiration biopsy. Radiology **162** (1987), 409—414

8. Frohwein, V.: Die Feinnadelbiopsie — eine wertvolle Hilfe für Nachsorgeuntersuchungen des Mammakarzinoms. gynekol. prax. **1** (1977), 65—73

9. Löfgren, M., I. Andersson, L. Bondeson, K. Lindholm: X-ray guided fine-needle aspiration for the cytologic diagnosis of nonpalpable breast lesions. Cancer **61** (1988), 1032—1037

10. Palombini, L., F. Fulciniti, A. Vetrani, G. de Rosa, G. di Benedetto, P. Zeppa, G. Troncone. Fine-needle aspiration biopsies of breast masses. A critical analysis of 1956 cases in 8 years (1976—1984). Cancer **61** (1988), 2273—2277

11. Rimsten, A., B. Stenkvist, H. Johanson, A. Lindgren: The diagnostic accuracy of palpation and fine needle biopsy and an evaluation of their combined use in the diagnosis of breast lesions. Ann. Surg. **182** (1975), 1—8

12. Strietzel, A., K. Neumeister, F. Kunzelmann, W. Schüler, H.-D. Spörl: Stellenwert der Tripeldiagnostik bei der Differentialdiagnose gut- und bösartiger Mamma-Erkrankungen (Untersuchungen an 1819 Frauen). Arch. Geschwulstforsch. **57** (1987), 203—208

13. Svane, G., C. Silfverswärd: Stereotaxic needle biopsy of non-palpable breast lesions Cytologic and histopathologic findings. Acta Radiol. Diagn. **24** (1983), 283—288

14. Weiss, H., D. Düntsch, A. Weiss: Risiken der Feinnadelpunktion — Ergebnisse einer Umfrage in der BRD (DEGUM-Umfrage). Ultraschall **9** (1988), 121—127

15. Zajdela, A., N. A. Ghossein, J. P. Pilleron, A. Ennuyer: The value of aspiration cytology in the diagnosis of breast cancer. Experience the Fondation Curie. Cancer **35** (1975), 499—506

16. Zajdela, A., P. Zillhardt, N. Voillemot: Cytological diagnosis by fine needle sampling without aspiration. Cancer **59** (1987), 1201—1205

17. Zajicek, J., S. Franzen, P. Jarobsson: Aspiration biopsy of mammary tumors in diagnosis and research: a critical review of 2200 cases. Acta Cytol. **11** (1967), 169—175

3.2.5. Radiographie des Probeexzidates

V. Hasert

Der Radiologe ist für die gelenkte DE präoperativ verantwortlich. Seine Zuständigkeit hält so lange an, bis durch Röntgenaufnahmen bestätigt worden ist, daß die fragliche Läsion oder die verdächtigen Mikroverkalkungen tatsächlich durch den chirurgischen Eingriff exstirpiert worden sind.

Der Forderung von HÜPPE (8) ist nichts hinzuzufügen: „Während der explorativen Operation übernimmt der Radiologe die Rolle des Pathologen und führt mittels Radiographie des Probeexzisions-Materials eine Art radiologische ‚Schnellschnittdiagnostik' durch. Falls die Röntgenaufnahme des Probeexzidates die suspekten Mikrokalzifikationen nicht enthält, ist so lange weiter zu exzidieren, bis der radiologische Nachweis der Exzision des verdächtigen Herdes erbracht wurde. Die Operation wird dann beendet, und das Ergebnis des histologischen Paraffinschnittes abgewartet." Sicherlich sind Nachresektionen bei optimaler präoperativer Markierung seltener geworden. Trotzdem sollte der Eingriff grundsätzlich erst dann beendet werden, wenn definitiv erwiesen ist, daß das angestrebte Ziel, die vollständige Exstirpation — nicht die Exzision — erreicht worden ist.

Mit einer Aufnahme des Probeexzidates sollte so schnell wie möglich der Nachweis erbracht werden, daß die Operation erfolgreich war, damit bei Eingriffen in Allgemeinanästhesie die Narkose abgebrochen werden kann. Später ist es dann möglich, das Gesamtexzidat in mehrere Schnitte zu schneiden, um die fragliche Region auszuwählen.

HOLLAND (7) empfiehlt, das frische Exzidat in Streifen zu zerlegen und anschließend en bloc zu radiographieren. Eine Vergrößerungsaufnahme (Faktor 2) mit Mikrofokus (0,1 mm) macht auch feinste Verkalkungen sichtbar. Nach eigenen Erfahrungen ist der Fokus bis 0,6 mm ausreichend, vorausgesetzt der Kompressionstubus als streuendes Medium wird entfernt und die Aufnahmespannung wird mit 28 kV eingehalten. Das mAs-Produkt liegt in der Regel zwischen 16 und 20. Neben den eindimensionalen Aufnahmen (1, 4, 5, 6, 8, 9) und der Empfehlung, die Probeexzidate in einem wassergefüllten Container zu radiographieren (2, 9, 10), sind Mitteilungen über Radiographien in zwei Ebenen bekannt geworden. Es handelt sich hierbei um ein Prinzip, daß in der konventionellen Radiologie zum Standard gehört, für spezielle Belange, wie sie hier beschrieben werden, jedoch noch die Ausnahme darstellt (7, 11). Damit ist die Tiefenlokalisation vorgegeben. HOLLAND zeigt Aufnahmen, die belegen, daß die eindimensionale Radiographie den Pathologen möglicherweise zu Fehleinschätzungen in der Wahl der Serienschnitte geführt hätte und REBNER weist nach, daß insbesondere bei Exstirpationen ohne Mikrokalk die fragliche Region in 7% aller Fälle erst durch die Aufnahmen in zwei Ebenen eindeutig auszuweisen war.

Verzichtet man auf das weitere Aufschneiden des Präparates, muß man unbedingt die entscheidende makroskopisch auffällige Veränderung für den Pathologen mit vier Nadeln markieren. Die Nadellage ist mit einem Radiogramm zu dokumentieren. (Abb. 3.53; 3.54). Von FEIG (1983) wird das Faxitron (3), eine autarke Röntgeneinheit im Operationssaal, für die Beurteilung des Exzidates angegeben. Nimmt man einen geringen Zeitmehraufwand in Kauf, eignet sich jedes Mammographiegerät zur weiterführenden Diagnostik.

3.2.5.1. Wertung

1. Die radiologisch gelenkte Exstirpation (3.2.3.) und die Radiographie des Probeexzidates gehören inhaltlich zusammen.
2. Der Nachweis von Kalk bzw. Kalknestern ist im wenig voluminösen Exzidat exzellent möglich.
3. Wenig spezifische herdförmige Veränderungen sind, besonders wenn sie in mastopathischem Gewebe liegen, schwierig nachzuweisen. Hier kann die Aufnahme in der 2. Ebene weiterhelfen (7, 11).

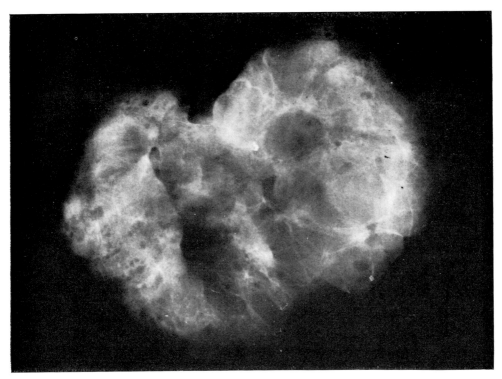

Abb. 3.53. Radiogramm des Probeexzidates. Der interessierende Mikrokalk liegt zentral im Präparat.

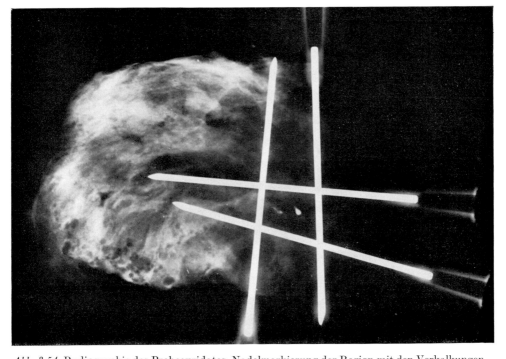

Abb. 3.54. Radiographie des Probeexzidates. Nadelmarkierung der Region mit den Verkalkungen.

4. Mit dem Nachweis, daß das entscheidende Gewebe im Exzidat vorliegt, kann der Eingriff beendet werden.

5. Die Markierung der interessierenden Region innerhalb des Exzidates ist die Voraussetzung für die optimale histologische Aufarbeitung in Serienschnitten.

Literatur

1. BAUERMEISTER, D. E., H. H. McCLURE: Specimen radiography: a mandatory adjunct to mammography. Am. J. Clin. Pathol. **59** (1973), 782—789

2. EASTGATE, R. J., K. W. GILCHRIST, R. H. MATALLANA: Enhancement of tissue structure visualization in breast specimen radiographiy. Radiology **132** (1979), 744—746

3. Faxitron Operation and Maintenance Manual. Faxitron Model 8050 Radiographic Inspection System, Field Emission Corporation, McMinville, Oregon

4. FEIG, St.: Localization of clinically occult breast lesions. Radiol. Clin. North. am. **21** (1983), 155—171

5. HASERT, V., U. THIEL: Radiographische Zusatzuntersuchungen zur Mammographie -Galaktographie, Pneumozystographie, Radiographie des Probeexzidates. Dt. Gesundh.-Wesen **31** (1976), 1174—1178

6. HASERT, V.: Radiologische Zusatzuntersuchungen zur Mammographie. moderne röntgenfotografie (1982), 3—11

7. HOLLAND, R.: The role of specimen x-ray in the diagnosis of breast cancer. Diagn. Imag. clin. Med. **54** (1985), 178—185

8. HÜPPE, J.: Der Weg zur Auffindung des occulten Mammacarcinoms. Ein Appell an Radiologen, Chirurgen und Pathologen zur Teamarbeit. Radiologe **13** (1973), 477—481

9. PHILLIP, J., W. G. HARRIS, J. H. RUSTAGE: Radiology of breast biopsy specimens. Br. J. Surg. **69** (1982), 126—127

10. PITZEN, R. H., L. F. URDANETA, A. S. AI-JURF: Specimen xeroradiography after needle localization and biopsy of non-calcified non-palpable breast lesions. Am. Surg. **51** (1985), 50—57

11. REBNER, M., D. R. PENNES, D. E. BAKER, D. A. ADLER, P. BOYD: Two-view specimen radiography in surgical biopsy of nonpalpable breast masses. Am. J. Roentgenol. **149** (1987), 283—285

12. WILLGEROTH, F., W. RUMMEL, M. SÄBEL, H. KUHN, E. ASCHERL: Intraoperativer Nachweis von Mikroverkalkungen der Brust mit einem Durchleuchtungsgerät. Geburtsh. u. Frauenheilk. **38** (1978), 636—639

3.3.　Ergebnisse der Mammographie

V. HASERT

3.3.1.　Anatomische Grundstrukturen im Mammogramm

Haut

Die Haut (Abb. 3.55) ist als 1—2 mm dicke Verdichtungslinie zu erkennen. Im Bereich der unteren Umschlagfalte sowie lateral und medial kann sie die doppelte Dicke erreichen. Epidermis und Dermis sind nicht zu differenzieren. Die Hautporen stellen sich als aufgehellte Grübchen dar. Talgdrüsen werden sichtbar, wenn sie verkalken, sie sind dann als periphere rundliche homogene bis 1 mm große Gebilde zu erkennen (3.3.3.1.1.). Im Alter wird die Brust schlaffer. Die Haut kann sich auch unter der Kompression in Falten legen. Die Mamille, die sich als Prominenz abhebt, geht in den Warzenhof über, der seinerseits von der übrigen Haut abzugrenzen ist. Liegt eine Mamillenretraktion vor, wandert die Mamille als kugelige Formation nach dorsal.

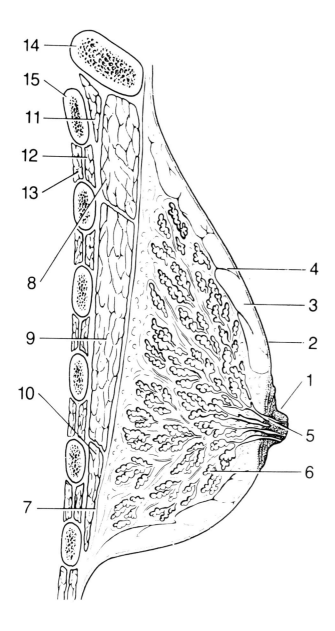

Anatomische Grundstrukturen

Abb. 3.55. Schematische Darstellung der Mamma im Längsschnitt.

1 Mamille, 2 Haut, 3 Subcutis, 4 Coopersches Band, 5 Ductus excretorius,
6 Drüsenläppchen, 7 retromammäre Fettschicht, 8/9 M. pectoralis.

Unterhaut

Die Subkutis ist bei drüsenreicher Mamma sowohl von der Haut als auch vom Parenchym als Aufhellung abzugrenzen. Bei der Involutionsmamma geht sie übergangslos in die dorsalen Strukturen über. Die Cooperschen Bänder sind als zarte, zur Haut hin spitz verlaufende bindegewebige Septen abzugrenzen.

Drüsenparenchym

Die Milchdrüse (Abb. 3.55) besteht aus mehreren Drüsenlappen. Jeder hat einen Milchausführungsgang, der bei pathologischer Sekretion im Galaktogramm dargestellt werden kann (3.2.1.4.). Jeder Lobus ist kegelartig konfiguriert, seine Basis zeigt zur

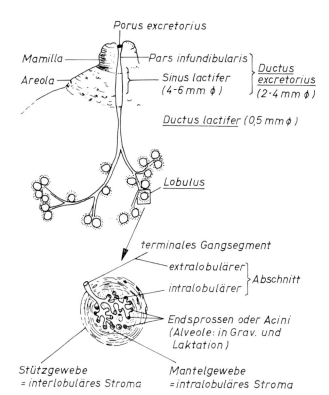

Abb. 3.56. Schematische Darstellung der Histologie der weiblichen Brustdrüse (nach BÄSSLER).

Thoraxwand. Das drüsige Endstück stellt der Azinus dar. Die anatomische Einheit Azinus und terminales Gangsegment ist der Lobulus. Im Normalfalle sind diese Strukturen nicht abzugrenzen. Bei proliferativen Prozessen in den Drüsenstücken und/oder terminalen Duktuli sowie bei kleinzystischer Degeneration der terminalen Gangsegmente sind mammographische und/oder galaktographische Veränderungen möglich (Adenose, Mikrozysten) (Abb. 3.56). Das drüsen- und/oder bindegewebereiche Parenchym ist bei folienloser Filmmammographie nur wenig diagnoseförderlich. Unter den Bedingungen der Film-Folie-Raster-Mammographie werden die Aussagen auf Grund der zunehmenden Transparenz besser. Fettinseln als Aufhellungsareale im Drüsenparenchym bestimmen bei der Frau im mittleren Alter das mammographische Bild. Die retromammäre Fettschicht trennt den Drüsenkörper von den Thoraxwandweichteilen.

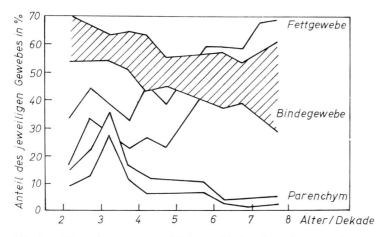

Abb. 3.57. Physiologischer Wandel der weiblichen Brustdrüse (nach PRECHTEL).

Bindegewebe

Die bindegewebigen Septen lassen sich in der Involutionsmamma als zarte Bänder mit gleichförmiger Konfiguration darstellen. Von der Drüse der jungen Frau sind sie nicht abzugrenzen. Bindegewebsvermehrungen sind sowohl bei der Mastopathie als auch bei der Fibrose anzutreffen. Auch die peritumoralen Reaktionen sind bindegewebiger Natur, kleine Tumoren fallen im Mammogramm gerade dadurch auf.

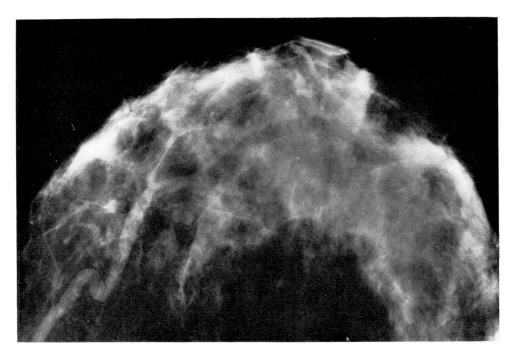

Abb. 3.58. Klinisch Mastopathie. Medial ist in der rechten Mamma ein gewundenes breites Gefäß (Vene) nachzuweisen.

89

Normalkalibrige Arterien und Venen sind nativ nicht von einander zu unterscheiden. Das dilatierte, mehrere Millimeter weite, gewunden verlaufende Gefäßband entspricht einer Vene (Abb. 3.58, 3.59). Insbesondere bei hyperplastischen Mammae sind diese typischen Bilder anzutreffen. Seitendifferenz ist als Variante des Normalen keine Sel-

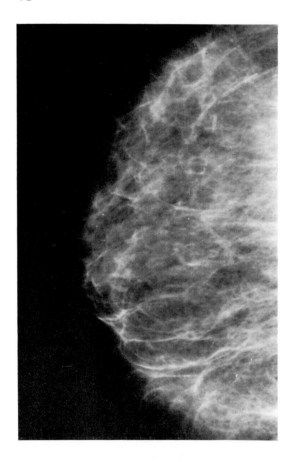

Abb. 3.59. Normales Mammogramm einer 40jährigen Frau im medio-lateralen Strahlengang. Fett- und Drüsengewebe sind harmonisch ausgebildet. Arterielle Gefäßverkalkungen kranial.

tenheit. Arterien sind als solche zu identifizieren, wenn die Elastica interna verkalkt. Es resultieren dann schienenartige, zum Teil das Lumen scheinbar ausfüllende mehr oder weniger fragmentierte Kalkstraßen (3.3.3.1.2.).

Lymphgefäße sind nativ nicht sichtbar. Gelegentlich kommt es zu ihrer Darstellung, wenn bei der Galaktographie ein retromamilläres Extravasat gesetzt wird. Diese sind dann perlschnurartig konfiguriert, periphere Aufzweigungen bestehen nicht. Intramammäre Lymphknoten weisen sich als ovaläre Verdichtungen, oftmals mit zentraler Aufhellung im Sinne der fettigen Degeneration aus (Abb. 3.60).

3.3.1.1. *Röntgenanatomie und Aufnahmetechnik*

Die Weichteilstrahltechnik der Mammographie erlaubt eine Differenzierung einzelner anatomischer Strukturen, wie sie auf einer konventionellen Röntgenaufnahme sonst nicht zu erkennen sind (Abb. 3.61). Durch Superprojektion von Details aus dem Drüsen-

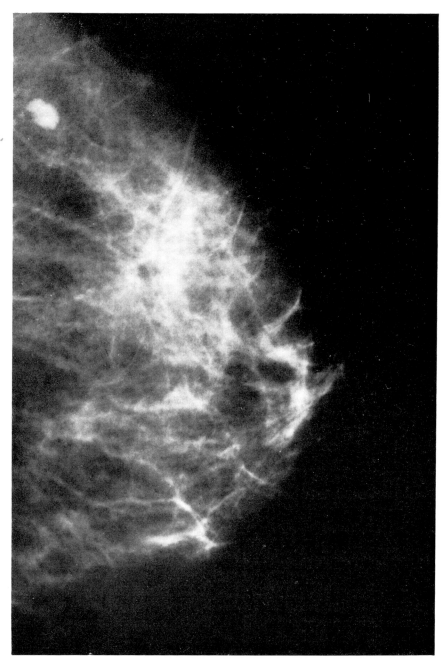

Abb. 3.60. Kranial-dorsal etwa 1 cm großer nierenförmiger Verdichtungsbezirk mit zentraler Aufhellung. Intramammärer Lymphknoten.

körper ist auch bei Aufnahmen in zwei Ebenen nicht mit einer schnittartigen anatomischen Abgrenzung zu rechnen, ihre Lokalisation in bezug zur Mamille ist aber möglich, wobei man sich der veränderten Plazierung von Strukturen durch die Kompression im

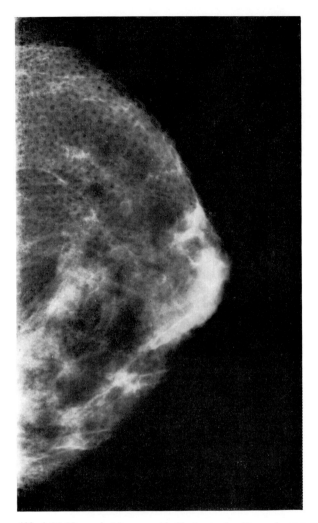

Abb. 3.61. Normale Mamma. Als Variante des Normalen ist die Hauptpore, insbesondere medial, transparent dargestellt.

Vergleich zur klinischen Untersuchung bewußt sein muß. Es empfiehlt sich deshalb, auffällige Palpationsbefunde durch kleine metallene Hautmarkierungen auszuweisen, damit eine Zuordnung zwischen klinischem und mammographischem Befund möglich wird (Abb. 3.68). Dazu bedarf es der Präsenz des mammographierenden Arztes. Ohne den Befund des überweisenden Kollegen anzweifeln zu wollen, ist eine sorgfältige Inspektion und Palpation der Brust prämammographisch obligat. Grundsätzlich ist der klinische Befund verbal und in Form einer Skizze festzuhalten. Die Mamma ist ein Organ, das mannigfaltigen physiologischen Veränderungen im Laufe des Lebens und des monatlichen Zyklus unterworfen ist. Prämenstruell wird vermehrt Wasser in die Mamma eingelagert, die Folge ist eine Schwellung der Mamma. Die Brust ist dann weniger gut zu komprimieren, zumal diese auch noch schmerzhaft wird. Die verminderte Detailerkennbarkeit ist dann unabänderlich. Wenn keine schwerwiegenden Gründe gegen eine Terminplanung sprechen, sollte die Mammographie im generationsfähigen Alter fünf bis zehn Tage post menstruationem erfolgen. Dieser Hinweis kann eine Vielzahl von sonst notwendig werdenden Kontrolluntersuchungen ersparen.

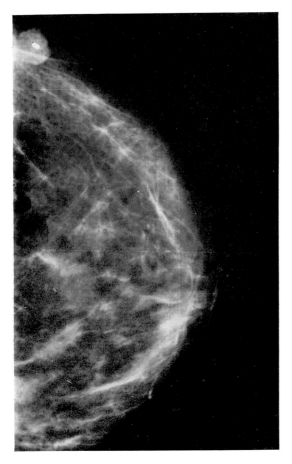

Abb. 3.62. Seborrhoische Warze mit Metallmarkierung.

3.3.1.2. *Röntgenanatomie und Mammogrammgütekriterien*

An das Mammogramm sind folgende Gütekriterien zu stellen:

> optimale Kompression, hohe Schwärzung verbunden mit exzellenter Detailerkennbarkeit, Artefaktfreiheit, vollständige Erfassung der Mammae, Mamille tangential eingestellt, faltenfreies Abbild.

Seitenbezeichnung und Strahlengang sind eindeutig ausgewiesen. Die Mammae müssen so gelagert, komprimiert und exponiert sein, daß ein direkter Seitenvergleich von Aufnahmen im gleichen Strahlengang möglich wird. Die Haut soll erst unter der

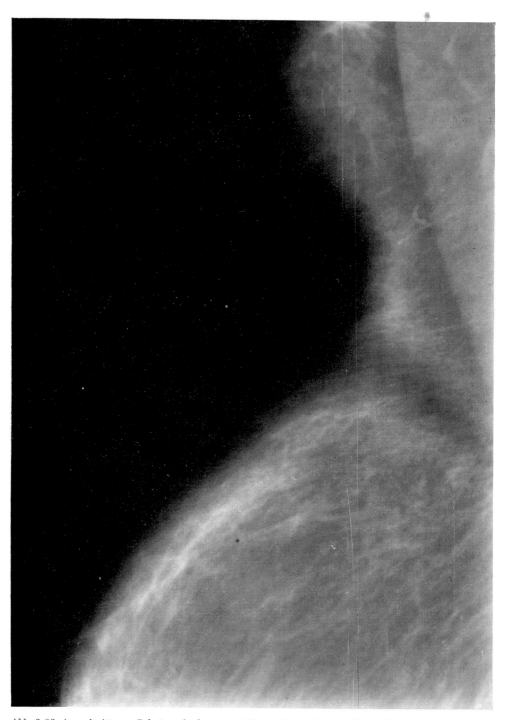

Abb. 3.63. Ausschnitt aus Schrägaufnahmen mit Darstellung eines axillären Drüsenkörperanteiles.
A. Rechte Mamma.

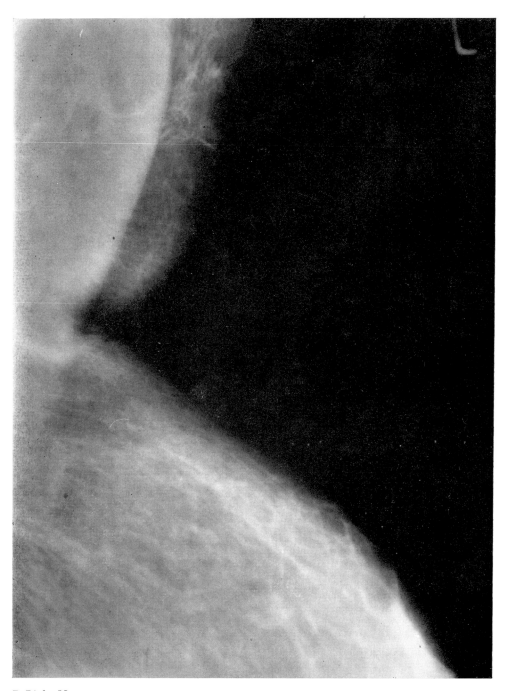

B. Linke Mamma.

95

hohen Leuchtdichte einer Spotlampe zu beurteilen sein (1, 4, 9, 11, 13, 14, 16, 26, 28, 29, 30). Einzelheiten sind dem Kapitel 3.3.3. zu entnehmen. Je mehr das infiltrierende Wachstum des Karzinoms zunimmt, um so stärker wird die noduläre (Carcinoma solidum simplex) oder sternförmige (Szirrhus) Verdichtung prominent (3.3.2.1. und 3.3.2.2.).

3.3.2. Röntgenmorphologie des Mammakarzinoms

Die Erkennbarkeit einer Verdichtung ist von deren Größe, ihrer Lokalisation im Drüsenkörper und dessen Dichte abhängig. Daraus leitet sich ab, daß in der Involutionsmammae, die in der Regel in der Postmenopause auftritt, auch schon kleine Läsionen nachzuweisen sind. Die Gewebskomposition ist der limitierende Faktor für die Nachweismöglichkeit einer Raumforderung. Es verwundert nicht, daß selbst Herde von 2 cm Größe in einer dichten Brust nicht oder kaum zu erkennen sind. Neben der Einzelbetrachtung einer jeden Ebene kommt der Vergleichseinschätzung in diesem Zusammenhang eine besondere Bedeutung zu. Man soll sich bei der Betrachtung an ein Schema halten, das geeignet ist, Seitendifferenzen zu erkennen. Eine optimale Lagerungs- und Aufnahmetechnik vorausgesetzt, gibt die streifenweise Aufdeckung der Mammogramme (30, 31) die größte Sicherheit im Nachweis einer Veränderung, das betrifft primäre und sekundäre Zeichen gleichermaßen. Dieses Vorgehen garantiert, daß nicht nur der hervorstechende Befund — der Anfänger läßt sich oft von dichten, bizarren Verkalkungen gutartiger Natur beeindrucken — sondern auch weniger auffällige Details erkannt und eingeordnet werden. Eine globale Beurteilung der Mammogramme ist nicht möglich, immer bedarf es einer exakten Bildanalyse, um zur Diagnose zu kommen.

Bei dichten Mammae, die keine Detaildiagnostik zulassen, muß der Radiologe in seiner Einschätzung darauf hinweisen, daß die Mammographie überfordert ist. Klinik, Sonographie und Feinnadelbiopsie haben dann eine besondere Bedeutung.

Eine Mammographie darf nie ohne eigene klinische Untersuchung beurteilt werden.

Das führende mammographische Karzinomzeichen ist die umschriebene, herdförmige Verschattung, deren Dichte im Vergleich zur Mamille höher ist. Auch die flächig ausgebildete Verschattung kann durch ein Karzinom hervorgerufen sein. Bei diesen Symptomen handelt es sich um **primäre** Karzinomzeichen.

Als **sekundäre** Zeichen sind zu nennen:

— die Asymmetrie des Drüsenkörpers,
— die Architekturstörung,
— Mikroverkalkungen (3.3.3.),
— asymmetrisch ausgebildete prominente Milchgänge.

3.3.2.1. Mammographische Grundmuster

3.3.2.1.1. Nodulärer dichter Herd

Die herdförmige Verdichtung ist radioopaque, entscheidend ist die Beurteilung ihrer Kontur. Gutartige Prozesse sind glatt konturiert und zeigen oft eine scharfrandige Umgebungsaufhellung (Halo-sign) (3.2.2.).

Das **medulläre Karzinom** zeichnet sich durch einen dichten mehr oder weniger glatt begrenzten Knoten, der meist nicht ideal rund ist, aus (Abb. 3.64). Das peritumorale

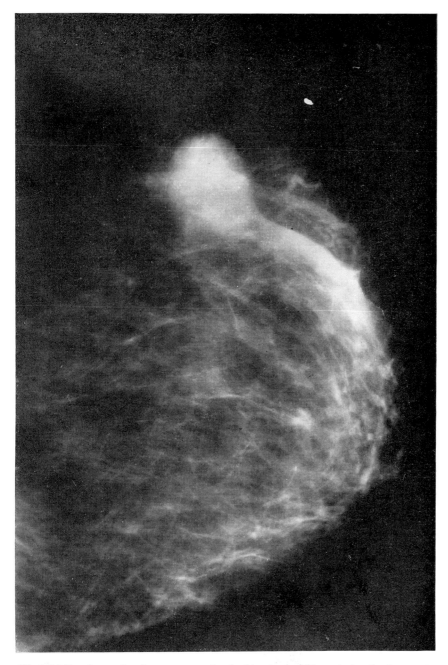

Abb. 3.64. Im oberen Quadranten zentral palpabler 2 cm großer relativ glattbegrenzter Rundherd. Medulläres Karzinom.

Abb. 3.64A. Medio-lateraler Strahlengang.

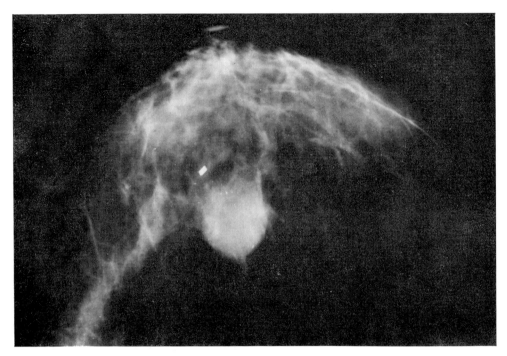

Abb. 3.64 B. Kranio-kaudaler Strahlengang.

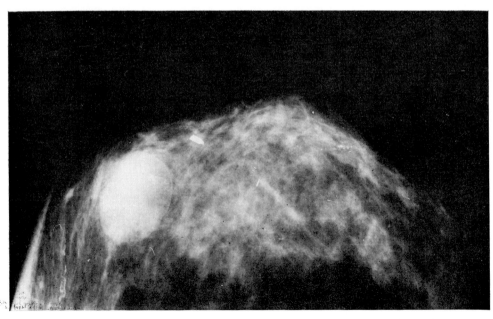

Abb. 3.65. Relativ glattbegrenzter Rundherd rechts medial. Klinisch ist ein derber Tumor zu palpieren. Intraduktale Verkalkungen. Solides Karzinom.

Halo-sign tritt nicht auf, eine Verwechslung mit der Zyste ist nicht möglich, das Fibroadenom kann ähnlich imponieren.

Das **solide Karzinom** ist ebenfalls durch eine knotige Wachstumsform ausgezeichnet (Abb. 3.65). Die Konfiguration ist knollig, die Kontur meist unscharf, kurze Ausläufer sind fast immer anzutreffen.

Gallertkarzinome sind selten, sie sind überwiegend rund (Abb. 3.66). Liegen Ausbuchtungen oder Einziehungen vor, gibt es an der Malignität kaum Zweifel. Die völlig glatte Kontur macht die Differenzierung schwierig. Der radioopaque solide Herd (Bestätigung durch Sonographie), der nicht die typischen Fibroadenomverkalkungen aufweist, muß durch Feinnadelbiopsie weiter abgeklärt werden. Im Zweifelsfalle ist die histologische Abklärung zu erzwingen.

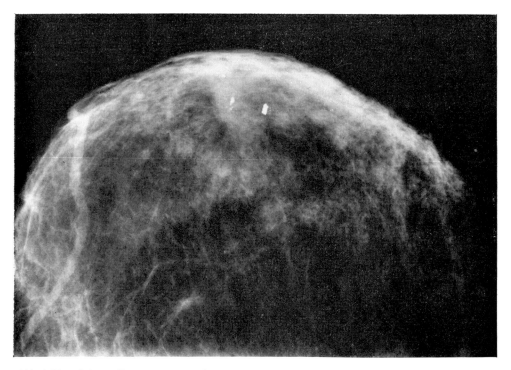

Abb. 3.66. 80jährige Frau mit einem derben retromamillären Knoten. Im Mammogramm glatt begrenzter Rundherd mit ungleichgroßen Verkalkungen. Muzinöses Karzinom.

Sind radioluzente Anteile in nodulären Herden nachzuweisen, handelt es sich um benigne Prozesse. Intramammäre Lymphknoten sind oval oder nierenförmig und zeigen eine zentrale oder parazentrale Aufhellung. Lipome sind durchgehend radioluzent, Lipoadenofibrome sind durch eine unterschiedliche Gewebekomposition ausgewiesen, immer sind typische Fettanteile nachzuweisen (Abb. 3.67 bis 3.69). Der Tumor ist von einer Kapsel umgeben. Der Gesamtherd erinnert an eine angeschnittene Bauernblutwurst. Aus dem mammographischen Bild ist eine histologische Diagnose zu stellen. Das Cystosarcoma phylloides tritt überwiegend bei jungen Frauen auf, ist durch rasche Größenzunahme charakterisiert, die bedeckende Haut ist gespannt, oft rötlich, livide verfärbt, beweglich (Abb. 3.70). Mammographisch sind mehrere Knoten oder ein großer

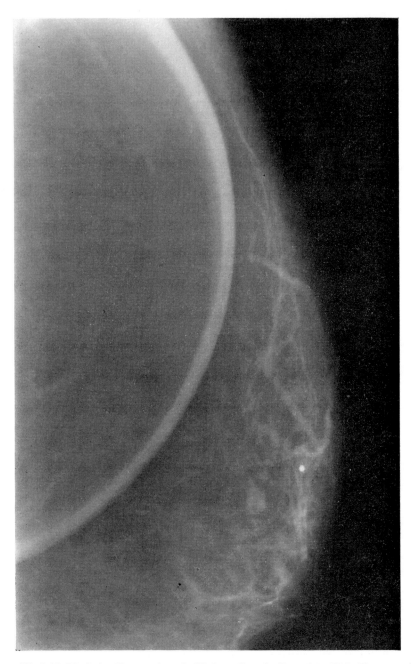

Abb. 3.67. Die linke Mamma ist erheblich größer als die rechte. Kein Tumor palpabel.
Im Mammogramm riesiges Lipom mit dicker Kapsel, das von dorsal her den
Drüsenkörper nach ventral abdrängt.

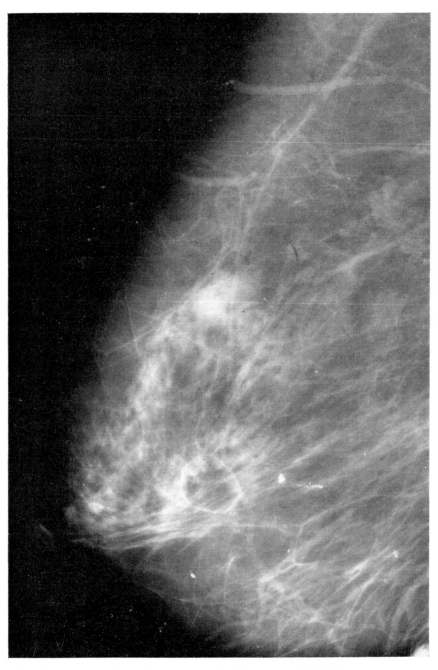

Abb. 3.68. Retromamilläre glattbegrenzte Radioluzenz nach DE. Ölzyste.

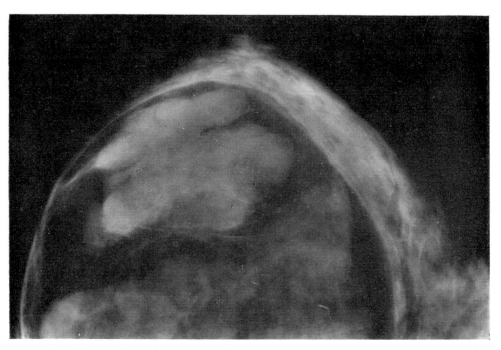

Abb. 3.69. Erhebliche Seitendifferenz der Mammae. Relativ
weicher Tumor, rechts fast die
ganze Mamma einnehmend.
Im Mammogramm typisches
Lipoadenofibrom.

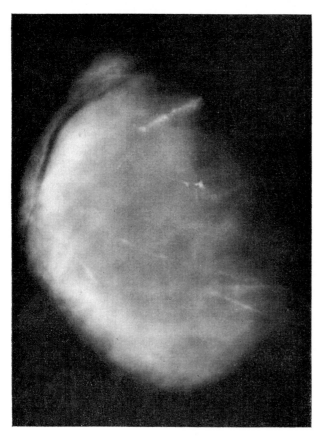

Abb. 3.70. Monströse Ver-
größerung der re. Brust bei einer
51jährigen Frau. Im Mammogramm riesiger Rundherd, der
z. T. gekapselt ist. Keine nähere
Differenzierung möglich.
Cystosarcoma phylloides.

Tumorschatten meist ohne Verkalkungen auszumachen. Die Feinnadelbiopsie kann hilfreich sein, maligne Entartung ist aber durch diese letztlich auch nicht auszuschließen. Bei dieser Größe ist eine Exstirpation ohnehin indiziert (Abb. 3.71 bis 3.73).

Jeder solide Herd ohne verläßliche Zeichen für ein Fibroadenom, der größer als 2 cm ist, muß exstirpiert werden.

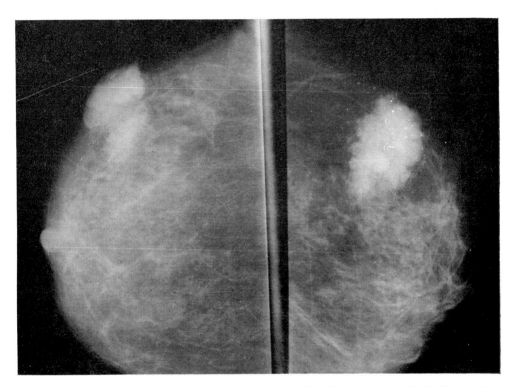

Abb. 3.71. Mehrbogig begrenzter subcutan gelegener Rundherd, der livide durch die Haut schimmert und diese dabei vorwölbt. Cavernöses Hämangiom.

3.3.2.1.2. *Strahliger dichter Herd*

Das szirrhös wachsende Karzinom ist histologisch durch eine erhebliche produktive Fibrose ausgewiesen. Klinisch imponiert es immer größer als mammographisch. Dieses Phänomen ist durch die Fixation des umgebenden Fettgewebes bedingt (11, 19). Die mammographische Diagnose bereitet in der Regel keine Probleme. Es stellt sich ein dichter Tumorknoten mit radiär angeordneten Ausläufern, den Krebsfüßchen, dar (Abb. 3.74 bis 3.76). TABAR u. DEAN (30) haben darauf hingewiesen, daß das Karzinom zentral dicht ist, bei der traumatischen Fettnekrose und der sklerosierenden Adenose können die Ausläufer ähnlich imponieren, das Zentrum soll aber radioluzent sein. Nach eigenen Erfahrungen ist das Zeichen nicht verläßlich, so daß die Exstirpation nicht zu umgehen ist (Abb. 3.77). Das ist möglich, weil die sklerosierende Adenose selten ist und notwendig, weil eine falsch negative Diagnose für die Patientin von Schaden ist. Sind

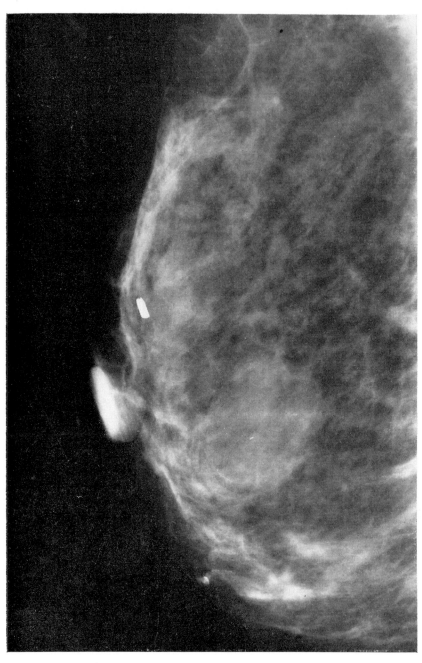

Abb. 3.72. 68jährige Frau mit weichem, retromamillärem Tumor. Mammographisch weitgehend glattbegrenzter Rundherd. Histologisch Papillom.

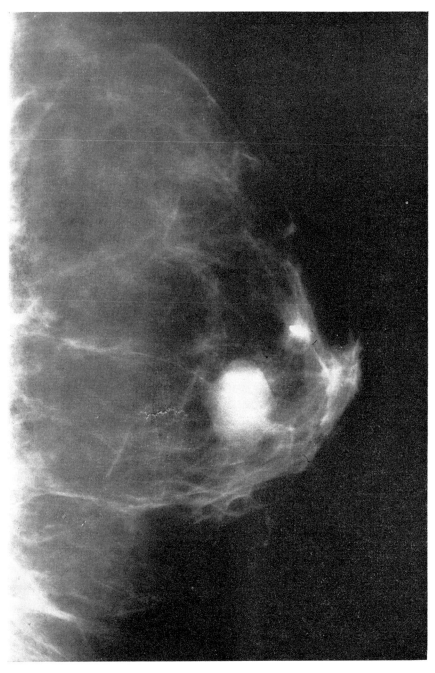

Abb. 3.73. Völlig glattbegrenzter retromamillärer Rundherd. Unterschiedliche Dichte.
Epidermoidzyste.

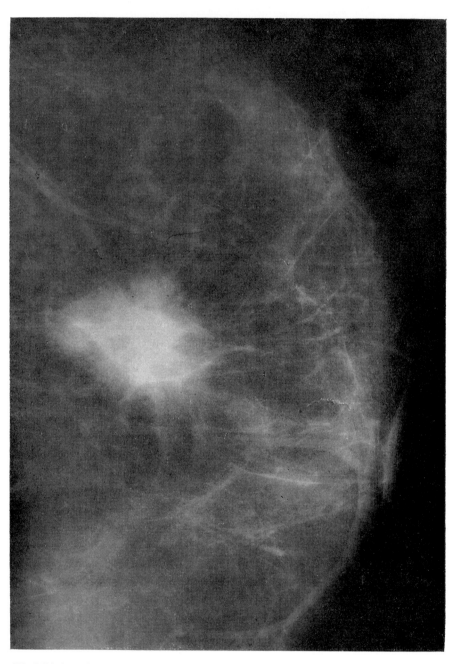

Abb. 3.74. Ausschnitt aus einem Mammogramm. Strahlig begrenzter dichter Herd mit Mikrokalk. Duktales invasives Karzinom (szirrhöses Karzinom).

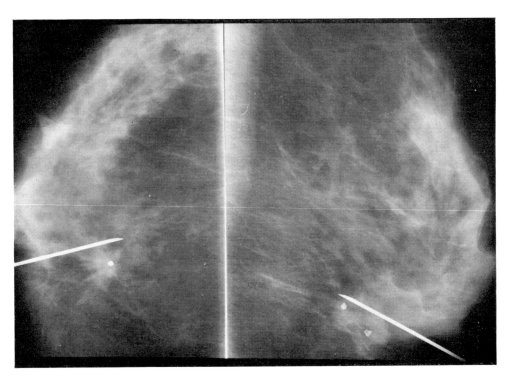

Abb. 3.75. Strahlig begrenzter klinisch okkulter Herd mit zentraler Verkalkung. Präoperative Markierung mit Nadel. Histologisch: Intraduktales invasives Karzinom.

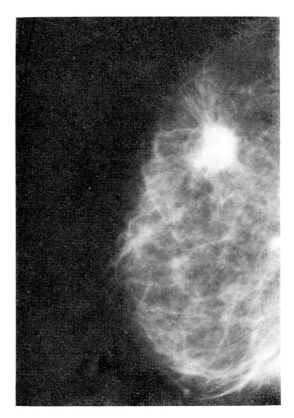

Abb. 3.76. Im oberen äußeren Quadranten dichter Rundherd mit radiären Ausläufern. Szirrhöses Karzinom.

gleichzeitig polymorphe intraduktale Verkalkungen nachzuweisen, ist an der Diagnose eines Karzinoms nicht zu zweifeln. Kometenschweifartige Ausläufer, die zur Mamille ausgerichtet sind, können auftreten.

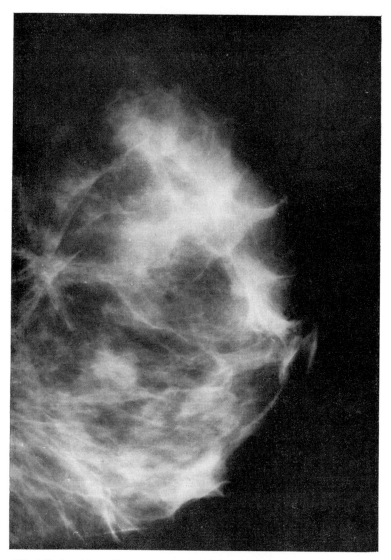

Abb. 3.77. Strahliger Verdichtungsherd mit zentraler Aufhellung und langen Ausläufern, in denen granulärer Kalk nachzuweisen ist. Das Bild imponiert wie eine sklerosierende Adenose. Histologisch aber duktales invasives Karzinom.

3.3.2.1.3. Flächige Verdichtungen

Es sollen hier nicht die bilateralen Verdichtungen, die oft nicht näher differenziert werden können und zum Formenkreis der Mastopathie gehören, besprochen werden. Aus didaktischen Gründen wollen wir uns dem **inflammatorischen oder diffusen Karzinom** zuwenden. Das **klinische** Bild ist durch Schwellung und zunehmender Schwere der Mamma gekennzeichnet, die Haut ist dick, fleckig tingiert, Rötungen sind möglich, die Hautporen erscheinen betont. Eine Abgrenzung zur Mastitis ist schwierig, Temperaturerhöhungen dürften aber zur Ausnahme gehören. Es handelt sich histologisch um undifferenzierte Karzinome mit Tumorzellabschwemmung in die Lymph- und Blutgefäße und Verlegung der Lumina.

Mammographisch besteht eine erhebliche Seitendifferenz in der Strahlentransparenz des Drüsenkörpers, die Haut ist ödematös verdickt, die Subkutis stellt sich verbreitert dar, die subkutanen Trabekel sind betont (Abb. 3.78). Der Ausgangstumor, der zu all den sekundären Zeichen führt, ist oftmals nicht nachzuweisen. Das kann dadurch bedingt sein, daß die ödematöse Durchtränkung keine Detaildiagnostik zuläßt, es ist aber auch möglich, daß das intraduktal wachsende Karzinom ohne typische Mikroverkalkungen einhergeht.

Die Diagnose des inflammatorischen Karzinoms ist eine der schwierigsten radiologischen Aussagen überhaupt. Außerhalb des Wochenbettes muß man ganz einfach daran denken, daß die klinische Mastitis ein diffuses Karzinom ist (Abb. 3.79; 3.80). Zur Abklärung ist die Feinnadelbiopsie oft entscheidend.

Der mammographisch nicht nachzuweisende Tumorherd kann sonographisch eher dargestellt werden, als allgemein angenommen wird.

Jede Mastitis, die unter einer Antibiotikatherapie im Verlaufe von vier Wochen keine Rückbildungstendenz aufweist, ist für ein Karzinom dringend verdächtig.

Wir haben bei Einsatz moderner Chemotherapeutika kurzfristige Remissionen erlebt. Die Überlebenszeit lag immer unter 14 Monaten.

Differentialdiagnose:

— inflammatorisches Karzinom,
— Mastitis acuta,
— Mastitis tuberculosa diffusa,
— extranodöse Organmanifestation des malignen Non-Hodgkin-Lymphoms (3.3.10.1.),
— extramammäre Erkrankungen, die mit Lymph- und/oder Blutabflußstörungen einhergehen (z. B. axilläre Lymphblockade, Thrombose der V. cava superior).

3.3.2.1.4. Intraduktale Wachstumsform

Grundsätzlich können epitheliale Tumoren der Mamma vom Milchgangsepithel (duktale Karzinome) oder vom Drüsenläppchen (lobuläre Karzinome) ausgehen. Duktale Karzinome sind deutlich häufiger.

Sie kommen in zwei Wachstumsarten vor:

1. solides intraduktales Karzinom (Komedokarzinom),
2. papilläres und/oder kribriformes Karzinom.

Zunächst wachsen die Karzinome nicht infiltrierend, später gehen sie in infiltrierende Karzinome über. Das Paget-Karzinom ist eine besondere Form des intraduktalen Karzinoms. Hierbei kommt es zu einer Tumorausbreitung über die befallenen Milchgänge bis hin zur Mamille. Bei dieser Konstellation ist eine chronische Mamillenläsion mit Hautdefekt, Nässen und Jucken nachzuweisen. Das diffuse Mammakarzinom ist ebenfalls als eine besondere Form des duktalen Karzinoms aufzufassen.

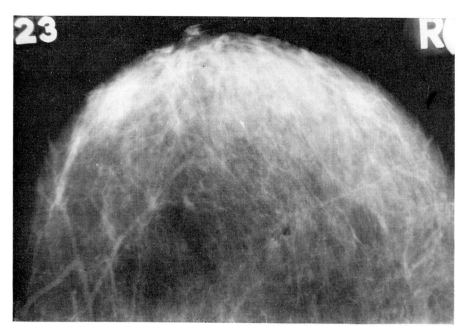

Abb. 3.78 A. Rechte Mamma: Mastopathie. Dystrophische Verkalkung.

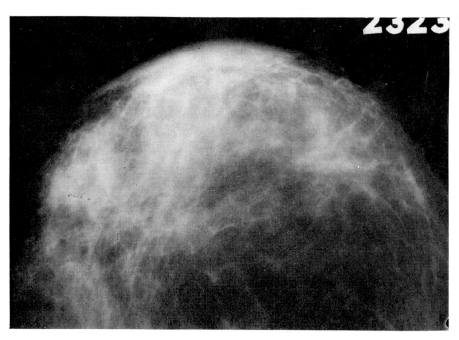

Abb. 3.78 B. Linke Mamma: Flächige Verschattung. Strukturen sind verwaschen. Die Subcutis ist z. T. infiltriert. Hauptverbreiterung perimamillär. Inflammatorisches Karzinom.

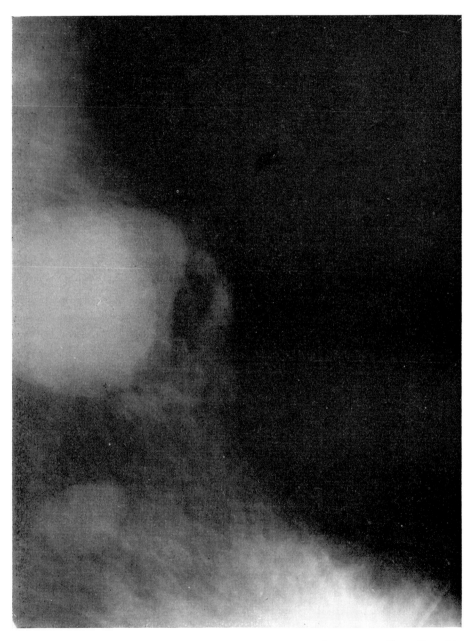

Abb. 3.78 C. Axillaraufnahme links. Knollige Verdichtungen im Sinne von axillären Lymphknotenmetastasen.

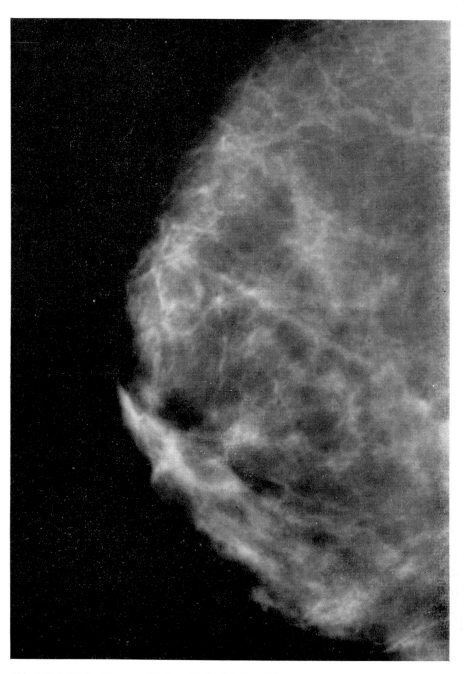

Abb. 3.79 A. Linke Mamma: Kleinzystische Mastopathie.

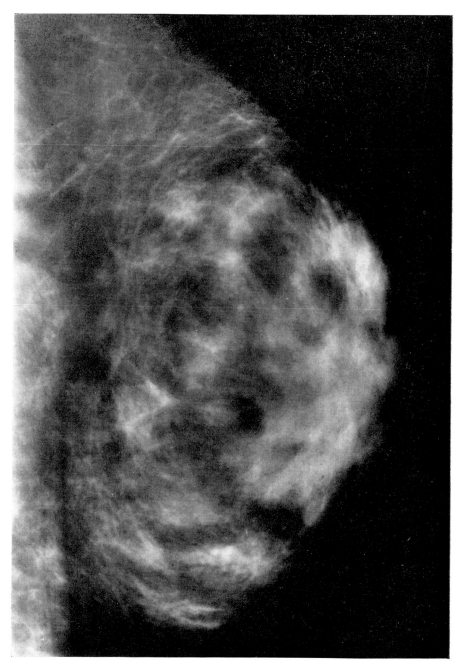

Abb. 3.79 B. Rechte Mamma: Im Seitenvergleich eindeutige retromamilläre flächige Verdichtung. Diffus wachsendes Karzinom.

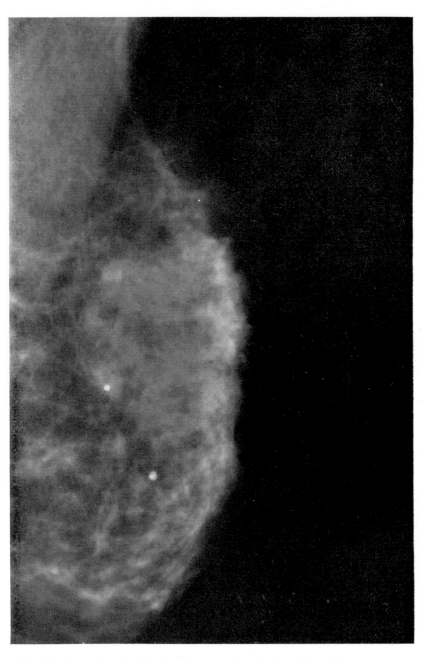

Abb. 3.80. Zustand nach Ablatio Mamma rechts. In der linken Mamma retromamillär
flächige Verdichtung im Sinne eines kontralateralen Karzinoms.

Klinisch ist das nichtinvasive intraduktale Mammakarzinom, sieht man von Miß-
empfindungen, wie Ameisenlaufen in der Brust ab, stumm. Durchbricht das Komedokarzinom die Duktuswand und infiltriert die Umgebungsstrukturen, wird es als Resi-
stenz tastbar.

Das papilläre nichtinvasive intraduktale Karzinom kann mit einer pathologischen
Sekretion einhergehen.

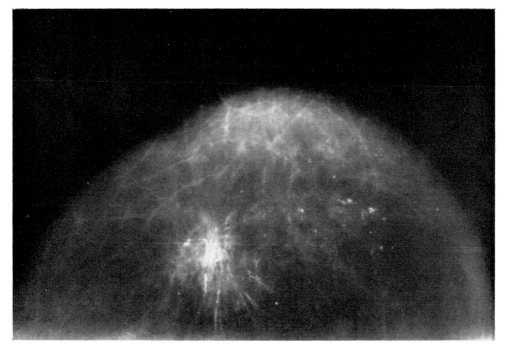

Abb. 3.81A. Multiple intraduktale Verkalkungen, z. T. herdförmig, z. T. diffus angeordnet
(kranio-kaudale Aufnahme).

Mammographisch kann das nichtinfiltrierende und das infiltrierende intraduktale
Karzinom durch die polymorphen, überwiegend nach dem Dreieckprinzip angeordneten Verkalkungen nachgewiesen werden. Frühe Karzinomdiagnosen, die eindeutig auf
das Konto der Mammographie gehen, sind möglich und weisen den Wert der Röntgen-
methode eindeutig aus. Die **histologische** Klassifikation nach der WHO gibt die Tabelle 3.12 wieder. Die verbindliche TNM-Klassifikation und die postoperative histologische Klassifizierung des Mammakarzinoms sind in den Tabellen 3.13 und 3.14 dargestellt.

3.3.3. Verkalkungen

Verkalkungen sind die kleinsten Strukturen, die mammographisch dargestellt werden
können. Ihr Nachweis hängt von der Qualität des Mammogramms ab. Optimale Schwärzung und hoher Kontrast sind Voraussetzung für ihre Erkennbarkeit. Die gerade noch
schmerzfreie Kompression sollte grundsätzlich angestrebt werden. Die Detailerkennbar-

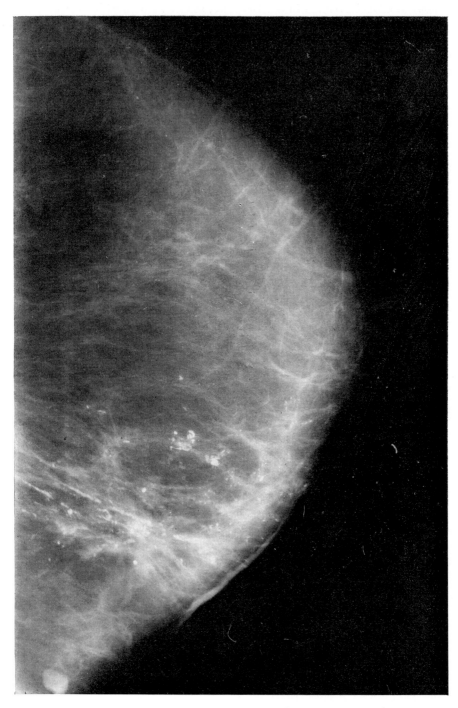

Abb. 3.81 B. Gleiche Patientin. Im medio-lateralen Strahlengang ist der Hauptbefund kaudal ausgewiesen. Komedokarzinom.

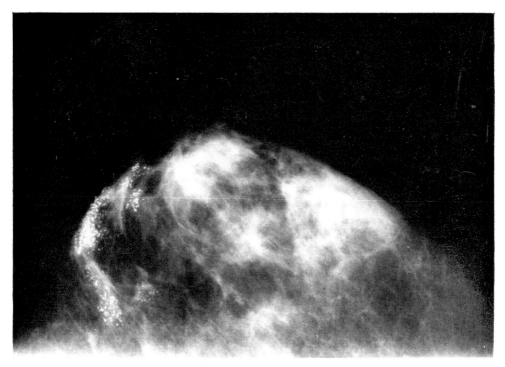

Abb. 3.82 A. Komedokarzinom im kranio-kaudalen Strahlengang.

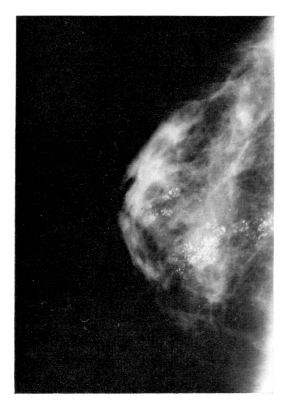

Abb. 3.82 B. Gleiche Patientin im
medio-lateralen Strahlengang.

---

1. Präkanzerosen

    a) proliferierende Mastopathie mit starken Epithelatypien
    b) obliterierende Mastopathie mit sog. radiärer Narbe
    c) Milchgangspapillomatose
    d) Läppchenkanzerisierung (sog. clinging carcinoma)

2. nichtinvasive Karzinome

    a) nichtinvasives intraduktales Karzinom
    b) Carcinoma lobulare in situ

3. Morbus Paget der Mamille

4. invasive Karzinome

    a) invasives intraduktales Karzinom
        — papilläres, kribriformes und solides Karzinom
        — Komedokarzinom

    b) invasives duktales Karzinom
        — szirrhöses Karzinom
        — solides Karzinom
        — adenoides Karzinom
        — Mischtypen

    c) invasives lobuläres Karzinom

    d) speziell differenzierte Karzinome
        — muzinöses Karzinom
        — medulläres Karzinom mit lymphoidem Stroma
        — tubuläres Karzinom
        — adenoid-zystisches Karzinom
        — apokrines Karzinom
        — Karzinome mit sekretorischer Aktivität
        — Plattenepithelkarzinom
        — seltene Karzinomtypen
        — Karzinosarkom

---

[1] HARTMANN, W. H.: Histological typing of breast tumors. International histological classification of tumours, No. 2, 2. Aufl. Genf: WHO 1981.

keit wird zusätzlich vom Objekt-Film-Abstand beeinflußt. Je näher kleine Verkalkungen zum Film liegen, um so besser lassen sie sich abgrenzen (Frage der geometrischen Unschärfe). Die direkte Vergrößerungstechnik kommt dem Kalknachweis entgegen.

Eigene Erfahrungen, ständiger Kontakt mit dem Pathologen, insbesondere die Rückkopplung zwischen mammographischer und histologischer Diagnose sind neben dem theoretischen Wissen und dem Studium der Literatur für den erfolgreichen Mammographen von besonderem Wert.

Tabelle 3.13. TNM-Klassifikation

T = Primärtumor

TX	Primärtumor kann nicht beurteilt werden
TO	kein Anhalt für Primärtumor
Tis	Carcinoma in situ: intraduktales Karzinom oder lobuläres Carcinoma in situ oder M. Paget der Mamille ohne nachweisbaren Tumor

Anmerkung: Der M. Paget, kombiniert mit einem nachweisbaren Tumor, wird entsprechend der Größe des Tumors klassifiziert.

T 1	Tumor 2 cm oder weniger im größten Durchmesser
	T 1a 0,5 cm oder weniger im größten Durchmesser
	T 1b mehr als 0,5 cm, aber nicht mehr als 1 cm im größten Durchmesser
	T 1c mehr als 1 cm, aber nicht größer als 2 cm im größten Durchmesser
T 2	Tumor mehr als 2 cm, aber nicht mehr als 5 cm im größten Durchmesser
T 3	Tumor mehr als 5 cm im größten Durchmesser
T 4	Tumor jeder Größe mit direkter Ausdehnung auf Brustwand oder Haut

Anmerkung: Die Brustwand schließt die Rippen, die Interkostalmuskeln und den vorderen Seratusmuskel mit ein, nicht aber die Pectoralismuskulatur.

T 4a mit Ausdehnung auf die Brustwand

T 4b mit Ödem (einschließlich Apfelsinenhaut), Ulzeration der Brusthaut oder Satellitenmetastasen der Haut der gleichen Brust

T 4c beide der obigen Kriterien

T 4d entzündliches Karzinom (oder pTX, wenn beim pathologischen Staging kein meßbarer Tumor gefunden wird und die Histologie der Haut negativ ist)

N = Regionäre Lymphknoten

NX	regionäre Lymphknoten können nicht beurteilt werden
NO	keine regionären Lymphknotenmetastasen
N 1	Metastasen in vier oder weniger ipsilateralen axillären Lymphknoten, keine mehr als 3 cm im größten Durchmesser
	N 1a nur Mikrometastasen (keine mehr als 0,2 cm im größten Durchmesser)
	N 1b wenigstens eine Metastase mehr als 0,2 cm, aber nicht mehr als 3 cm im größten Durchmesser
N 2	Metastasen in fünf oder mehr ipsilateralen axillären Lymphknoten oder in einem ipsilateralen axillären Lymphknoten, größer als 3 cm im größten Durchmesser, oder in ipsilateralen Lymphknoten an der Arteria mammaria interna
	N 2a Metastase nin fünf oder mehr ipsilateralen axillären Lymphknoten oder in einem ipsilateralen axillären Lymphknoten, größer als 3 cm im größten Durchmesser
	N 2b Metastasen in ipsilateralen Lymphknoten an der Arteria mammaria interna

---

M = Fernmetastasen

MX	Vorhandensein von Fernmetastasen kann nicht beurteilt werden
M 0	keine Fernmetastasen
M 1	Fernmetastasen

Tabelle 3.14. Postoperative histologische Klassifizierung des Mammakarzinoms

pT = Primärtumor

pTis   = präinvasives Karzinom (Carcinoma in situ)
pTO   = keine Evidenz für Primärtumor bei histologischer Untersuchung des Resektats
pT 1   Tumor in seiner größten Ausdehnung 2 cm oder weniger
      a) ohne Fixation an der darunterliegenden Pectoralisfascie und/oder am Muskel
      b) mit Fixation an der darunter liegenden Pectoralisfascie und/oder am Muskel
         1. Tumor mißt 0,5 cm oder weniger
         2. Tumor mißt mehr als 0,5 cm bis maximal 1,0 cm
         3. Tumor mißt mehr als 1 cm bis maximal 2 cm
pT 2   Tumor in seiner größten Ausdehnung mehr als 2 cm, jedoch nicht mehr als 5 cm
      a) ohne Fixation an der darunterliegenden Pectoralisfascie und/oder am Muskel
      b) mit Fixation an der darunterliegenden Pectoralisfascie und/oder am Muskel
pT 3   Tumor in seiner größten Ausdehnung mehr als 5 cm
      a) ohne Fixation an der darunterliegenden Pectoralisfascie und/oder am Muskel
      b) mit Fixation an der darunterliegenden Pectoralisfascie und/oder am Muskel
pT 4   Tumor jeglicher Größe mit Infiltration in die Brustwand oder Haut
      Anmerkung: Brustwand schließt die Rippen, Interkostalmuskeln und den vorderen Serratusmuskel mit ein, nicht aber die Pektoralmuskulatur.
      a) Fixation an der Brustwand
      b) mit Armödem, mit Infiltration oder Ulceration der Haut (einschl. Apfelsinenhaut) oder mit Satellitenknoten der gleichen Brust
      c) beides (a + b)
      Anmerkung: Einziehung der Haut oder Einziehung der Mamille oder andere Hautveränderungen, die unter T 4 b aufgeführt sind, können in T 1, T 2 oder T 3 vorkommen, ohne die TNM-Klassifikation zu beeinflussen.
pTX   Ausdehnung der Invasion kann nicht beurteilt werden

pN- Regionäre Lymphknoten

pNO   keine Evidenz für Invasion der regionären Lymphknoten
pN 1   bewegliche, homolaterale, axilläre Lymphknoten
      a) Mikrometastasen 0,2 cm oder weniger in einem oder mehreren Knoten
      b) Makrometastasen in einem oder mehreren Lymphknoten
         1. Metastase größer als 0,2 cm in einem bis 3 Knoten (kleiner als 2 cm)
         2. Metastase größer als 0,2 cm in vier oder mehr Knoten (kleiner als 2 cm)
         3. Metastase mit Ausdehnung über die Kapsel eines Lymphknotens hinaus (kleiner als 2 cm)
         4. Positiver Lymphknoten 2 cm oder größer
pN 2   Befall der homolateralen axillären Lymphknoten, entweder untereinander oder an benachbarte Strukturen fixiert
pN 3   Befall der homolateralen supraclaviculären oder infraclaviculären Lymphknoten
      Anmerkung: Homolaterale Knoten längs der A. thoracica interna können in die pN 3-Kategorie einbezogen werden. Dies ist eigens anzugeben.
pNX   Ausmaß der Invasion kann nicht beurteilt werden

pM-Fernmetastasen

pM 0   kein Nachweis von Fernmetastasen
pM 1   Fernmetastasen nachweisbar

Literatur:

Fischer, J. (Hrsg.): Taschenbuch der Onkologie Urban & Schwarzenberg, München—Wien—Baltimore, 1983.
UICC: TNM-Klassifikation der malignen Tumoren, Springer-Verlag, Berlin, 3. Aufl. 1979.

3.3.3.1. Verkalkungen bei benignen Mammaerkrankungen

3.3.3.1.1. Verkalkungen mit zentraler Aufhellung

Sie können einzeln oder multipel auftreten, liegen im Mammaparenchym oder in der Haut und imponieren eierschalenförmig. Ihre Größe ist unterschiedlich, sie können kleiner als 1 mm groß sein, haben meist einige Millimeter Durchmesser und erreichen Ausdehnungen bis zu mehreren Zentimetern. Bei voller Ausbildung sind sie kreisförmig oder oval. Unter diesen Bedingungen ist an ihrer Benignität nicht zu zweifeln. Sie entsprechen verkalkten Mikrozysten oder Liponekrosen (Abb. 3.83 bis 3.86). Als inkomplette

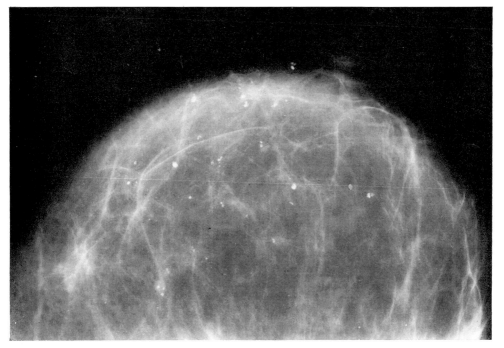

Abb. 3.83. Zum Teil komplette, zum Teil inkomplette kugelige Verkalkungen mit oder ohne zen·traler Aufhellung. Mikrozysten.

schalenförmige Gebilde weisen sie verkalkte Zystenwände aus. Das ist der Fall, wenn die Läsion selbst gewebedicht (wasserdicht) ist. Umgreifen die Verkalkungen radioluzente Herde, kann man davon ausgehen, daß es sich um verkalkte Fettnekrosen handelt. Beim Vorliegen von kreisförmigen Verkalkungen in der Haut, ob solitär oder multipel, muß man in erster Linie an Talgdrüsen denken. Der Nachweis, daß die Veränderungen intradermal liegen, ist meist schon mit den Standardaufnahmen anzutreten, selten sind noch Zusatzaufnahmen notwendig.

3.3.3.1.2. Arterienverkalkungen

Arteriosklerotisch bedingte Verkalkungen in den arteriellen Gefäßen sind beim Vollbild durch ihre Parallelität hinreichend ausgewiesen. Zu differentialdiagnostischen Schwierigkeiten führen sie nur dann, wenn sie inkomplett ausgebildet sind und von intraduk-

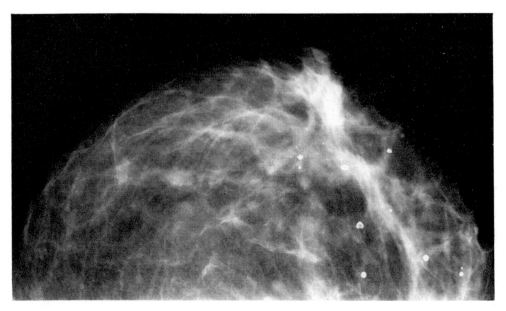

Abb. 3.84. 58jiährige Patientin mit Mastopathie. Multiple kugelige Verkalkungen mit zentraler Aufhellung. Mkrozysten.

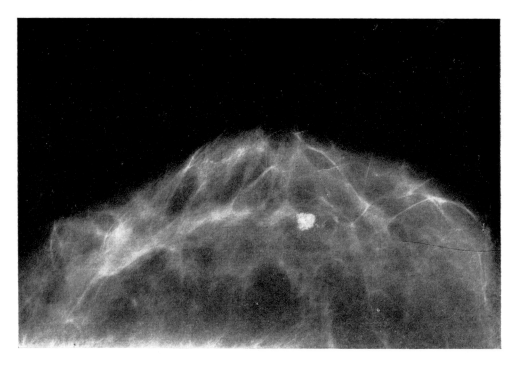

Abb. 3.85. Amorphe Verkalkungen, insgesamt fast kugelig angeordnet. Zustand nach Fettgewebs-nekrose.

Abb. 3.86 A. 45jährige Frau, die vor 18 Jahren eine Mammaplastik durchgemacht hat. Im Anschluß daran erhebliche Fettgewebsnekrosen. Aufnahme im mediolateralen Strahlengang. Retromamillär Kalkschale mit zusätzlichen zentralen und peripheren Verkalkungen.

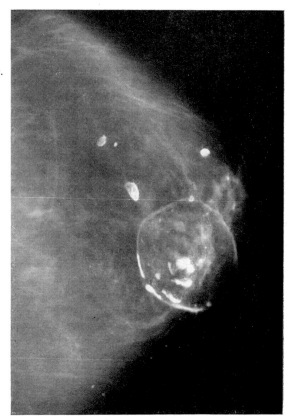

Abb. 3.86 B. Gleiche Patientin: Mammogramm im kranio-kaudalen Strahlengang.

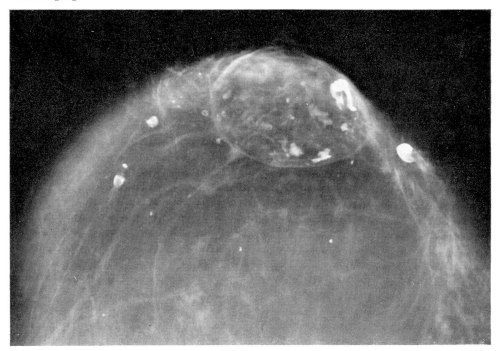

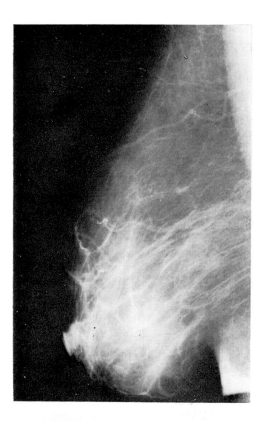

Abb. 3.87. 80jährige Frau mit schienenartig
ausgebildeten gewundenen Verkalkungen
in Arterien.

Abb. 3.88. Feinfleckige Mastopathie.
Liponekrose und Mikrozystenverkalkung.
Retromamillär nach lateral verlaufend
„komplette" Arterienverkalkung.

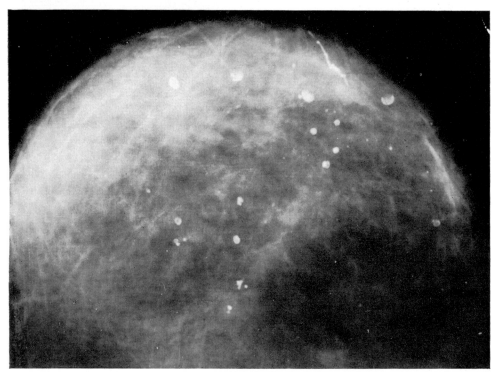

talen Verkalkungen kaum zu unterscheiden sind. Meistens kommen diese typischen Verkalkungen in beiden Mammae vor. Eine Korrelation zu anderen Gefäßverkalkungen besteht nur selten, oftmals findet man sie schon bei Frauen im mittleren Alter, ohne daß metabolische Erkrankungen bekannt sind. Sie nehmen bevorzugt ihren Ausgang von der Elastica interna (Abb. 3.87; 3.88).

3.3.3.1.3. Plasmazellmastitis (secretory disease)

Das verkalkende Sekret liegt in den Milchgängen, linear, zirkulär oder oval angeordnet, oftmals sind die Partikel bilateral nachzuweisen, auch symmetrische Anordnung ist möglich. Sie sind relativ groß in Länge und Durchmesser. Sind sie innerhalb der Duktuli ausgebildet, sind sie intraduktal ausgebildet, haben sie ein amorphes Aussehen, liegen sie periduktal, stellt sich das Lumen als zentrale Radioluzenz dar. Die Verkalkungen sind auf die Mamille ausgerichtet. Es gibt kaum Konstellationen, die zu schwierigen gifferentialdiagnostischen Erwägungen Anlaß geben. Lediglich astförmige Verzweigunden, die äußerst selten sind, können Schwierigkeiten bereiten (Abb. 3.89; 3.90).

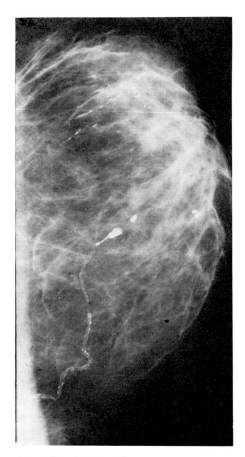 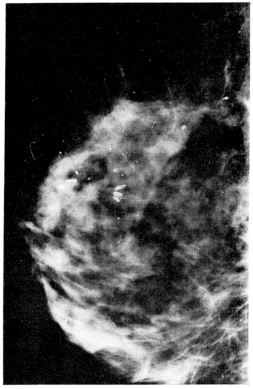

Abb. 3.89. 80jährige Frau: ausgeprägte arterielle Gefäßverkalkungen, intra- und periduktal liegende fischzugartig angeordnete Verkalkungen im Sinne einer Plasmazellmastitis.

Abb. 3.90. 67jährige Frau: kleinzystische Mastopathie, intraduktale Verkalkungen mit zentraler Aufhellung. Ausrichtung der Verkalkungen auf die Mamille. Plasmazellmastitis.

3.3.3.1.4. Fibroadenome

Fibroadenome verkalken, wenn sie myxoid degenerieren. Handelt es sich mammographisch um einen glatt begrenzten, möglicherweise auch gelappten Herd mit peripherem Aufhellungssaum, in dessen Peripherie schalenförmig eine Verkalkung nachzuweisen ist, dürfte an der Gutartigkeit des Prozesses kein Zweifel bestehen.

Differentialdiagnostisch ist rein mammographisch nur die Zyste zu erwägen. Sind die Verkalkungen in einem Fibroadenom intensiver ausgebildet, nehmen sie oftmals bizarre Formen an (Abb. 3.91; 3.92). Knollige, aber auch baumförmige Kalkgebilde sind geradezu typisch, sie sind im Verlauf progredient, wobei der Prozeß über Jahre stetig fortschreitend sein kann (,,popcorn" configuration). Stagnationen sind keine Seltenheiten. Die komplette Verkalkung des primär weichteildichten Herdes ist möglich. Dann wird

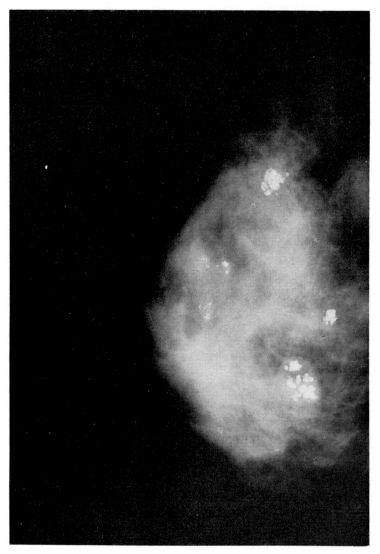

Abb. 3.91. 35jährige Frau mit multiplen Rundherden, in denen amorphe, zum Teil bizarre Verkalkungen liegen. Multiple Fibroadenome.

die Differenzierung zur vollständig verkalkten Ölzyste, zur Fettnekrose oder zum Hämatom unmöglich aber unbedeutend, denn eine Zuordnung zu den malignen Verkalkungen scheidet grundsätzlich aus. Sollten die Verkalkungen im Fibroadenom jedoch klein, zentral und vielfältig sein, ist die Abgrenzung vom Malignom schwierig.

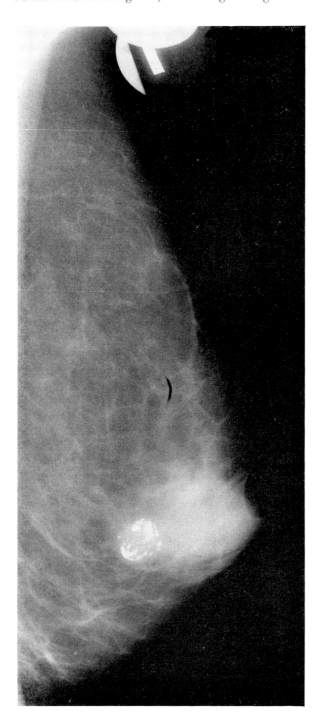

Abb. 3.92. Schalige Verkalkungen in einem ovalären Verdichtungsbezirk. Fibroadenom.

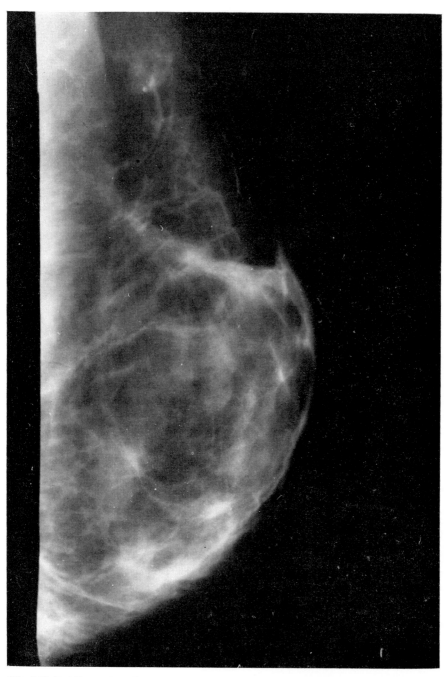

Abb. 3.93. Bei Zustand nach DE aus dem oberen Quadranten verbleibt dort ein Drüsendefekt, der durch Fettgewebe ausgeglichen wird. Weit kranial dystrophische Verkalkungen.

3.3.3.1.5. Postoperative „dystrophische" Verkalkungen

Nach operativen Eingriffen an der Mamma kommt es zu Veränderungen im Drüsen-körper, die in Kenntnis des Ausgangsbefundes ohne Schwierigkeiten zu erkennen sind. In der Regel sind es Defekte, die durch Fettgewebe ausgeglichen werden (Abb. 3.93). Deshalb ist die Form der Mamma, eine optimale Schnittführung vorausgesetzt, nach kurzer Zeit wieder hergestellt. Intramammäre Narben können sich noch später ausbilden, werden sie strahlig, ist ihre Zuordnung oftmals kompliziert. Auch das ist ein Grund, daß man eine „unnötige" Exstirpation, z. B. die operative Entfernung einer unkomplizier-ten Zyste, vermeiden sollte.

Verkalkungen verlaufen meist in der Exzisionsebene, sind dann überwiegend dicht, streifenförmig oder klumpig, selten nur zart und wenig stark ausgebildet (Abb. 3.94). Sie sind weniger häufig als allgemein angenommen, zwischen der Operation und ihrem

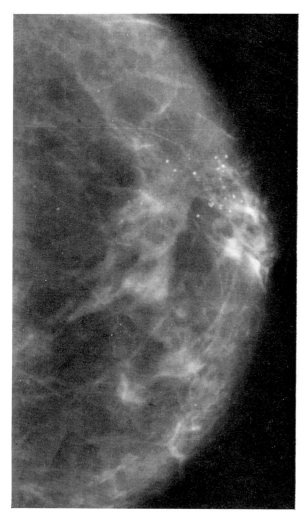

Abb. 3.94. Zustand nach retromamillärer DE. Lateral vom Drüsendefekt dystrophische Verkalkungen.

Auftreten vergehen Monate. (Einschränkend muß dazu ausgeführt werden, daß Verlaufskontrollen erst im Abstand von drei bis sechs Monaten durchgeführt werden.) Postoperativ sind Verkalkungen in Fettnekrosen möglich (2) (Abb. 3.95; 3.96).

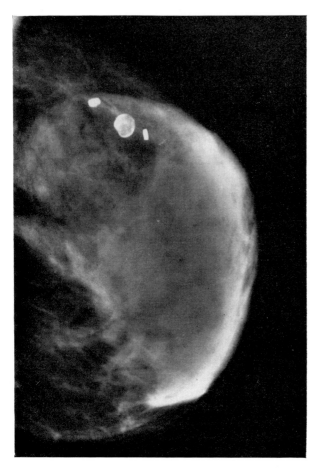

Abb. 3.95. Ausbildung von verkalkten Fettnekrosen nach Operation und Strahlentherapie vor 38 Jahren.

3.3.3.1.6. Kalkmilchzysten

Die typische Röntgensymptomatik besteht darin, daß 1—2 mm große flaue Verkalkungen in unterschiedlicher Projektion ein differentes Aussehen annehmen. Im mediolateralen Strahlengang imponieren sie aufgrund der Sedimentation halbmondförmig, linear oder gebogen, demgegenüber zeigen sie sich in kranio-kaudaler Projektion als unscharfe annähernd kreisförmige Formationen. Sie sind in einem klinisch-mammographischen Krankengut in etwa 5% aller Fälle nachzuweisen. Meist sind sie multilokulär bilateral ausgeprägt, auch einseitiges Auftreten ist möglich. Nur bei unilateraler Ausprägung mit

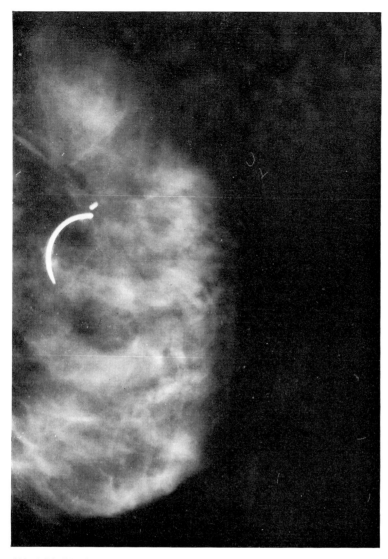

Abb. 3.96. Die Operationsnadel ist unter einer DE frakturiert, sie liegt reaktionslos im Drüsengewebe.

annähernd kantiger Konfiguration sind differentialdiagnostische Erwägungen zum Malignom notwendig (16, 24, 28, 30).

Eine optimale Einschätzung ist mit Vergrößerungsaufnahmen eher als mit optischer Vergrößerung möglich (Abb. 3.97).

3.3.3.1.7. Fremdkörpergranulome

Injektionen von Paraffin oder Silikon in den Drüsenkörper wurden früher aus kosmetischen Gründen von Chirurgen zur Brustvergrößerung eingesetzt. Eine bekannte Komplikation oder fast obligate Nebenwirkung solch tiefer Fremdkörperinjektionen sind

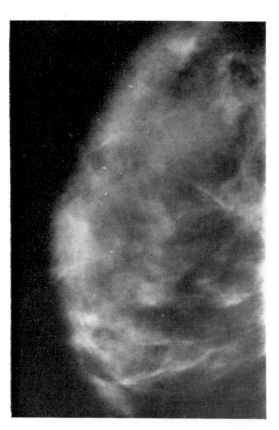

Abb. 3.97 A. Im mediolateralen Strahlengang halbmondförmige, zum Teil auch lineare „Verkalkungen", diffus angeordnet.

Abb. 3.97 B. Gleiche Patientin: kraniokaudaler Stralhlengang, die „Verkalkungen" ändern ihre Konfiguration, sind jetzt unscharf kreisförmig, Kalkmilchzysten.

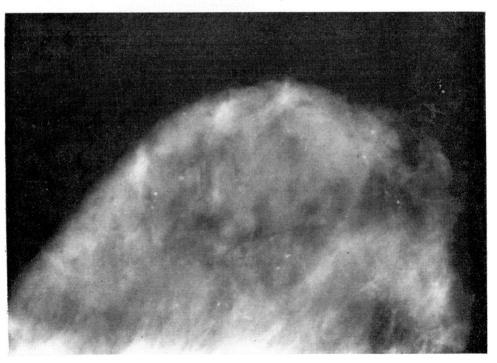

Verkalkungen, die sich in den Granulomen ausbilden. Diese liegen am Rande der eingebrachten Fremdkörper, sind oftmals krempenartig, ring- oder schalenförmig, auch
klumpig. Silikonome sind mit ihren Verkalkungen meist größer als Paraffinome. Auch
bei implantierten Endothesen sind Verkalkungen am Rande möglich (Abb. 3.98).

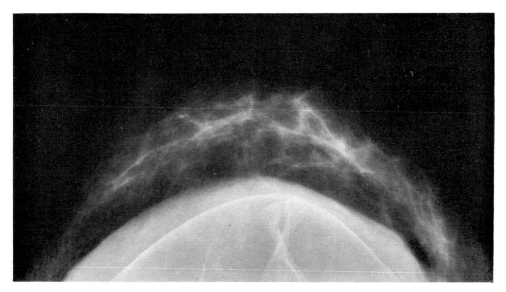

Abb. 3.98. Zustand nach Augmentationsplastik. Die Endothese liegt dorsal vom Drüsenkörper,
Verkalkungen haben sich noch nicht ausgebildet.

3.3.3.2. *Verkalkungen bei malignen Mammaerkrankungen*

— *Größe:*

Die Verkalkungen sind in der Regel klein, sie bewegen sich in einer Größenordnung von 0,1—0,3 mm, erreichen in Ausnahmefällen auch 2 mm (4).

— *Konfiguration:*

Am häufigsten sind sie kantig, wie vom Stein abgeschlagen, können dabei linear
oder astartig imponieren, ihre Enden sind dabei hin und wieder betont. Irregulari-
täten sind häufiger als geordnetes monotones Auftreten. Vermiforme Konfiguration
ist ein hoch signifikantes Zeichen für malignen Kalk (9, 28).

— *Anzahl:*

Tumorverkalkungen treten in größerer Zahl auf. Je mehr Kalk auf kleinem Raum
mit entsprechender Größe und Konfiguration nachzuweisen ist, um so höher ist die
Wahrscheinlichkeit für dessen maligne Genese. Die Anzahl allein ist kein ausreichendes Kriterium.

— *Gruppierung:*

Dichte Gruppierungen von Kalk auf kleinem Raum, isoliert oder multipel auf-
tretend, besonders wenn sie in einem Quadranten nachzuweisen sind, bedürfen der
histologischen Abklärung. Sowohl präinvasive als auch invasive Komedokarzinome

sind aufgrund ihrer zentralen Kalziumpräzipitate, die im intraduktalen Detritus liegen, röntgenologisch mit hoher Treffsicherheit erkennbar bevor palpable Tumoren auftreten. Diese Mikrokalzifikation ist Leitsymptom, häufig das einzig klinisch faßbare Symptom dieser Geschwülste (29). Über die Röntgenmorphologie der Verkalkungen und deren Karzinomrisiko gibt die Tabelle 3.15 Auskunft (16).

Tabelle 3.15. Risiko und Röntgenmorphologie der Mikroverkalkungen in der Literatur

Risiko	LEGAL et al. (1976, 1984)	MOSKOWITZ (1979)	SIGFUSSON et al. (1983)
Ohne	Ringförmig. Dieser Verkalkungstyp ist ausschließlich bei benignen Veränderungen (Galaktophoritis) gefunden worden	Kleine (150–200 µ), unregelmäßige oder glatte, dichte oder hohle Mikroverkalkungen, 5 oder mehr/cm ⌀ in einer isolierten Gruppe Risikograd: 1–3; Kontrolle	Rundliche, wolkige Mikroverkalkungen mit Sedimentation: In 6% der operierten Fälle CLIS, kein Karzinom
Minimal	Regelmäßig, größer, punktförmig. Bei diesem Typ 60% benigne 22% maligne 18% Grenzfälle	Zahllose, unregelmäßige Mikroverkalkungen in einem weniger als 1 cm großen Bezirk, Risikograd: 6–8; Probeexzision	Wie oben und etwas unregelmäßig: In 17% der operierten Fälle Karzinom (mit CLIS: 24%)
Mäßig	Fein, punktförmig. Bei diesem Typ 50% benigne 40% maligne 10% Grenzfälle	Kleine, punktförmige, eckige Mikroverkalkungen zwischen größeren Risikograd: 7–9; Probeexzision	Unregelmäßig (wenig) evtl. lineare (duktale) Anordnung: In 37,9% der operierten Fälle Karzinom (mit CLIS: 41%)
Hoch	Punktförmig, unregelmäßig. Bei diesem Typ 66% maligne 23% benigne, 11% Grenzfälle	Linienförmig, halbdurchsichtig, scharfkonturiert, linienförmig oder astförmig angeordnet. Risikograd: 8–10; Probeexzision	Unregelmäßig (reichlich), eindeutig lineare oder astförmige Anordnung: In 96% der operierten Fälle Karzinom
Sicher Karzinom	Wurmartig (100% Karzinom)		

Übersieht man die Literatur zu den malignen Verkalkungen, ist doch ein erheblicher Wandel im Denken um den „typischen Kalk" eingetreten. In der ersten Hochphase der Mammographie, die durch EGAN mitbestimmt worden ist, sind die Charakteristika so überzeugend angesiedelt, daß es kaum Zweifel an deren Verbindlichkeit gibt. 1964 wurden multiple, fleckförmige, auch lineare, salzartige, grundsätzlich aber haufenförmig

ausgewiesene Verkalkungen innerhalb oder am Rande eines Tumorknotens als patho-
gnomonisch für ein Malignom angesehen, so daß beim histologischen Nachweis einer
benignen Veränderung entweder die falsche Exstirpation durch den Chirurgen oder eine
Fehlinterpretation durch den Pathologen angenommen wurde. In einer neueren Ver-
öffentlichung (4) wird betont, daß die herd- oder stippchenförmigen Verkalkungen so
uncharakteristisch sind, daß auf eine histologische Abklärung nicht verzichtet werden
kann (Abb. 3.99). Richtet man sich nach den Kriterien, wie sie in der Tabelle 3.28 aus-

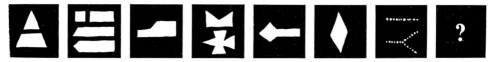

Abb. 3.99. Röntgenmorphologie maligner Verkalkungen (LANYI).

gewiesen sind, und beachtet man den Hinweis von LANYI (15, 16), daß maligne Verkalkungen dreieckförmig, trapezoid oder rosettenartig angeordnet sind, könnte jede
2. Biopsie, die aufgrund eines rein mammographischen Befundes durchgeführt wird,
tatsächlich mit einem Karzinom konform gehen. Das sind Ergebnisse, die auch heute
noch als Ausnahme angesehen werden müssen.

Bei der Bildanalyse muß der Radiologe entscheiden, ob die Verkalkung duktal oder
lobulär liegt.

Duktale Verkalkungen können granulär, wie kristalliner Zucker (duktales Karzinom)
oder ausgußförmig, fragmentiert, mit irregulärer Konturierung, deren Querausdehnung
vom Milchgangslumen vorgegeben wird, ausgebildet sein (Abb. 3.100). Differentialdiagnostisch ist die Plasmazellmastitis abzugrenzen (3.3.3.1.3.).

Lobuläre Verkalkungen sind meist bei dichter Mammafibrose nachzuweisen. Sie entstehen bei Flüssigkeitsretention in den dilatierten Lobuli. Diese enthalten Kalkmilch
(3.3.3.1.6.). Für das Carcinoma lobulare in situ (CLIS) sind die lobulären Verkalkungen
das einzige Kriterium (das CLIS ist kein Karzinom) (31) (Abb. 3.101).

3.3.4. Röntgenmorphologie des kleinen Mammakarzinoms

3.3.4.1. Definition des kleinen Mammakarzinoms

1. GALLAGER und MARTIN (10) stufen das Carcinoma lobulare in situ (CLIS) und das
   duktale Carcinoma in situ (DCIS) unabhängig von ihrer Größe als „minimal" cancers
   ein. Bei letzterem werden folgende Subtypen unterschieden:

   — Komedotyp,
   — kribriformer Typ,
   — solider Typ ohne Nekrosen,
   — papillärer Typ,
   — disseminierte Kanzerisierung kleiner Gänge und Läppchen,
   — gemischte Typen (überwiegend Komedo- und kribriformer Typ).

   Die infiltrierenden Karzinome werden bis zu einer Größe von $\leq$ 0,5 cm in die gleiche
   Gruppe eingereiht.

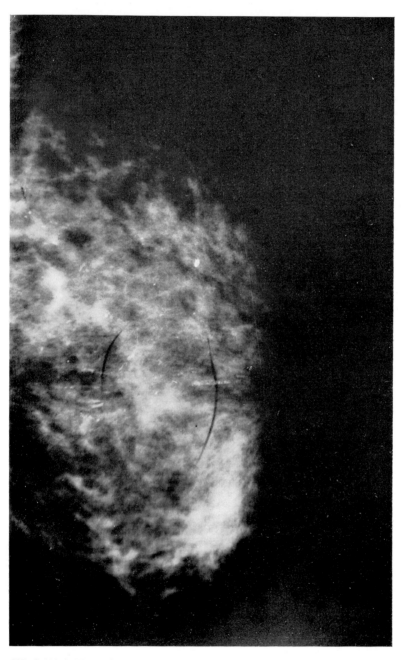

Abb. 3.100 A. Unregelmäßige intraduktale Mikroverkalkungen in einem relativ großen Areal, kein pathologischer Palpationsbefund.

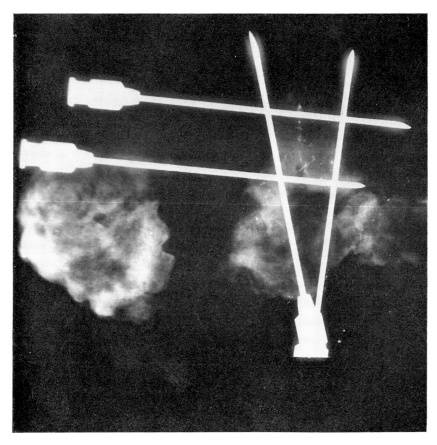

Abb. 3.100 B. Radiographie des Probeexzidates: Ein Teil des auffälligen Kalkes liegt im Exzidat vor. Histologie: intraduktales invasives Karzinom.

2. Wanebo und Mitarb. (33) und Egan (4) rechnen Carcinomata in situ und infiltrierende Tumoren bis zu einer Größe von 1 cm im lateralen Mammaanteil ohne axilläre Metastasierung zu den kleinen Karzinomen.

Wenn auch die Größenangaben differieren, kleine und kleinste Karzinome sind eher Frühfälle als größere. Bei Tumoren bis zu 5 mm Größe ist kaum mit einer axillären Metastasierung zu rechnen, bei 1 cm Größe haben schon 25% der Karzinome lokoregionäre Metastasen abgesiedelt, eine Tumorgröße über 2 cm tritt in 71% mit Metastasierung auf.

3.3.4.2. *Frühere Entdeckung — bessere Prognose*

Es besteht ein direkter Zusammenhang zwischen primärer Tumorgröße, Metastasierungsrate und Prognose. Deshalb besitzen Frauen mit bis zu 5 mm großen invasiven Karzinomen eine 10-Jahres-Überlebensrate von 90—96%, sind die Tumoren bei Behandlungsbeginn auf die Mamma selbst beschränkt, überleben 74% der Frauen die ersten 10 Jahre

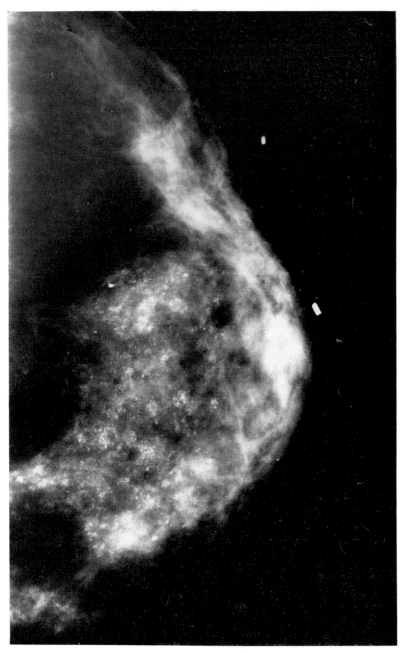

Abb. 3.101. Multiple lobulär angeordnete Verkalkungen in einem großen Drüsenkörperanteil. Histologie: Carcinomata lobulare in situ (CLIS).

nach Behandlungsbeginn, liegt zu Beginn bereits eine lokoregionäre Metastasierung vor, sinken die Chancen auf 39% ab.

Unter den heutigen Bedingungen ist die frühere Entdeckung der Erkrankung der beste Weg, um deren Prognose zu verbessern. Eine Zunahme der Frühkarzinome, wie überhaupt das Anwachsen des Stadiums I ist durch mammographische Vorsorgeuntersuchungen möglich. Das ist durch die HIP- und die BCDDP-Studie, wie aber auch in jüngerer Zeit durch die ÖSTERGÖTLAND-Studie, nachgewiesen worden. In letzterer wird in der Studiengruppe im Vergleich zum Kontrollkollektiv im Verlaufe von sieben Jahren eine Mortalitätsreduktion von 31% erreicht, die Stadien II—IV konnten um 25% reduziert werden (32). In einer eigenen Studie wurde die Mortalitätsrate für den gleichen Zeitraum um 43% gesenkt, die Stadien II—IV waren im Vergleich zu Berlin 38,5% weniger vertreten. Die Ergebnisse resultieren aus dem Umstand, daß mit der Vorsorgemammographie (immer nur für eine bestimmte Gruppe, nie für die gesamte weibliche Population zu realisieren) der Tumor um zwei bis drei Jahre (lead time) früher, als allein durch die klinische Untersuchung entdeckt wird (Abb. 3.102).

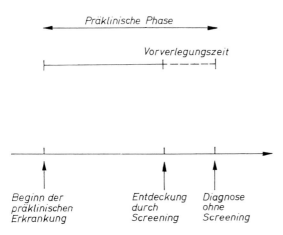

Abb. 3.102. Schematische Darstellung der Vorverlegungszeit des Mammakarzinoms (Lead time) unter Screeningbedingungen.

Die Senkung der Mortalitätsrate ist das entscheidende Kriterium für die Durchführbarkeit von Vorsorgemammographien. Die Strahlenkontroverse hat an Bedeutung verloren. Nutzen und Risiko sprechen eindeutig für die Mammographie. Daneben sollte man nicht übersehen, daß bei kleinen Tumoren organerhaltende Operationen mit einem guten kosmetischen Effekt und wenig oder kaum eingeschränkter Lebensqualität wissenschaftlich fundiert möglich sind.

3.3.5. Zum Wert von Verlaufskontrollen für die Erfassung des kleinen Mammakarzinoms

Für die Verlaufskontrolle ist ein Basismammogramm, das im Alter zwischen 30 und 40 Jahren bei Symptomfreiheit angefertigt wird, von hohem Wert. Deshalb ist es notwendig, einmal angefertigte Mammogramme für das gesamte Leben der Frau zu archivieren. Durch den Zugriff zum Vormammogramm wird das Erkennen von minimalen Veränderungen erst möglich. Sicherlich ist es richtig, daß die Gewebskomposition der Mamma vom Alter abhängt, je jünger die Frau ist, um so intensiver ist der Drüsenanteil ausgebildet. In der Regel nimmt in den höheren Lebensjahren der Fettanteil zu. Jede Frau hat ihr spezielles Mammamuster, kaum eine Brust gleicht mammographisch der anderen. Man kann durchaus davon ausgehen, daß das Mammogramm einen Paßbildcharakter besitzt.

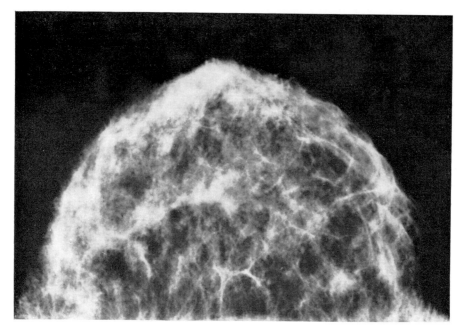

Abb. 3.103 A. Mastopathie. Wenig spezifischer Verdichtungsherd dorsal medial.

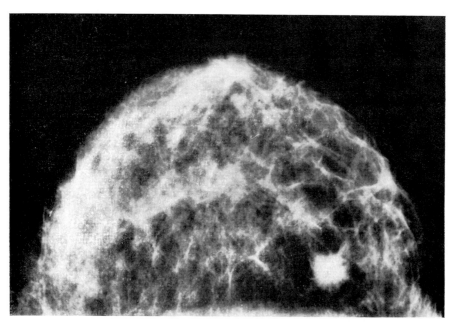

Abb. 3.103 B. Verlaufskontrolle nach 12 Monaten: unscharf begrenzter Verdichtungsherd mit zentraler Betonung und kurzen Ausläufern. Eindeutiges duktales Karzinom.

Schwierig ist es für den Anfänger und den Erfahrenen gleichermaßen, dezente Veränderungen in einer Mastopathiebrust zu erkennen. Deshalb wird die Mastopathie, die auch klinisch oftmals schwierig einzuschätzen ist, immer wieder Anlaß zu mammographischen Kontrolluntersuchungen geben (Abb. 3.103; 3.104). Ist man sich seiner

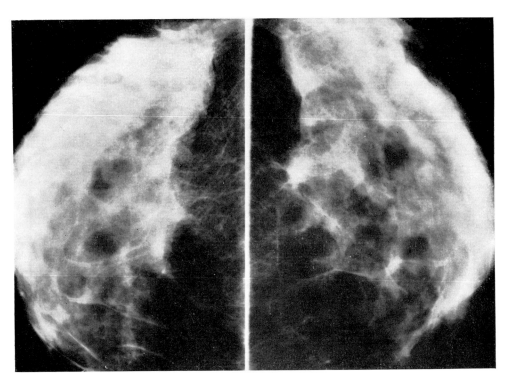

Abb. 3.104. Montage von zwei Mammographieaufnahmen im mediolateralen Strahlengang. Auf dem rechten Bild Ausbildung einer sternförmigen Verdichtungsfigur am Drüsenkörperrand, Zeitdifferenz ein Jahr. Histologie: Karzinom.

Aussage unsicher, liegt andererseits kein überzeugender mammographischer und/oder klinischer Befund vor, muß die Frau in regelmäßige Röntgenkontrollen einbezogen werden. Aufgrund der Tumorverdopplungszeiten (3) ist es ausreichend, wenn Kontrollen zunächst in halbjährlichen Abständen und bei Konstanz des Befundes in jährlichen Intervallen durchgeführt werden. Kürzere Kontrollen sind unnötig und sind Ausdruck der diagnostischen Verlegenheit.

Die unspezifische Herdbildung und wenig intensiv ausgebildete unklare intraduktale oder lobuläre Verkalkungen bedürfen der mammographischen Kontrolle. Nehmen Verkalkungen auf umschriebenem Raum zu oder ist ein Wachstumsschub der minimalen Herdbildung nachzuweisen, muß eine radiologisch gelenkte Exstirpation (3.2.4.) durchgeführt werden. Nach eigenen Erfahrungen liegt die Karzinomrate unter Berücksichtigung der dargestellten Prämissen für den sich dynamisch verändernden minimalen Herdbefund bei 10%. Die Zunahme von Mikroverkalkungen ging mit einer Karzinomfrequenz von 32% einher. Risikomastopathien (PRECHTEL III) traten im Vergleich zu primär auffälligen und exzidierten Herden doppelt so häufig auf (15%).

Zusammengefaßt kann man einschätzen, daß Verlaufskontrollen für die Erkennung des kleinen Karzinoms von Wert sind, dynamische Veränderungen, insbesondere die Dynamik des Mikrokalkes, machen maligne Prozesse wahrscheinlicher, trotz allem ist die Rate der im Nachhinein überflüssigen Gewebsentnahmen noch hoch. Diese Aussagen beziehen sich nicht auf klassische kleine Karzinome, die das mammographische Vollbild des Karzinoms (Babykarzinom) aufweisen, sondern nur auf wenig spezifische Veränderungen.

Literatur

1. BARTH, V., K. PRECHTEL: Pathologie und Radiologie (Röntgendiagnostik und Thermographie) der Brustdrüse. In: Mammatumoren (Handbuch der medizinischen Radiologie, Bd XIX/2). Hrsg. von A. Zuppinger, W. HELLRIEGEL. Springer, Berlin (West)—Heidelberg—New York
2. BASSETT, L. W., R. H. GOLD, J. M. MIRRA: Nonneoplastic breast calcifications in Lipid cysts: development after excision and primary irradiation. Am. J. Roentgenol. **138** (1982), 335—338
3. BUCHANAN, J. B., J. S. SPRATT, L. S. HEUSER: Tumor growth, doubling times, and the inability of the radiologist to diagnose certain cancers. Radiol. Clin. North Am. **21** (1983), 115—126
4. EGAN, R. L., M. McSWEENEY, C. W. SEWELL: Intramammary calcifications without an assosiated mass in benign and malignant diseases. Radiology **137** (1980), 1—7
5. EGGER, H., J. WEISHAAR, H. HAMPERL: „Sterne" im Mammogramm — Karzinome und „strahlige Narben". Geburtsh. u. Frauenheilk. **36** (1976), 547—553
6. EGGER, H., A. H. TULUSAN, M. L. SCHNEIDER, E. M. PATEROK: Wie 67 Mammakarzinome mit einem histologisch bestimmten Maximaldurchmesser von 10 mm erkannt wurden. Geburtsh. u. Frauenheilk. **43** (1983), 7—10
7. von FOURNIER, D., E. WEBER, W. HOEFFKEN: Growth rate of 147 mammary carcinomas. Cancer **45** (1980), 2198—2207
8. FRISCHBIER, J. H., H. V. LOHBECK: Frühdiagnostik des Mammakarzinoms. Thieme, Stuttgart—New York 1977
9. LeGAL, M., D. CHAVANNE, D. PELLIER: Valeur diagnostique des microcalcifications groupees decouvertes par mammographies: a propos de 227 cas verification histilogique et sans tumeur du sein palpable. Bull. Cancer (Paris) **71** (1984), 57—64
10. GALLAGER, H. St., J. MARTIN: An orientation of the concept of minimal breast cancer. Cancer **28** (1971), 1505—1507
11. HOEFFKEN, W., M. LANYI: Röntgenuntersuchung der Mamma. In: Radiologische Diagnostik in Klinik und Praxis in 6 Bd. Bd. I Teil 1: Allgemeine Grundlagen der radiologischen Diagnostik — Spezielle radiologische Diagnostik: Hals, Mediastinum, Zwerchfell, Mamma, kindlicher Thorax. Hrsg. von H.-St. Stender. 7., neubearb. Aufl., Thieme, Stuttgart—New York 1987
12. KEEN, M. E., T. M. MURAD, M. J. COHEN, H. J. MATTHIES: Benign breast lesions with malignant clinical and mammographic presentations. Hum. Pathol. **16** (1985), 1147—1152
13. LANYI, M.: Differentialdiagnose der Mikroverkalkungen. Die verkalkte Mikrozyste. Radiologe **17** (1978), 217—218
14. LANYI, M., P. CITOLER: Differentialdiagnostik der Mikroverkalkungen: Die kleinzystische (blunt duct-) Adenose. Fortschr. Röntgenstr. **134** (1981), 225—231
15. LANYI, M.: Microcalcifications in the breast: a blessing or a curse? Diagn. Imag. clin. Med. **54** (1985), 126—145
16. LANYI, M.: Diagnostik und Differentialdiagnostik der Mammaverkalkungen. Springer, Berlin—Heidelberg—New York—Tokyo 1986
17. LEBORGNE, R. A.: The breast in roentgendiagnosis. Impressora Uruguaya, Montevideo 1953
18. MITCHELL jr., G. W., M. J. HOMER: Outpatient breast biopsies on a gynecologic service. Am. J. Obstet. Gynecol. **144** (1982), 127—130
19. NÄHRIG, G., H. J. PREUSS: Die Bedeutung der Dissoziation zwischen palpatorischer und mammographischer Tumorgröße für die prätherapeutische klinische Klassifikation des Brustkrebses. Z. Klin. Med. **41** (1986), 39—41

20. Otto, R.: Gutartige Veränderungen der Brust, die ein Karzinom vortäuschen. Radiologische Gesichtspunkte. Gynäk. Rdsch. (Basel) **21** (Suppl. 1) (1981), 5—11

21. Papolczy, A., P. Göblyös, A. Vörös: Die gutartigen Geschwülste der Brustdrüse. Analyse eines 25jährigen Krankengutes. Zbl. Chirurgie **106** (1981), 513—525

22. Prager, W., V. Hasert: Zur Differentialdiagnose von Rundherden im Mammogramm. Radiol. diagn. **10** (1969), 369—373

23. Sadowsky, N., D. B. Kopans: Breast cancer. Radiol. Clin. North Am. **21** (1983), 51—65

24. Sickles, E. A.: Milk of calcium within tiny benign breast cysts. Radiology **141** (1981), 655 to 658

25. Sickles, E. A.: Mammographic detectability of breast microcalcifications. Am. J. Roentgenol. **139** (1982), 913—918

26. Sickles, E. A.: Breast calcifications: Mammographic evaluation. Radiology **160** (1986), 289 to 293

27. Sickles, E. A.: Mammographic features of 300 consective nonpalpable breast cancers. Am. J. Roentgenol. **146** (1986), 661—663

28. Sigfusson, B. F., I. Andersson, K. Aspegren, L. Janzon, F. Linell, O. Ljungberg: Clustered breast calcifications. Acta Radiol. (Diagn.) **24** (1983), 273—281

29. Stegner, H. E., C. Pape, B. Studt: Mikrocalcifikation bei Mammerkrankungen. Histologische und ultrastrukturelle Aspekte. Arch. Gynäk. **212** (1972), 358—379

30. Tabar, L., B. P. Dean: Teaching atlas of mammography. Thieme, Stuttgart 1983

31. Tabar, L., P. B. Dean: Basic principles of mammographic diagnosis. Diagn. Imag. clin. Med. **54** (1985), 146—157

32. Tabar, L., A. Gad, L. H. Holmberg, U. Ljundquist, C. J. G. Fangerberg, L. Baldetorp, O. Gröntoft, B. Lundström, J. Manson: Reduction in mortality from breast cancer after mass screening with mammography: randomised trial from the Breast Cancer Screening Working Group of the Swedish National Board of Healthand welfare. Lancet **I** (1985), 829—832

3.3.6. Mammakarzinom des Mannes

Bösartige Neubildungen der Brustdrüse beim Mann sind selten. Nur 1% aller Mammakarzinome treten beim Mann auf (5). Etwa 0,7% der bösartigen Neubildungen des Mannes gehen von der Brustdrüse aus. Eine Erklärung dafür kann man darin sehen, daß die Brustdrüse des erwachsenen Mannes der eines präadoleszenten Mädchens entspricht (14), und das rudimentäre Organ selten der Sitz einer malignen Geschwulst ist.

Der Tumor ist eine Erkrankung des höheren Lebensalters. In einer eigenen Studie waren 21 von 27 Männern zum Zeitpunkt der Erkrankung zwischen dem 5. und 7. Dezennium (4). Unser jüngster Patient war 30 Jahre alt. Vereinzelte Kasuistiken über das Mammakarzinom bei jungen Männern sind Gegenstand regelmäßiger Veröffentlichungen, weil die Rarität dazu Veranlassung gibt (15).

Ätiologisch werden erhöhte Östrogenspiegel angenommen (11), dafür sprechen größere Mammakarzinomraten beim Klinefelter-Syndrom und bei durch Bilharziose und Schistosomiasis induzierter Leberzirrhose im vorderen Orient, in Indien und insbesondere in Ägypten.

Familiäre Dispositionen sind wie bei der Frau bekannt.

3.3.6.1. *Klinik*

Das führende Symptom ist der schmerzlose unilaterale meist retromamilläre Knoten. Die linke Seite ist häufiger als die rechte betroffen. Mamillenretraktion und Hautrötung sind möglich, Schmerzen und Sekretion sind für den Einzelfall von Bedeutung. Wegen der Seltenheit der Erkrankung sind Verschleppungszeiten durch den Patienten und den

Arzt häufiger als man bei dem oberflächlichen Sitz der Läsion annehmen sollte (4). Als mittlerer Wert werden 10 Monate angegeben, die Differenzen nach oben sind erheblich.

Bezogen auf die Stadien sollen die Überlebenszeiten mit denen der Frau nicht differieren (7). Durch den überwiegend zentralen Sitz des Tumors sind allerdings lokoregionäre Absiedlungen in das Gebiet der Mammaria interna häufiger (11). 50% zeigen bei Therapiebeginn axilläre Metastasen (4). Direkte Beziehungen zwischen der Gynäkomastie und dem Mammakarzinom beim Mann sind nicht bewiesen. Der Koexistenz von einseitiger Gynäkomastie und Mammakarzinom kommt aber eine gewichtige Bedeutung zu. Das um so mehr, weil weder klinisch, noch mammographisch oder sonographisch eine eindeutige Differenzierung möglich ist (1, 6). Das gleichzeitige Auftreten von Gynäkomastie und Mammakarzinom beim Mann ist mit der Koinzidenz von Mastopathie und Mammakarzinom bei der Frau vergleichbar.

3.3.6.2. Röntgenmorphologie

Obwohl es sich in 80% der Fälle histologisch um duktale Karzinome handelt, sind Verkalkungen und sternförmige Verdichtungen ausgesprochen selten (10, 12, 13). Im Vordergrund steht der mehr oder weniger scharf begrenzte Tumorschatten, der dem retromamillären Raum dicht aufsitzt. Marginale Ausläufer sind kaum zu beobachten (2, 10, 13) (Abb. 3.105; 3.106). Die exzentrische Lage der Verdichtung ist häufig anzutreffen. Differentialdiagnostisch ist die noduläre Gynäkomastie immer möglich (2, 3, 10). Der Abszeß und die fokale Mastitis imponieren ähnlich, sollten aber durch die Klinik zu

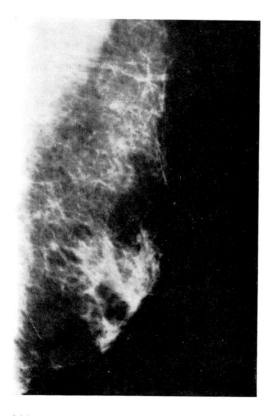

Abb. 3.105. Strahlig begrenzte retro-mamilläre exzentrisch gelegene Verdichtung. DD Tumor — Gynäkomastie. Histologie: Gynäkomastie.

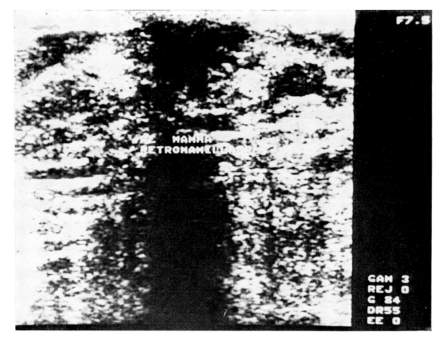

Abb. 3.106. Gleiche Patientin. Mammasonographie: Alle Zeichen eines Malignoms.
Histologisch aber Gynäkomastie.

differenzieren sein. Gutartige tumoröse Veränderungen sind eine ausgesprochene Rarität (11). Der Feinnadelbiopsie kommt in der präoperativen Diagnostik eine besondere Bedeutung zu.

Literatur

1. COLE-BEUGLET, C., G. SCHWARTZ, A. KURTZ, A. PATCHEFSKY, B. GOLDBERG: Ultrasound mammography for male breast enlargement. J. Ultrasound. Med. **1** (1982), 301—305

2. DERSHAW, D. D.: Male Mammography. Am. J. Roentgenol. **146** (1986), 127—131

3. GREGL, A., D. HORST, R. MUSCHTER: Gynäkomastie im Mammogramm. Fortschr. Röntgenstr. **130** (1979), 439—447

4. HASERT, V., W. PRAGER: Zur Klinik, Therapie und Prognose des männlichen Mammakarzinoms. Dtsch. Gesundh.-Wesen **28** (1973), 901—903

5. HOLLEB, A. I., H. P. FREEMAN, J. H. FARROW: Cancer of the male breast I, II. NY. State J. Med. **68** (1968), 544—553, 656—663

6. JACKSON, V., R. GILMOR: Male breast carcinoma and gynecomastia: comparison of mammography with sonography. Radiology **149** (1983), 533—536

7. LEFOR, A. T., P. J. NUMANN: Carcinoma of the breast in men. NJ. State J. Med. **88** (1988), 293—296

8. METZENTHIN, B., A. REHM, O. FISCHEDICK: Das Röntgenbild der männlichen Mamma. Fortschr. Röntgenstr. **106** (1977), 567—573

9. MEYSKENS, jr F. L., D. C. TORMEY, J. P. NEIFELD: Male breast cancer: a review. Cancer Treatm. Rep. **3** (1976), 83—94

10. OUIMET-OLIVA, D., G. HEBERT, J. LaDOUCEUR: Radiographic characteristics of male breast cancer. Radiology **129** (1978), 37—40

11. RAGUSE, T., U. KLINGE, U. BARON, Ch. MARZI: Das Mammakarzinom des Mannes. Chirurg **56** (1985), 784—788

12. Rocek, V., Z. Sery, D. Sera, D. Kamenicek: Verkalkungen beim männlichen Mammakarzinom. Fortschr. Röntgenstr. **109** (1968), 679—680

13. Rocek, V., D. Sera, H. Konecna, M. Rehulka, K. Vojacek: Zur Problematik des männlichen Brustdrüsenkarzinoms. In: Fragen der Mammographie, Alföldi Nyomda, Debrecen 1984

14. Schlappack, O. K., K. H. Kärcher, O. Braun, B. Stadler, W. Seitz, T. Szepesi, U. Maier: Das männliche Mammakarzinom. Wien. klin. Wschr. **97** (1985), 888—891

15. Simson, J., A. Barson: Breast tumors in infants and children: a 40-year review of cases at a children's hospital. Can. Med. Assoc. J. **101** (1969), 100—102

3.3.7. Mastopathie und Mammakarzinom

3.3.7.1. Klinik

Die Mastopathie ist die häufigste benigne Mammaveränderung, die überhaupt beobachtet wird. Subjektiv steht die Mastodynie als zyklusabhängiger Schmerz im Vordergrund. Manche Frauen sind dadurch beunruhigt. Die Mehrzahl lebt so, als sei dieser Schmerz zum generationsfähigen Alter dazugehörig. Objektiv sind bei der Palpation knotige, überwiegend dolente Strukturen nachzuweisen. Mamillenabsonderungen, Brustasymmetrien und axilläre Lymphknotenschwellungen sind möglich. Betrachtet man kritisch das klinische Untersuchungsgut, fällt es schwer, zwischen einer Krankheit und einem Zustand zu entscheiden.

3.3.7.2. Histologische Klassifizierung

Histologisch ist eine Vielfalt von Veränderungen nachzuweisen. Es handelt sich um Zysten, Adenosen, Epitheliosen, Fibrosen und Elastosen (2, 3). Die Mastopathie per se stellt keine Risikoerkrankung im Sinne der Präkanzerose dar. Es ist das Verdienst von Prechtel, in die Mastopathie histologisch eine Ordnung gebracht zu haben. Er geht von drei Schweregraden aus (10, 11).

Mastopathie I:

Auf das Alter bezogen handelt es sich um eine ungewöhnliche Hyperplasie, Hypoplasie bzw. Atrophie des Parenchyms mit oder ohne Fibrose und Dysplasie des Gang-Läppchen-Systems, immer aber ohne intraduktale bzw. intraduktuläre Epithelproliferation.

Mastopathie II:

Es handelt sich um Dysplasien mit zusätzlichen Epithelproliferationen des Gang- oder Läppchensystems. Atypien liegen nicht vor.

Mastopathie III:

Dazu zählt Prechtel alle Veränderungen, die atypische duktale oder lobuläre Zellwucherungen zeigen. Daher ist das führende histologische Symptom die Proliferation mit Atypie.

Der Schweregrad der Mastopathie, wie man ihn histologisch ausweisen kann, differiert in großen Sammelstatistiken kaum. Die Relation liegt bei 7:2:1.

Nur die Mastopathie III mit Proliferationen und Atypien geht mit einem wirklich erhöhten Karzinomrisiko einher (Faktor 2—4) (3). Zu Recht verweist Winzer (12) auf eine notwendige Aufspaltung der Mastopathie III in zwei Formen, wobei die, die dem duktalen Karzinom ähnelt, vielleicht die eigentliche Risikogruppe darstellen dürfte.

Der mammographische Begriff „dichte Mamma" ist rein deskriptiv zu verstehen, er hat mit einem Karzinomrisiko nichts zu tun (7). Nur die histologische Einschätzung kann weiterführen. Dafür spricht auch, daß lobuläre oder duktale in situ Karzinome mit einem 9—11mal größeren Karzinomrisiko einhergehen. Eine Aussage, die mammographisch nicht getroffen werden kann (9).

Besonderheiten der sklerosierenden Adenose

Es kann nicht die Aufgabe eines überwiegend bildgebend orientierten Buches sein, histologische Gegebenheiten und Besonderheiten der Mastopathieformen darzustellen. Dazu sei auf Arbeiten von Azzopardi und Holzner verwiesen (1, 6). Es soll lediglich in diesem Zusammenhang auf die sklerosierende Adenose (3, 4, 5) eingegangen werden, die mammographisch und histologisch, zumindest bei der Gefrierschnittsdiagnostik, Schwierigkeiten bereiten kann. Durch die Proliferation des intralobulären Stromas mit einer gleichzeitig ablaufenden Kollagenisierung wird das Bindegewebe verdichtet. Damit sind die Azini und Duktuli komprimiert und verzerrt. Die Läppchenbegrenzung geht durch die Angleichung des Mantelgewebes an das interlobuläre Stützgewebe verloren. Die epithelialen Strukturen können zu soliden Strängen komprimiert und ausgezogen werden, und da im Zentrum oftmals eine fibröse Narbe entsteht, liegen dann histologisch szirrhusartige Bilder vor. Daher ist es kaum verwunderlich, daß differentialdiagnostische Schwierigkeiten zum tubulären Karzinom entstehen können (6). Wenn also schon der Histopathologe in seiner Einschätzung gefordert ist, kann man von der makromorphologisch orientierten Mammographie kaum eine verbindliche Dignitätseinschätzung erwarten.

3.3.7.3. Röntgenmorphologie

Da schon das histologische Bild der Mastopathie vielgestaltig ist, kann man davon ausgehen, daß auch die Ergebnisse der Röntgenmorphologie recht unterschiedlich sind. Trotz vieler Versuche, eine Verbindlichkeit in die mammographische Diagnose Mastopathie zu bringen, gibt es kaum eine Veränderung, die mit so viel Subjektivismen in der Einschätzung verbunden ist. Trotzdem sind bestimmte Kriterien für ihre Differenzierung erstellt worden. Sie haben mehr didaktischen Wert, sind für differentialdiagnostische Überlegungen wertvoll und haben schließlich eine Bedeutung für die Entscheidungsfindung Abwarten bzw. histologische Abklärung.

Zur Entwicklung der einfachen Hypertropie, der sklerosierenden (fibrosierenden) Adenose, der blunt duct-Adenose, der kleinzystischen Adenose und der kleinzystischen Mastopathie sei auf die histologische schematische Darstellung von Lanyi und Citoler (8) (Abb. 3.107) verwiesen. Direkte Zusammenhänge mit dem mammographischen Bild, insbesondere mit den nachweisbaren Verkalkungsmustern, liegen auf der Hand. Mammographisch sind die Verdichtungen 1—3 mm groß. Histologisch handelt es sich um Umbauprozesse an den Azini. Überschreiten die multiplen Verdichtungen diese Größenordnung um den Faktor 2 und lassen sie sich als rundliche, teils scharfe, teils unscharfe rundliche Figuren abgrenzen, handelt es sich um das Bild der kleinzystischen Mastopathie (Abb. 3.108).

Die Übergänge zur großzystischen Mastopathie sind fließend. Im Mammogramm fallen multiple glattbegrenzte Knoten auf, bei Überlagerung sind die Verhältnisse oftmals problematisch (Abb. 3.109). Die endgültige Einschätzung ist durch die Sonographie (4.2) und wenn nötig durch die Pneumozystographie gegeben (3.2.2.).

Die Duktektasie kann bei allen Formen der Mastopathie aufgrund des Sekretstaus und proliferativer Vorgänge auftreten (Abb. 3.110). Der direkte Nachweis ist bei sezer-

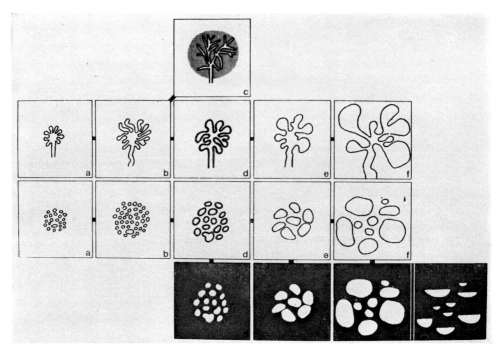

Abb. 3.107. Schematische Darstellung der Entwicklung der kleinzystischen Mastopathie (nach Lanyi u. Citoler).

Obere Reihe, Längsschnitte:

a normales Drüsenläppchen
b einfache lobuläre Hypertrophie
c sklerosierende (fibrosierende) Adenose
d blunt duct adenosis
e mikrozystische Adenose
f kleinzystische Mastopathie

Mittlere Reihe: dieselben Entwicklungsstadien wie obere Reihe, jedoch im Querschnitt (ohne sklerosierende Adenose).

Untere Reihe:

Mikroverkalkungen bei der blunt duct adenosis (d), der kleinzystischen Adenose (e), der kleinzystischen Mastopathie (Kalkmilchzysten) auf der kranio-kaudalen (f_1) und seitlichen (f_2) Aufnahme (letztere zeigen das sog. „Teetassenphänomen").

nierender Mamille durch die Galaktographie möglich (3.2.1.4.2.). Aus der Duktektasie können Zysten hervorgehen. Histologisch liegen Umbauten an den Milchgängen vor.

Fibrosen sind durch Vermehrung des Bindegewebes (intralobuläres und interlobuläres Stützgewebe sowie periazinäres und periduktales Bindegewebe) ausgewiesen (Abb. 3.111). Sie treten bei Frauen jenseits der Menopause entweder retromamillär oder diffus auf, können klinisch mit einer Mamillenretraktion einhergehen, sind mammographisch durch eine für das Alter ungewöhnliche Dichte ausgewiesen. Auch eine Betonung der obliterierten Milchgänge ist möglich. Tritt sie bei der jungen Frau auf, ist sie in der Regel umschrieben ausgebildet und zeigt sich als intensive Verdichtung mit selten gut abgrenzbarem Rand. Damit simuliert sie einen tumorösen Prozeß, der auch sonographisch in

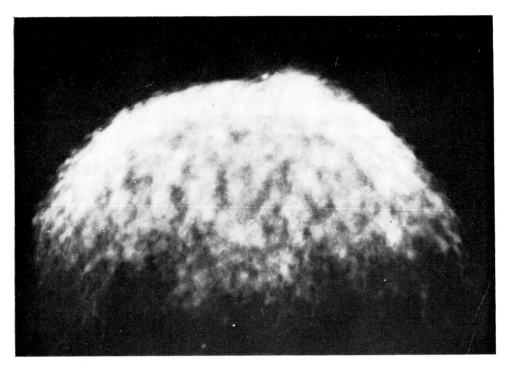

Abb. 3.108. Z. T. kleinzystisch,
z. T. konfluierende Mastopathie.

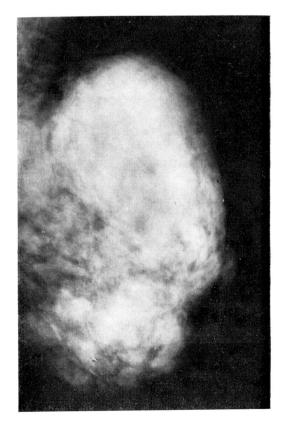

Abb. 3.109. Großzystische Mastopathie.

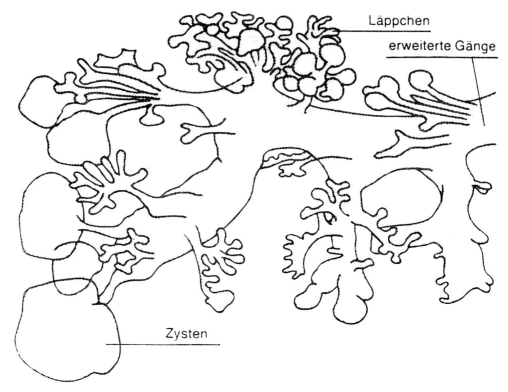

Läppchen

erweiterte Gänge

Zysten

Abb. 3.110. Schematische Darstellung der Duktektasie und Zystenbildung (nach Bässler).

seiner Dignität nicht näher eingeschätzt werden kann. Die histologische Klärung ist nicht zu umgehen.

Bei der sklerosierenden (fibrosierenden) Adenose ist mammographisch eine strahlige Struktur mit oder ohne polymorphem bzw. granulärem Kalk das führende Symptom (Abb. 3.112; 3.113). Die Gesamtdichte der Veränderung ist geringer als die des szirrhösen Karzinoms. Die histologische Abklärung ist indiziert. Selten wird man sich für Verlaufskontrollen entscheiden.

Literatur

1. Azzopardi, J. G.: Problems in breast pathology. W. B. Saunders, London—Philadelphia—Toronto 1979
2. Bässler, R.: Pathologie der Brustdrüse. Springer-Verlag, Berlin—Heidelberg—New York 1978
3. Bässler, R., J. Werner: Präinvasive Tumoren und Präcancerosen der Mamma: Pathologisch-anatomische Abgrenzung und klinische Konsequenzen. Chirurg 55 (1984), 133—141
4. Foote, F. W., F. W. Stewart: Comparative studies of cancerous versus non-cancerous breast. I. Basic morphologic characteristics. Ann. Surg. 121 (1945), 6—53
5. Hamperl, H.: Strahlige Narben und obliterierende Mastopathie. Virchows Archiv A: Pathological anatomy and histology 369 (1975), 55—68
6. Holzner, J. H.: Histologie, Grenzformen des Normalen und pathologische Proliferationsmuster der Mamma. Verh. Dtsch. Ges. Path. 69 (1985), 26—50
7. Kai-ye, X., T. Ao-rong, S. Bing-zhang, X. Qi, H. Wei-li, L. Zang-de, S. You-zheng, T. Ning-seng, C. Guo-jie, Q. Feng-ying, X. Shun-lai: Relationship between breast parenchymal pattern and breast cancer incidence. Chin. Med. J. 99 (1986), 277—280

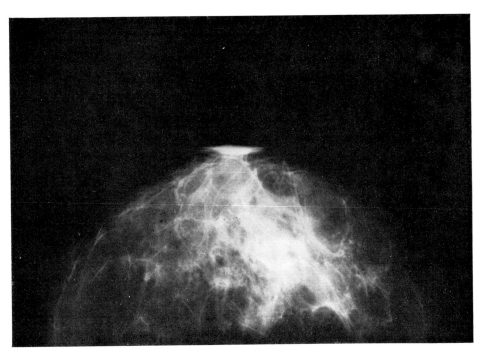

Abb. 3.111. Flächige Verdichtung lateral im Sinne einer Fibrosierung.

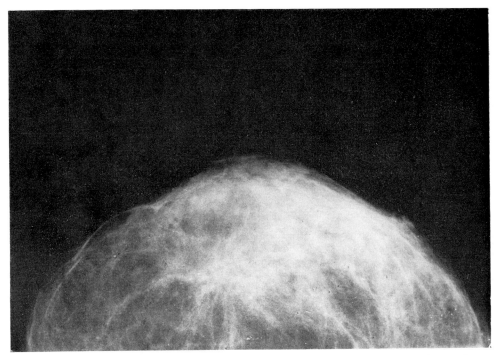

Abb. 3.112. Zentral gelegene strahlige Verdichtung mit aufgehelltem Zentrum und granulärem Kalk. Histologie: Sklerosierende Adenose.

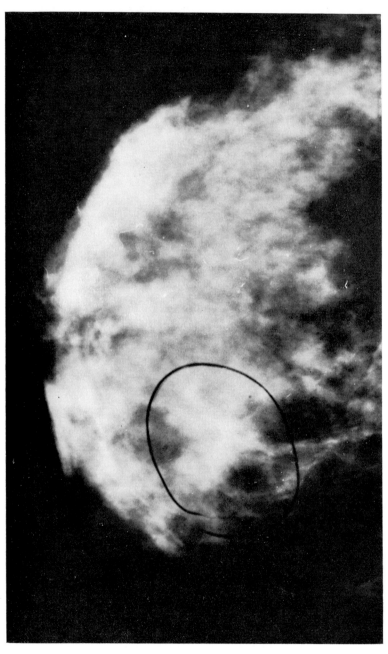

Abb. 3.113. Retromamillär ausgebildete strahlige Verdichtung.
Histologie: Sklerosierende Adenose.

8. LANYI. M., P. CITOLER: Differentialdiagnostik der Mikroverkalkungen: Die kleinzystische (blunt duct-) Adenose. Fortschr. Röntgenstr. **134** (1981), 225—231

9. PAGE, D. L., A. C. WINFIELD: The dense mammogram. Am. J. Roentgenol. **147** (1986), 487—489

10. PRECHTEL, K.: Beziehungen der Mastopathie zum Mammakarzinom. Fortschr. Med. **90** (1972), 43—45

11. PRECHTEL, K., O. GEHM: Morphologisch faßbare Vorstadien des Mammakarzinoms. Verh. Dtsch. Ges. Path. **59** (1975), 498

12. WINZER, K.-J.: Kommentar zu: Die Mastopathie cystica fibrosa als Krebsrisikoerkrankung (K. SCHAUER). Zent. bl. Chir. **114** (1989), 18—19

3.3.8. Wertung der Mammographie

1. Die Mammographie ist das bildgebende Verfahren mit dem höchsten Auflösungsvermögen. Verkalkungen, die frühe Formen des Karzinoms signalisieren können, sind bis in den Bereich von 0,1 mm darzustellen.
2. Mammakarzinome, die sich durch noduläre und strahlige Verdichtungen ausweisen, können nachgewiesen werden.
3. Die Mammographie ist in der Lage, klinisch auffällige Befunde näher zu differenzieren.
4. Die Mammographie ist die einzige Methode, mit der Karzinome im klinisch okkulten Stadium morphologisch zu erfassen sind.
5. Kleine Mammakarzinome mit klinisch unauffälligem Befund haben eine bessere Prognose.
6. Für Vorsorgeuntersuchungen ist die Mammographie, auch unter Berücksichtigung des Strahlenrisikos, geeignet.
7. Als Basismammographie kommt sie vom 35.—40. Lebensjahr zum Einsatz.
8. Kontroll- bzw. Verlaufsuntersuchungen sind insbesondere bei Frauen mit ausgewiesen hohem Mammakarzinomrisiko indiziert. Der Kontrollrhythmus ist mit ein bis zwei Jahren richtig ausgewiesen.
9. Keine Mammaoperation darf ohne Mammographie erfolgen.
10. Die mammographisch dichte Mamma erlaubt keine Detaildiagnostik. Die Sonographie ist als weiterführende Methode einzusetzen.
11. Palpationsbefunde in der jugendlichen Mamma, auch während der Schwangerschaft und Laktation, sind wie Zustände nach Augmentationsplastik primär durch Sonographie näher zu differenzieren (4.5.).

3.3.9. Multizentrizität und Bilateralität des Mammakarzinoms

Die Multizentrizität des Mammakarzinoms ist wohl höher als allgemein angenommen wird. Eine aufwendige histologische Aufarbeitung der gesamten Mamma oder von fünf Stellen aus der Tumorumgebung ist Voraussetzung, um sich für oder gegen eine Multizentrizität auszusprechen. Unter diesen Bedingungen wurde bei zwei von drei Frauen (!) ein multifokales Geschehen nachgewiesen. Der T1-Befund macht dabei in der Häufigkeit im Vergleich zu anderen Tumorstadien keine Ausnahme. Zur Multizentrizität neigen besonders die invasiven duktalen Karzinome (79%), invasiv lobuläre Karzinome sind seltener vertreten (16%). Bemerkenswert ist, daß fast ein Drittel der multiplen Karzinome einen anderen histologischen Charakter aufweist (4).

Praktische Bedeutung haben diese Untersuchungen für die organerhaltende Brustchirurgie. Wenn auch nicht näher auf die spezifischen Therapieprobleme eingegangen werden kann, läßt sich schlußfolgern, daß eingeschränkte Mammaoperationen und Strahlentherapie zusammengehören. Sonst könnten die prognostischen Nachteile die kosmetischen und psychologischen Faktoren negativ überschatten.

Bilaterale Mammakarzinome können gleichzeitig (synchron) oder zweizeitig (metachron) auftreten. Aus klinischer Sicht ist die Bilateralität in 0,3—1,6% der Fälle gegeben. Frauen mit positiver Familienanamnese, mit mammographisch und/oder histologisch nachgewiesener Multizentrizität in einer Mamma oder einem Carcinoma lobulare zeigen eine höhere Inzidenz für synchrone und metachrone beidseitige Karzinome (7). In neueren Arbeiten werden Raten zwischen 8—17% aufgeführt (2, 10, 14, 16). Nach Ronay u. a. waren 6,1% invasive und 10,6% in-situ-Karzinome. 41% der invasiven und 39% der in-situ-Formen wurden allein aufgrund, teilweise sehr diskreter, mammographischer Zeichen und durch aufwendige, vollständige histologische Aufarbeitung des Exzidates aus der kontralateralen Brust entdeckt. Die mammographisch verdächtigen Befunde waren, wurden sie als Tumor bestätigt, durchschnittlich 9 mm groß, bei einem zusätzlichen klinischen Befund waren die Läsionen 17 mm groß. Die axillären Lymphknoten waren in einer Häufigkeit von 20 bzw. 41% metastatisch befallen (14). Der Bilateralität kommt eine klinische Relevanz zu. Die 10-Jahres-Überlebensrate nimmt um 50% ab (1, 13). Man muß sich zunehmend die Frage stellen, ob die Bilateralität nicht zum limitierenden Faktor der unilateralen Therapie wird (9, 11, 16). Zu Recht können Biopsien aus dem oberen äußeren Quadranten der kontralateralen Mamma auch ohne Nachweis mammographischer Veränderungen entnommen werden, wenn der primär entdeckte Tumor vom lobulären Typ (6) oder multilokulär ist, oder aber eine positive Familienanamnese besteht. Das gilt auch unter der Prämisse, daß das exzidierte Gewebe für die Gesamtbrust nicht unbedingt repräsentativ sein muß.

3.3.9.1. Metastasen in der Mamma

Metastasen anderer Organtumoren oder Manifestationen systemischer Erkrankungen in der Mamma sind selten. Unter allen Mammographien der Grazer Universitätsklinik für Radiologie fanden sich 0,2% histologisch gesicherte Metastasen (8). Im Sektionsgut liegt die Metastasenrate in der Mamma bei 1—6% (3, 12, 15). Am häufigsten ist die lymphogene Metastasierung eines kontralateralen Mammakarzinoms. Unter den hämatogen metastasierenden Tumoren stehen Melanome und Bronchialkarzinome an erster Stelle.

Bei den systemischen Erkrankungen gehen die Lymphome vom Non-Hodgkin-Typ am häufigsten mit einer Mammabeteiligung einher (12).

3.3.9.2. Mammographische und sonographische Kriterien

Hämatogene Metastasen weisen sich als runde, glattbegrenzte, oftmals subkutan gelegene Verdichtungen aus. Bilaterales Auftreten ist möglich. Verkalkungen sind ungewöhnlich und sind nur bei Ovarialkarzinomen beobachtet worden. Im Vergleich zu den primären Mammakarzinomen ist die palpatorische mit der mammographischen Größe identisch. Eine Hautinfiltration ist sicherlich die Ausnahme. Im Sonogramm erweisen sich Metastasen als glattbegrenzte, hyporeflexive Herdbildungen mit dorsaler Schallverstärkung. Mammo- und sonographisch ist die Abgrenzung vom Fibroadenom und dem medullären Karzinom schwierig (5, 8, 12).

Die lymphogene Metastasierung geht mit einer Kutisverbreiterung einher, die Subkutis zeigt zunehmend eine retikuläre Zeichnung, der Drüsenkörper wird weniger trans-

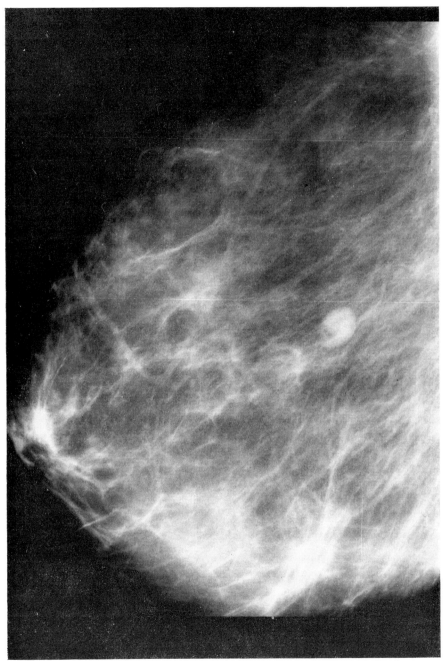

Abb. 3.114A. Basismammographie mit normaler Gewebskomposition. Zentral intramammärer Lymphknoten.

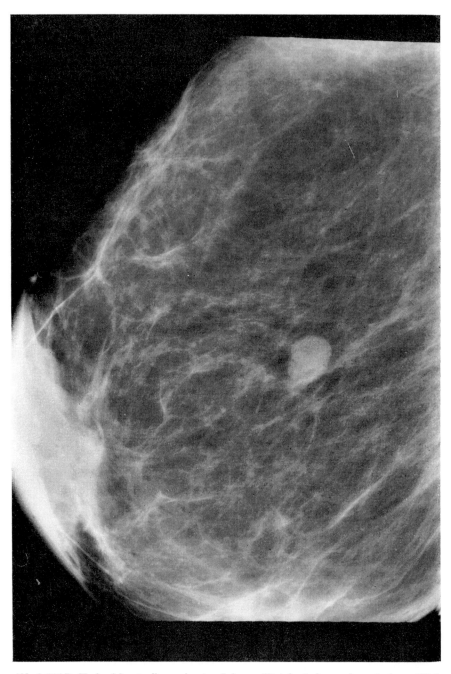

Abb. 3.114B. Verlaufskontrolle nach vier Jahren. Histologisch wurde zwischenzeitlich ein NHL gesichert. Klinisch areoläre und retromamilläre Infiltration. Mammographie: Organmanifestation des NHL (flächige Infiltration bis in die Haut hinein).

parent und zunehmend verwaschen. Das sind alles Zeichen, wie sie vom inflammatorischen Karzinom her bekannt sind.

Manifestationen von Systemerkrankungen können das Bild der hämatogenen und lymphogenen Metastasierung simulieren (5, 8, 17). Die Abbildung 3.114 zeigt den Verlauf einer Erkrankung.

Literatur

1. AL-JURF, A., P. JOCHIMSEN, L. URDANETA: Factors influencing survival in bilateral breast cancer. J. Surg. Oncol. **16** (1981), 343—348

2. BELLER, F. K., H. NIENHAUS, W. NIEDNER, W. HOLZGREVE: Bilateral breast cancer: The frequency of undiagnosed cancers. Am. J. Obst. Gynecol. **155** (1986), 247—255

3. BOHMANN, L. G., L. W. BASSETT, R. H. GOLD, R. VOET: Breast metastases from extramammary malignancies. Radiology **144** (1982), 309—312

4. GOECKE, C., A. BÖCKING, A. DANIEL, G. FLEISCHER: Häufigkeit des multizentrischen Mammakarzinoms bei suffizienter Aufarbeitung der Brust. Arch. Gyn. Obstet. **242** (1987), 285—287

5. HASERT, V.: Zum klinischen und röntgenologischen Bild von Retothelsarkommetastasen in der Mamma. Radiol. diagn. **14** (1973), 689—692

6. HORN, P. L., W. D. THOMPSON: Risk of contralateral breast cancer. Associations with histologic, clinical and therapeutic factors. Cancer **62** (1988), 412—424

7. KINDERMANN, G.: Primäres Mammakarzinom: Welche diagnostischen und prognostischen Faktoren gehören zum Therapiekonzept? Arch. Gyn. Obstet. **242** (1987), 265—275

8. LAMMER, J., R. FOTTER, G. SCHNEIDER, A. HACKL: Metastatischer Befall der Mamma. Geburtsh. u. Frauenheilk. **48** (1988), 579—583

9. LEIS, H. P. jr.: Selective, elective, prophylactic contralateral mastectomy. Cancer **28** (1971), 956—961

10. LEIS, H. P. jr.: Managing the remaining breast. Cancer **46** (1980), 1026—1030

11. NIELSEN, M., L. CHRISTENSEN, J. ANDERSON: Contralateral cancerous breast lesions in women with clinical invasive breast carcinoma. Cancer **57** (1986), 897—903

12. PAULUS, D. D., H. I. LIBSHITZ: Metastasis to the breast. Radiol. Clin. North Amer. **20** (1982), 561

13. ROBBINS, G. F., S. W. BERG: Bilateral primary breast cancers — a prospective clinicopathological study. Cancer **17** (1964), 1501—1527

14. RONAY, G., A. H. TULUSAN, F. WILLGEROTH, M. REITZENSTEIN, R. ADAM, W. FROBENIUS: Die Rolle der Mammographie bei der Diagnose von simultanen Zweitkarzinomen in der kontralateralen Brust. Geburtsh. u. Frauenheilk. **48** (1988), 579—583

15. TOOMBS, B. D., L. KALISHER: Metastatic disease to the breast: clinical, pathologic and radiographic features. Amer. J. Roentgenol. **129** (1977), 673

16. URBAN, J. A., D. PAPCHRISTOU, J. TAYLOR: Bilateral breast cancer: biopsy of the opposite breast. Cancer **40** (1977), 1968—1973

17. ZWICKER, H., M. THELEN: Lymphogranulom in der Mamma. Fortschr. Röntgenstr. **116** (1972), 124

4.   Mammasonographie

4.1.   Physikalisch-technische Grundlagen

G. Rosenkranz

Obwohl die physikalisch-technischen Grundlagen des Ultraschalls schon sehr lange bekannt sind, und die Ultraschalltechnik im Militärwesen und der Werkstoffprüfung auch praktische Anwendung fand, ist ihre medizinische Nutzung noch sehr jung. Im folgenden sollen die wichtigsten physikalischen Eigenschaften des Ultraschalls vorgestellt und die medizinische Anwendung in der Mammadiagnostik diskutiert werden.

4.1.1.   Der Ultraschall als mechanische Welle

Unter dem Begriff Ultraschall (US) werden mechanische Wellen im Frequenzbereich zwischen 20 und 10^7 kHz verstanden. Die Ausbreitung erfolgt in Gasen und Flüssigkeiten grundsätzlich als Longitudinalwelle; in Festkörpern ist neben der longitudinalen auch eine transversale Ausbreitung möglich. Biologische Materialien (Ausnahme: Knochen) verhalten sich in dieser Beziehung wie Flüssigkeiten.

Die wichtigsten Eigenschaften des US beim Durchgang durch Materie bzw. beim Durchgang durch eine Grenzfläche sind aus der Optik bekannt. Unter dem Begriff Grenzfläche wird in diesem Zusammenhang eine Fläche verstanden, bei der zwei Medien unterschiedlicher Schallausbreitungsgeschwindigkeit aneinandertreffen. Die Schallausbreitungsgeschwindigkeit c ist abhängig vom Medium und dessen Temperatur:

$$c = \sqrt{\frac{E}{\varrho}} \quad [\text{ms}^{-1}] \tag{4.1}$$

E = Elastizitätsmodul
ϱ = Dichte

4.1.1.1.   Reflexion

Trifft eine Ultraschallwelle auf eine ebene Grenzfläche (eben: Krümmungsradius r ist klein gegenüber der Wellenlänge λ), dann kommt es gemäß Abbildung 4.1 zu Transmission und Reflexion. Der reflektierte Anteil I_R berechnet sich nach Gl. (4.2):

$$I_R = I_0 \left(\frac{Z_1 - Z_2}{Z_1 + Z_2}\right)^2 \tag{4.2}$$

I_0 = auf die Grenzfläche auftreffende Schallintensität
Z_1, Z_2 = Wellenwiderstände der angrenzenden Medien

158

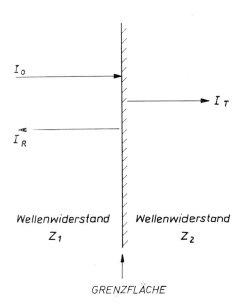

I_0

I_T

I_R

Wellenwiderstand
Z_1

Wellenwiderstand
Z_2

GRENZFLÄCHE

Abb. 4.1. Durchgang des Ultraschalls durch eine Grenzfläche.

$$I_0 = I_R + I_T \qquad I_R = I_0 \left(\frac{Z_1 - Z_2}{Z_1 + Z_2}\right)^2$$

Unter dem Begriff Wellenwiderstand versteht man den in Gl. (4.3) dargestellten Ausdruck:

$$Z = \varrho \cdot c = \sqrt{\varrho \cdot E} \qquad (4.3)$$

4.1.1.2. *Schwächung*

Beim Durchgang durch Materie wird eine Schallwelle in Analogie zu ionisierender Strahlung geschwächt. Die absorbierte Energie wird durch „innere Reibung" in Wärmeenergie umgewandelt. Dieser Vorgang wird durch Gl. (4.4) beschrieben:

$$I_x = I_0 \cdot \exp(-2 \cdot \beta \cdot x) \qquad (4.4)$$

I_0, I_x = Intensitäten an der Stelle 0 bzw. x
x = Laufstrecke
β = Absorptionskoeffizient

In diesem Zusammenhang wird oft der Begriff der Dämpfung (α) verwendet, für den die Gl. (4.5) gilt:

$$\alpha = 10 \cdot \ln\left(\frac{I_0}{I_x}\right) = 20 \cdot \beta \cdot x \qquad (4.5)$$

Die Dämpfung wird gemessen in dB (Dezibel) und ist für wichtige Gewebe in Abbildung 4.2 als Funktion der Schallfrequenz dargestellt.

4.1.1.3. *Brechung und Beugung*

Die aus der Optik bekannten Effekte der Brechung und Beugung gelten sinngemäß auch für den Ultraschall. Auf Grund der kleinen Differenzen in der Schallausbreitungsgeschwindigkeit ist der Brechungswinkel in den meisten Fällen zu vernachlässigen (Ausnahme: Knochen).

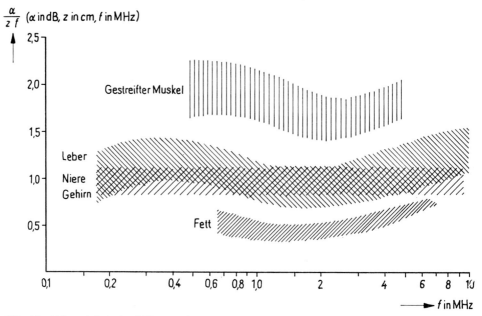

Abb. 4.2. Abhängigkeit der US-Dämpfung von der Frequenz und der Gewebeart.

Beugung gemäß dem Huygensschen Prinzip tritt dann auf, wenn ein völlig schallundurchlässiger Gegenstand in das Schallfeld gebracht wird. Dieser Effekt ist für die Schallerzeugung von Bedeutung, während die Brechung in der Medizin keine Bedeutung besitzt.

4.1.2. Erzeugung von Ultraschall

Für die medizinische Anwendung des Ultraschalls in der Diagnostik finden grundsätzlich piezoelektrische US-Geber Anwendung. Diese arbeiten auf der Grundlage des umgekehrten piezoelektrischen Effektes. Darunter versteht man die Dickenänderung diverser Kristalle beim Anlegen eines elektrischen Wechselfeldes. Als piezoelektrische Substanzen werden vor allem Quarz, Bariumtitanat und Bleizirkonat-Titanat genutzt. Die damit zu erhaltenen Schallfrequenzen sind der Kristalldicke umgekehrt proportional und außerdem materialabhängig.

In Abhängigkeit vom Anwendungsgebiet und den speziellen Geräteparametern sind inzwischen eine Vielzahl von Schallkopfkonfigurationen entstanden. Für weiterführende Einzelheiten sei deshalb auf die Literatur verwiesen (4).

Bei allen angewendeten Verfahren ist der US-Sender gleichzeitig auch der Empfänger. Damit ist verständlich, daß nur die reflektierten US-Anteile für die Bildgebung von Bedeutung sind.

4.1.3. Ultraschall in der medizinischen Diagnostik

Bei der medizinischen Anwendung des Ultraschalls muß grundsätzlich zwischen ein- und zweidimensionalen Verfahren unterschieden werden. Die eindimensionale Nutzung, oft auch als Amplituden-Verfahren (A-Bild) bezeichnet, findet vor allem in der Ophthalmologie, im HNO-Bereich und in der Hirndiagnostik Anwendung. Dabei werden im

wesentlichen Entfernungen gemessen (Laufzeit) oder Rechts/Links-Vergleiche ange-
stellt.

Bei den zweidimensionalen Verfahren wird eine laufzeitabhängige Signalverstärkung
praktiziert und die gemessene Signalintensität in Helligkeiten (Grauwerte) umgesetzt.
Aus dem englischen Begriff für Helligkeit (Brightness) wurde die Bezeichnung B-Bild
abgeleitet. Die beiden wichtigsten Prinzipien zur Gewinnung von B-Bildern sollen kurz
erläutert werden.

4.1.3.1. Compound-Scan

Das Compound- oder statische B-Bild-Verfahren erzeugt Schnittbilder durch mechanische Abtastung des Objektes. Hierfür ist ein sehr kleiner Schallkopf notwendig. Das
Grundprinzip zeigt Abbildung 4.3. Auf Grund der relativ großen Abtastzeit von $1-3$ s
können mit diesem Verfahren nur statische Bilder erzeugt werden.

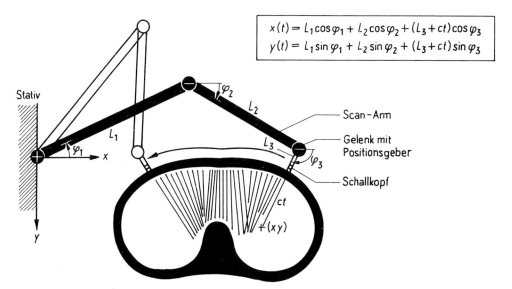

$$x(t) = L_1 \cos \varphi_1 + L_2 \cos \varphi_2 + (L_3 + ct) \cos \varphi_3$$
$$y(t) = L_1 \sin \varphi_1 + L_2 \sin \varphi_2 + (L_3 + ct) \sin \varphi_3$$

Abb. 4.3. Grundprinzip der Compound-Technik.

Objektbewegungen führen in jedem Falle zu Artefakten. Auf Grund der variablen
Scangeometrie lassen sich lufthaltige Zonen (Totalreflexion) sicher umgehen. Eine schematische Abgrenzung des Compound zum Real-time-Verfahren zeigt die Abbildung 4.4.

4.1.3.2. Real-time-Verfahren

Mit Hilfe des Real-time- oder auch Echtzeitverfahren können infolge der hohen Bild-
folgefrequenzen Bewegungsabläufe artefaktfrei zur Darstellung gebracht werden. Dabei
werden grundsätzlich die in der Abbildung 4.4 dargestellten zwei Prinzipien unterschieden. Der verwendete Schallkopf ist in jedem Falle ein Multielementschallkopf mit
elektronischer und/oder mechanischer Ansteuerung der einzelnen Schallkopfelemente.
Darüber hinaus sind die Schallköpfe zumeist auf eine bestimmte Eindringtiefe fokussiert
(Abb. 4.5), um gute Abbildungen zu erhalten.

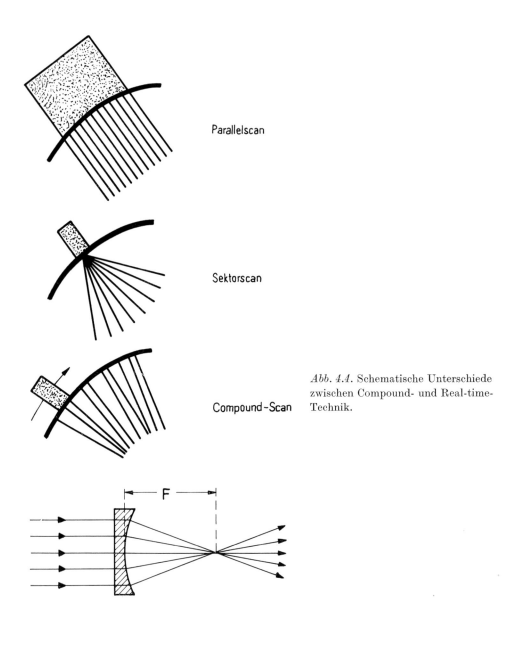

Parallelscan

Sektorscan

Compound-Scan

Abb. 4.4. Schematische Unterschiede zwischen Compound- und Real-time-Technik.

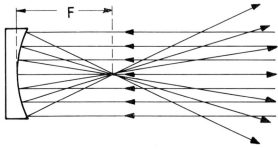

Abb. 4.5. Differente Fokusierungsmöglichkeiten zur Optimierung der Abbildungsqualität.

Der Sektorscan erweist sich hierbei von Vorteil, da auf Grund der kleinen Schallkopffläche ungehindert in das Objekt eingestrahlt werden kann.

Zur Charakterisierung der Bildqualität und der prinzipiellen Abbildungsmöglichkeiten ist zu sagen, daß das räumliche Auflösungsvermögen der Frequenz direkt proportional ist, daß damit aber gleichzeitig die Eindringtiefe abnimmt. Für die praktische Nutzung sind also mehrere Schallköpfe mit unterschiedlichen Frequenzen (2,5−10 MHz) notwendig.

Für Einzelheiten zur US-Bildgebung sei auf folgende Literatur hingewiesen (2, 3, 5, 6, 7).

4.1.4.   Ultraschall in der Mammadiagnostik

In die Mammadiagnostik hielt der Ultraschall Anfang der 70er Jahre Einzug. Vor allem in Japan und Australien wurden entsprechende Vorarbeiten geleistet. Heute sind in der Mammasonographie nach HACKELÖER u. a. (1) vor allem die Immersionstechnik und das Real-time-Verfahren mit Vorlaufstrecke von praktischer Relevanz. Die optimale US-Frequenz sollte bei 5 MHz liegen, was einen guten Kompromiß zwischen Eindringtiefe und Auflösungsvermögen darstellt.

4.1.4.1. Automatisierte Immersionstechnik

Das Grundprinzip dieses Verfahrens wird durch Abbildung 4.6 deutlich. Die abzubildende Mamma taucht in eine Flüssigkeit und wird automatisch durch eine Vielzahl von jederzeit reproduzierbaren Schnitten abgebildet. Als Bezugssystem dient hierfür die Mamille. Der Untersucher hat nur die Aufgabe, die aufgenommenen Schnittbilder, die

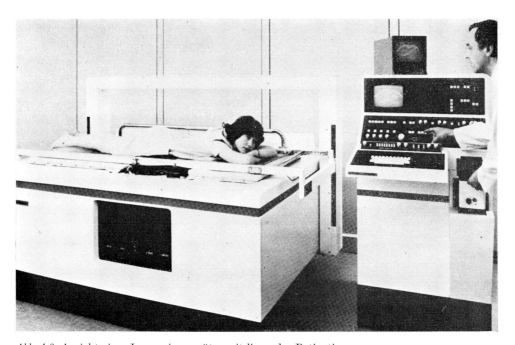

Abb. 4.6. Ansicht eines Immersionsgerätes mit liegender Patientin.

Compoundcharakter besitzen, auszuwerten. Eine befundorientierte Aufnahmetechnik ist damit nicht möglich. Weitere Nachteile sind der hohe Anschaffungspreis für das Gerät und der relativ große Zeitaufwand, der für eine Untersuchung notwendig ist.

4.1.4.2. Real-time Mammasonographie

Das derzeit wohl eleganteste US-Verfahren zur Mammadiagnostik ist das Real-time Verfahren mit Vorlaufstrecke und Anwendung von Small-part Schallköpfen. Durch die Vorlaufstrecke wird erreicht, daß das optimale Auflösungsvermögen im Bereich der Mamma liegt und auch hautnahe Bezirke optimal zur Darstellung gebracht werden können.

Dies ist bei direktem Kontakt zwischen Objekt und Schallkopf auf Grund der ungenügenden Fokussierung im Nahfeldbereich nicht möglich.

Durch nachträgliche Bildbearbeitung (Post-processing) sind speziell interessierende Details gut herauszuarbeiten.

Über Anwendungsbeispiele wird in den folgenden Abschnitten noch berichtet.

Literatur

1. HACKELÖER, B. J. u. a.: Ultraschallmammographie. Springer-Verlag. Berlin, Heidelberg, Tokyo 1986
2. KESTL, E.: Bildgebende Systeme für die medizinische Diagnostik. Grundlagen, Technik, Bildgüte. Siemens AG
3. LUTZ, H., R. MEUDT: Ultraschallfibel. Springer-Verlag. Berlin, Heidelberg, New York 1981
4. MAURER, H. J., E. ZIELER: Physik der bildgebenden Verfahren in der Medizin. Springer-Verlag. Berlin, Heidelberg, New York, Tokyo
5. MILLNER, R., K.-P. RICHTER: Ultraschalldiagnostik 1978. Wissenschaftliche Beiträge der MLU Halle—Wittenberg 1979/63 (R 59)
6. RANDERS, R. C., M. C. HILL: Ultrasound Annual 1985. Raven Press. New York 1985
7. SUTILOV, V. A.: Physik des Ultraschalls. Akademie-Verlag. Berlin 1984

4.2. Mammamorphologie im Sonogramm

V. HASERT

Die gerätetechnischen Besonderheiten, wie sie in 4.1. beschrieben werden, vorausgesetzt sind im Mammasonogramm die anatomischen Strukturen der Brust, ähnlich wie im Mammogramm, zu identifizieren. So wie das von der Mammographie bekannt ist, verändert sich die Gewebekomposition im Laufe des Lebens. Während im jugendlichen und frühen Erwachsenenalter der Drüsenanteil überwiegt, kommt es in den höheren Lebensdekaden zu einer Zunahme des Fettgewebsanteils. Im Mammogramm verhindert die hohe Dichte des Drüsenkörpers oder der Mastopathie mehr oder weniger die Tumordiagnose. Die Involutionsmamma mit ihrer hohen Strahlentransparenz stellt demgegenüber die ideale Voraussetzung für den Nachweis dezenter Veränderungen und derer Einschätzung dar. Auch im Sonogramm sind die altersspezifischen Gewebekompositionen auszuweisen. Die jugendliche Mamma fällt durch ihr homogenes hyperreflexives Grundmuster auf. Die Involutionsmamma ist im Bereich der Fettläppchen gleichmäßig hyporeflexiv, dazwischen sind die bindegewebigen Septen hyperreflexiv abzugrenzen.

Da die meisten malignen Tumoren zumindest im Zentrum selbst hyporeflexiv sind, kann eine Differenzierung in der Involutionsmamma aufgrund des wenig differenten Schallverhaltens schwierig sein. Dem gegenüber ist der hyperreflexive Drüsenkörper der jüngeren Frau für den Nachweis tumoröser Prozesse gut geeignet, differential-diagnostische Probleme können mastopathische Indurationen bringen, insbesondere wenn die Konturierung unregelmäßig und die Schallabsorption erheblich ist. Solche Befunde sind auch bei ausgeprägten Gynäkomastien des älteren Mannes möglich. Klinisch, mammographisch und sonographisch ist keine Klärung möglich. Hier erhält die Feinnadelbiopsie einen besonderen Stellenwert, aus Sicherheitsgründen wird die histologische Untersuchung nicht zu umgehen sein.

Folgende anatomische Strukturen sind sonographisch abzuklären (7, 8, 14, 16, 36) (Abb. 4.7):

— der hyperreflexive Hautsaum,
— der relativ echoarme subkutane Fettmantel mit den echoreichen Cooperschen Bändern,
— das in Abhängigkeit vom Alter unterschiedlich reflexive, oftmals hyperreflexive Drüsenparenchym,
— die schwach reflexive präpektorale Fettschicht,
— die hyperreflexive Pektoralisfascie und die hyporeflexive Muskulatur, darin eingebettet die schallabsorbierenden Rippen.

Die Grundstrukturmuster der malignen und benignen Tumoren werden in 4.3. beschrieben. Das Bild der Zyste soll hier dargestellt werden. Sie ist ein runder oder ovaler echofreier Bezirk mit glatter Innenkontur. Typisch sind bilaterale Schallschatten. Es handelt sich dabei um Refraktionsschatten, die an geneigten Grenzflächen von Medien

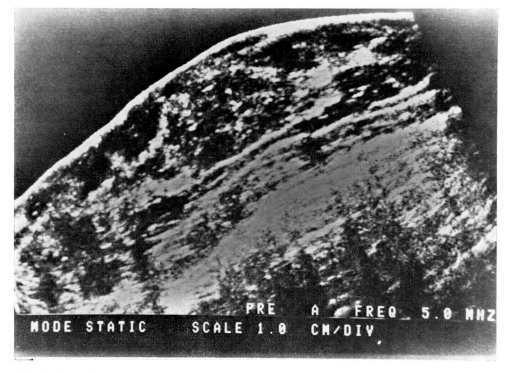

Abb. 4.7. Normales Mammasonogramm.

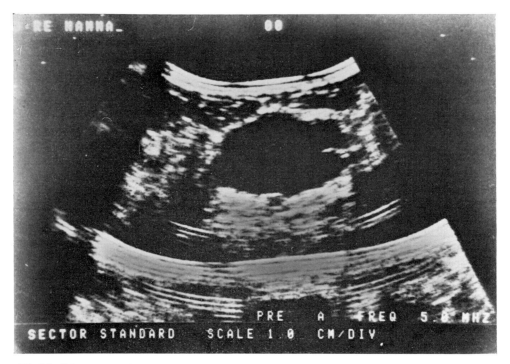

Abb. 4.8. Gekammerte Zyste.

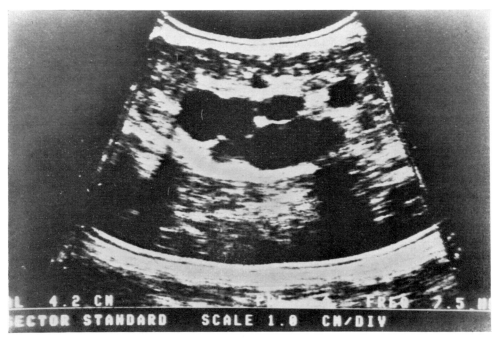

Abb. 4.9. Zyste mit partiellem intrazystischen Septum.

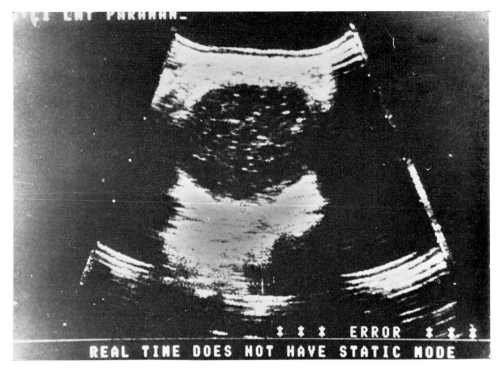

Abb. 4.10. Zyste mit Binnenechos. Das Aspirat enthielt flockige Strukturen.

mit unterschiedlicher Schallimpedanz auftreten. Ursache ist die Brechung und/oder Reflexion mit Energieverlust im Schallverlauf. Zysten sind komprimierbar. Der Zyste folgt aufgrund der in ihr verstärkten Schalleitung eine hyperreflexive Zone. Kammerungen sind durch zarte Septen ausgewiesen (Abb. 4.8; 4.9).

Intrazystische Raumforderungen fallen als wandständige hyporeflexive Areale in der echofreien Zyste auf.

In Abhängigkeit von der Zusammensetzung der Zystenflüssigkeit sind dezente bis gröbere Binnenechos möglich, das gilt z. B. für eingeblutete oder entzündlich veränderte Zysten. Die dorsale Schallverstärkung bleibt unverändert bestehen (Abb. 4.10).

4.3. Sonographisches Bild des Mammakarzinoms

N. Grosche

Das sonographische Bild des Mammakarzinoms ist grundlegend von Kobayashi (14) beschrieben worden. Die hauptsächlichsten Kriterien sind von vielen Autoren in ihrer Wertigkeit modifiziert und ergänzt worden (2, 7, 8, 11, 12, 17, 18, 20, 26, 27, 32, 33, 36).

Zum Teil wurden Versuche unternommen, eine Zuordnung zu patho-histologischen Strukturen und Typen der malignen Mammatumoren zu erreichen (1, 2, 7, 21, 28). Der Wert derartiger Versuche, wie der gesamte Stellenwert der Sonographie in der Diagnostik des Mammakarzinoms, wird jedoch in der Literatur sehr unterschiedlich beurteilt.

Im wesentlichen entspricht die Sonopathomorphologie des Mammakarzinoms den allgemein gültigen Kriterien für maligne Tumoren in der Sonographie. Jedoch lassen

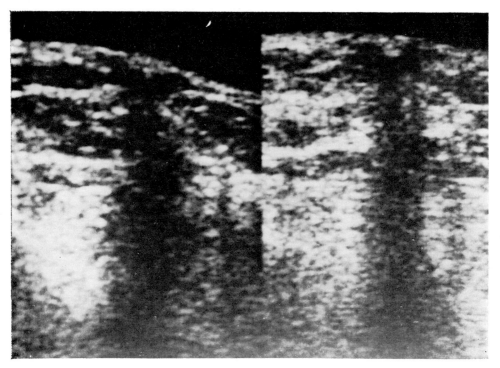

Abb. 4.11. Keine eigentliche Herdbildung, nur Schallschatten, Deformierung der Subcutis.
Histologie: fibrosierende, herdförmig obliterierende Mastopathie. Real-time-Technik-Breitband-schallkopf mit Vorlaufstrecke (SAL 55 AS).

sich einige besondere Phänomene nur aus der oberflächlichen Lage im Weichteilmantel erklären (Schallschatten auch hinter Weichteilstrukturen ohne Kalk). Durch diese besondere Lage ist der Einsatz besonders hochfrequenter Schallköpfe (4.1.) mit höchstem Auflösungsvermögen ausnutzbar. Weichteilgewebe, die ein besonders hohes Schall-absorptionsvermögen aufweisen, erscheinen dann sonographisch als reflexarme Strukturen mit nachfolgendem Schallschatten und sind nahezu pathognomisch für maligne Gewebestrukturen (DD: Narben, obliterierende Fibrose, Abb. 4.11). Je niederfrequenter die Schallköpfe sind (z. B. normale Schallköpfe für die Abdominal-Sonographie), um so schlechter ist dieser Effekt nachweisbar (Abb. 4.12). Derartige Schallköpfe sind für den Einsatz in der Mammadiagnostik ungeeignet (6).

Für die Mamma-Sonographie sind nur Schallköpfe mit einer Frequenz ab 5 MHz verwendbar.

Die sonographischen Beurteilungskriterien sind:

Struktur	(echoarm — echoreich — homogen — inhomogen)
Begrenzung	(glatt — unscharf — Ausläufer in Umgebung)
Schallverhalten	(Verstärkung — Schwächung — Schallschatten dorsal — laterale Begrenzungsschatten)
Umgebungsverhalten	(invasiv — expansiv — Pseudokapsel)
Verformbarkeit	zum Palpationsbefund
Größenrelation	

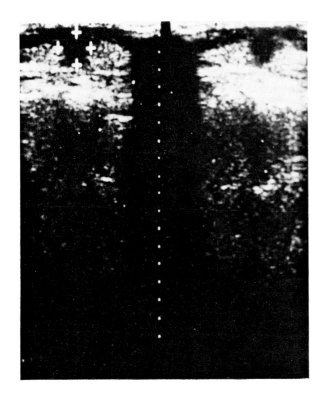

Abb. 4.12 A. Zystisch anmutender Rundherd mit unscharfer Wandkontur, kein Schallschatten. Real-time-Technik — 3,5 MHz.

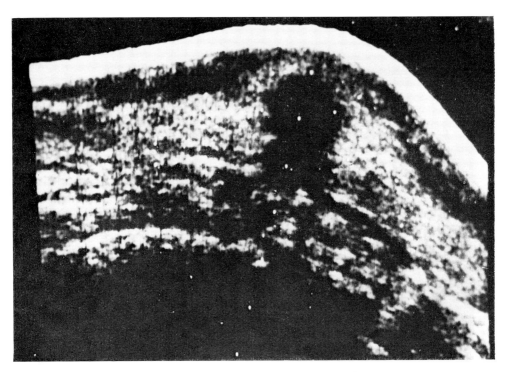

Abb. 4.12 B. Gleicher Fall: Compound-Technik — 7,5 MHz (SAC 12 A).

Tabelle 4.1. Differenzierung herdförmiger Mammaläsionen

Benigne	Indifferent	Maligne
glatte Begrenzung	teilweise glatte Begrenzung	unscharfe Begrenzung
homogene Binnenechos	areflektive und hyperreflektive Herdanteile	inhomogen verteilte Binnenechos
regelhaft strukturierte Binnenechos	überwiegend regelhafte Binnenechos	irregulär strukturierte Binnenechos
hypo-hyperreflektive Binnenechos		hyporeflektive Binnenechos
Verdrängungssaum	flaue Herde	Besenreiser (Tannenbaumphänomen)
Schallverstärkung in beiden Ebenen	indifferentes dorsales Schallverhalten	zentraler Schallschatten in beiden Ebenen
symmetrischer Lateralschatten		asymmetrischer Lateralschatten

Die Differenzierung von herdförmigen Mammaläsionen läßt sich in drei morphologische Qualitäten einordnen:

— benigne,
— indifferent,
— maligne Ultraschallsymptome (Tab. 4.1).

Daraus lassen sich drei Leitsymptome für den malignen Mamma-Prozeß ableiten:

— Echoarmut,
— spärliche, inhomogene, irreguläre Binnenstruktur,
— unscharfe Randbegrenzung.

Diese Symptomtrias in Kombination mit den sekundären Tumorzeichen der dorsalen Schallabschwächung bis zu Schallschatten ist pathognomisch für einen malignen Prozeß. Die Darstellbarkeit dieser Kriterien ist jedoch in hohem Maße abhängig von der zur Verfügung stehenden Technik (4.1.). Die Differenzierungen Echoarmut — echoleer (also: solide — zystisch), inhomogene und irreguläre Binnenechos — homogene und reguläre Binnenechos sowie unscharfe — scharfe Randbegrenzungen sind oftmals nur an diskreten Veränderungen erkennbar und verlangen ein höchstmögliches Auflösungsvermögen nicht nur axial sondern auch lateral. Eine stärkere optische Vergrößerung erbringt keinen Gewinn an Detailinformationen, sondern schafft eher Unsicherheiten durch Vergröberung der Echostruktur und damit der Wandbegrenzung, so daß unscharfe Begrenzungen vorgetäuscht werden können. Von den sekundären Tumorzeichen ist der Nachweis des dorsalen Schallschattens (zentrales Schallauslöschphänomen nach 2, 7, 20) das verläßlichste Malignitätskriterium, welches allerdings nicht bei allen Tumortypen nachweisbar ist. Aus der Kombination der Ultraschallkriterien lassen sich drei sonomorphologische Haupttypen des Erscheinungsbildes des Mammakarzinoms zusammenfassen:

1. Der **shadow-Typ** ist charakterisiert durch einen stark ausgeprägten dorsalen Schallschatten bei unscharfem mit Ausläufern versehenen hyporeflektiven Herd, der in den Schallschatten übergehen kann und oftmals die dorsale Tumorgrenze nicht mehr er-

kennen läßt (Tannenbaumphänomen) (Abb. 4.13 bis 4.15). Die Ausprägung des Schallschattens ist offensichtlich durch den Gehalt an Bindegewebe graduiert und findet sich deshalb häufiger bei den infiltrierenden, szirrhösen Tumorformen, je nach Zusammensetzung des Tumors auch in unterschiedlicher Intensität (7, 15, 33, 35).

2. Der **intermediate Typ**, der zum Teil benigne Kriterien aufweist, die aber stark von der Gerätetechnik beeinflußt sind, weist bei Verwendung von höchstauflösenden Schallköpfen und Vorlaufstrecken oftmals doch alle Malignitätskriterien, wenn auch in diskreter Weise, auf. Der dorsale Schallschatten ist weniger deutlich ausgeprägt.

  Der im allgemeinen reflexarme Herd zeigt nur wenige Unregelmäßigkeiten der Binnenstruktur, die Unschärfe des Tumorrandes mit zum Teil asymmetrischen Lateralschatten ist ebenfalls weniger deutlich ausgeprägt (Abb. 4.16 bis 4.18).

3. Der **distinct Typ**, der von manchen Autoren (12, 25) noch differenziert wird in Typ I (zystenähnlicher Typ) und Typ II (Indifferenztyp), ist charakterisiert als quasi benigner Tumor, der z. T. als Zyste mit symmetrischen Lateralschatten und dorsaler Schallverstärkung imponiert. Andererseits ist er wohl als solider, reflexarmer Tumor erkennbar, der unscharf, unregelmäßig begrenzt ist, jedoch alle sekundären Tumorzeichen wie dorsalen Schallschatten, Lateralschatten oder Schallverstärkung vermissen läßt. Der Typ I ist also mit einer Zyste verwechselbar (Abb. 4.19 bis 4.21), jedoch wird hier die Punktion leicht den Irrtum erkennen lassen, da in dieser Gruppe die medullären und mucinösen Karzinome den Hauptanteil bilden und einen klassischen Punktionsbefund erbringen.

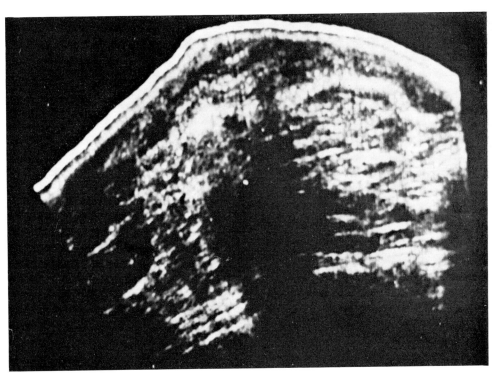

Abb. 4.13. Reflexarmer Tumor mit Ausläufern in die Umgebung, Infiltration der Thoraxmuskulatur und in einen dorsalen Schallschatten übergehend (Tannenbaumphänomen).
Histologie: invasiv-duktales Karzinom. Compound-Technik — 5 MHz (SAC 12 A).

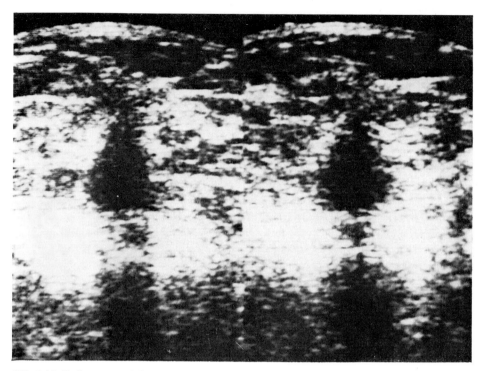

Abb. 4.14. Reflexarmer, inhomogener, unscharf begrenzter Tumor, diskrete Ausläufer, zentrales Schallauslöschphänomen dorsal (Tannenbaumphänomen).
Histologie: 17 mm großes invasiv-lobuläres Karzinom. Real-time-Technik-Breitbandschallkopf mit Vorlaufstrecke.

Der Typ II ist mit benignen soliden Tumoren, wie Fibroadenomen oder Adenomen, zu verwechseln (Abb. 4.22 bis 4.24). Deshalb sollte in Zweifelsfällen immer die gezielte Punktion oder DE die Klärung des Befundes erbringen.

Diese aufgezeigten Typen der Mammakarzinome im Ultraschallbild weisen also eine große Heterogenität im Erscheinungsbild auf (Tab. 4.2).

Aus unseren Ergebnissen wird ersichtlich, daß die verläßlichsten sonographischen Kriterien für ein Mammakarzinom die reflexarmen Strukturen mit inhomogenen Binnenechos und unscharfer Randbegrenzung darstellen.

Tabelle 4.2. Sonomorphologie bei 126 Mamma-Karzinomen

Rundherdcharakter	96 = 82%
Schallschatten dorsal	64 = 55%
Leitsymptom	28 = 24%
Diskret/partiell	36 = 31%
Tannenbaumphänomen	20 = 17%
Unscharfe Begrenzung	108 = 93%
Reflexarme Struktur	117 = 97%
Inhomogene Binnenstruktur	108 = 93%

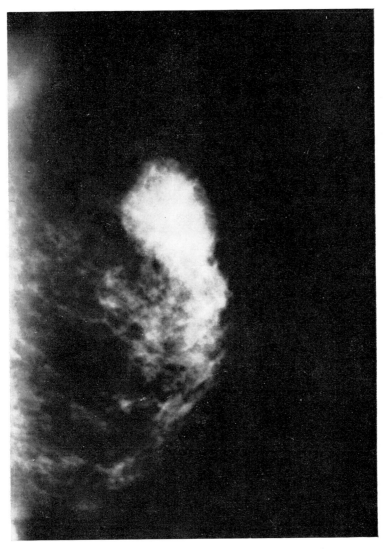

Abb. 4.15 A. Mammographie. Rundherd mit Ausläufer zur Mamille, relativ scharfe Begrenzung.

Der Schallschatten ist nur zu 55% nachweisbar. Diese Ergebnisse stimmen gut mit den Literaturangaben überein (MAJEWSKI (25): Schallschatten 50%, irreguläre Tumorbegrenzung 92%, inhomogene echoarme Textur 81,4%; HACKELÖER et al. (7): Schallschatten 56%, irreguläre Tumorbegrenzung 84%, irreguläre Echotextur 72%).

Eine weitere Zuordnung der sonographischen Erscheinungsbilder zu histologischen Typen des Mammakarzinoms ist vielfach versucht worden, jedoch ohne sichtbares Ergebnis geblieben. Auch die im Kapitel aufgezeigten Bildbeispiele unterstreichen die Fragwürdigkeit dieser Versuche. Wir haben an dieser Stelle bewußt auf diese Darstellung verzichtet, da ein Nutzen in der praktischen Anwendung der Ultraschalldiagnostik der Mamma nicht zu erkennen ist.

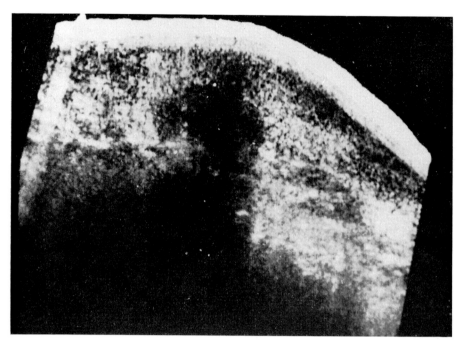

Abb. 4.15 B. Gleicher Fall: Sonographie — 5 MHz. Compound-Technik: relativ scharf begrenzter, reflexarmer Herd mit partieller Schallschattenbildung dorsal.

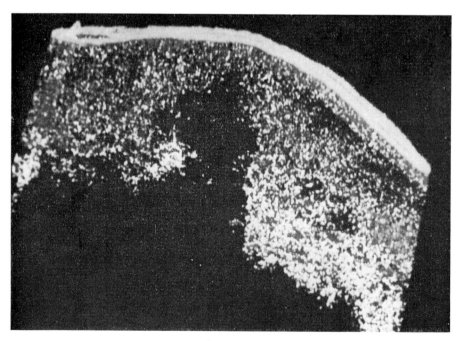

Abb. 4.15 C. Gleicher Fall: postprocessing mit Graustufenfilterung (SAC 12 A): der maligne Charakter mit Herdunschärfe und dorsalem Schallschatten wird besonders deutlich.
Histologie: solides, invasiv-duktales Karzinom.

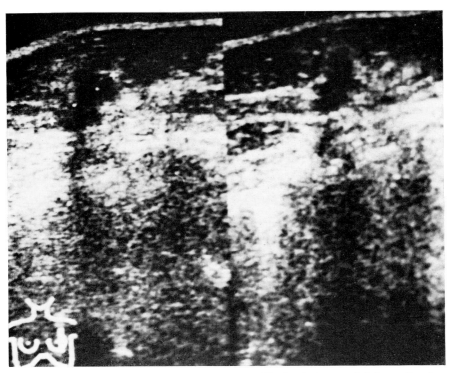

Abb. 4.16. Unregelmäßig begrenzter, inhomogener Herd mit hyperreflektivem Randsaum und diskretem zentralen, dorsalen Schallschatten.
Histologie: solid, invasiv-duktales Karzinom. Real-time-Technik-Breitbandschallkopf mit Vorlaufstrecke (SAL 55 AS).

Die klassischen Merkmale des Mammakarzinoms sind:

— unregelmäßige, unscharfe Tumorbegrenzung,
— hyporeflektive, inhomogene Binnenstruktur,
— Schallschatten (wenn vorhanden).

Eine histologische Zuordnung ist nicht möglich.

Tabelle 4.3. Trefferquoten präoperativer Dignitätsbeurteilungen

Histologie		R+	F+	F—	Sonographie TQ
Zysten	10	10	—	—	100%
benigne Tm	20	14	6 (als Karzinom angesehen)	—	70%
benigne	30	24	6	—	80%
Malignome	66	64	—	2	97%
insgesamt	96	88	6	2	91%
Klinik	96	66	30	—	68,7%

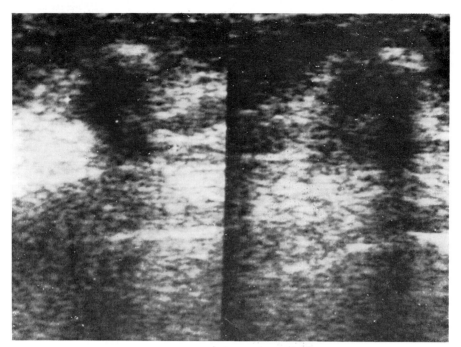

Abb. 4.17. Diskret unscharfer Rundherd mit kleinem hyperreflektiven Randsaum, inhomogene, reflexarme Binnenstruktur, asymmetrischer Lateralschatten.

Histologie: solid, invasives-duktales Karzinom. Real-time-Technik-Breitbandschallkopf, Direktankopplung (SAL 55 AS).

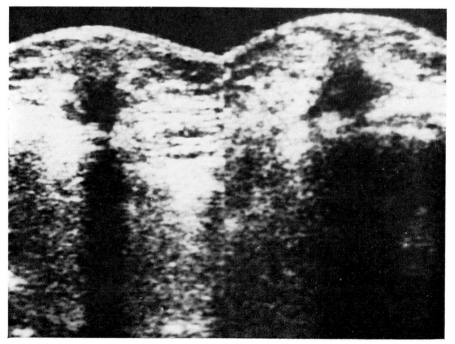

Abb. 4.18 A

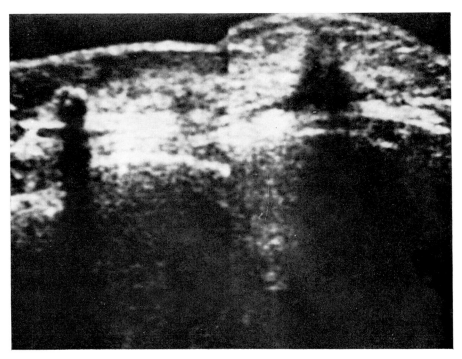

Abb. 4.18 B. Gleicher Fall: Auch hier gehört der im linken Bild dargestellte Schallschatten nicht zum Tumor, sondern entspricht einem verkalkten Fibroadenom in der Tumorumgebung.
Histologie: stromareiches invasiv-duktales Karzinom. Real-time-Technik-Breitbandschallkopf mit Vorlaufstrecke (SAL 55 AS).

Unter der Berücksichtigung der richtigen Einordnung der sonographischen Beurteilungskriterien läßt sich eine hohe Treffsicherheit der Sonographie bei klinisch palpablen Tumoren erzielen. Dabei stellt die Sonographie immer eine kombinierte klinisch-sonographische Untersuchungsmethode dar, weil unter Palpationskontrolle die Sonographie durchgeführt werden kann und somit sonographische und klinische Tumorgröße sowie Kompressibilität des Herdes korreliert werden können. Dabei sind benigne Befunde verformbar, maligne Befunde nicht. Die sonographische Größenbestimmung des Tumors ist oftmals bei sehr unregelmäßiger Begrenzung schwierig, auch bei gemischten Strukturen, wie z. B. reflexarme Zentren und reflexreicher Randsaum, ist die Tumorgröße bei fehlender Kompression (freie Immersionstechnik — z. B. Octoson) schwierig zu erkennen.

Gemessen werden sollte die Größe einschließlich eines evtl. hyperreflektiven (durch Bindegewebsreaktion der Umgebung hervorgerufenen) Randsaumes. Es hat sich nach Erfahrungen von HACKELÖER et al. (7) erwiesen, daß kleinere Karzinome meist größer, ab 2 cm Größe meist kleiner eingeschätzt werden (Abb. 4.25; 4.26).

Im Ergebnis einer Studie zur Treffsicherheit der Sonographie im Vergleich zur Klinik ergab sich bei 96 klinisch vermuteten Malignomen eine hohe Treffsicherheit, die sich mit den Literaturangaben gut korrelieren läßt (Tab. 4.3; 4.4).

Abb. 4.18 A. Unregelmäßig begrenzter Herd mit inhomogenen Binnenechos. Der im linken Bild dargestellte Schallschatten gehört nicht zum Tumor, sondern geht von den darunter gelegenen Rippen aus.

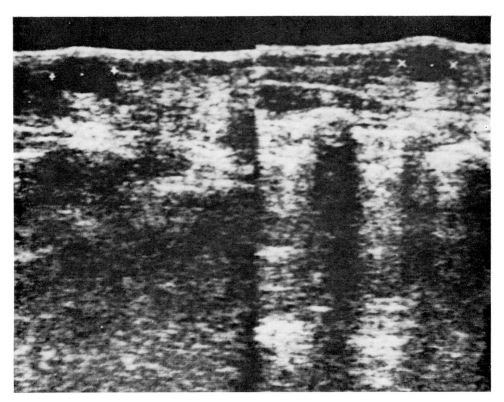

Abb. 4.19. Glatt begrenzter Rundherd mit dorsaler Wandbetonung und Schallverstärkung, nur im rechten Bild erkennbare inhomogene Binnenstruktur.
Histologie: 22 mm großes Gallert-Karzinom. Technik wie oben.

Tabelle 4.4. Literaturvergleich der präoperativen Dignitätsbeurteilungen (modifiziert nach HACKELÖER et al., 1986)

| | | Präoperativ richtige Einstufung in | |
		benigne	maligne
Klinik:			
KREUZER et al.	1973	77%	57%
eigene Ergebnisse			68,7%
Ultraschall:			
KOBAYASHI	1980	83%	85%
FLEISCHER et al.	1983	68%	
KESSLER et al.	1983		88%
STOSICK et al.	1983	85%	79%
EGAN et al.	1984	83%	87%
LEUCHT et al.	1985	71%	91%
HACKELÖER et al.	1986	83%	87%
Zwischensumme		82%	86%
eigene Ergebnisse		80%	91%

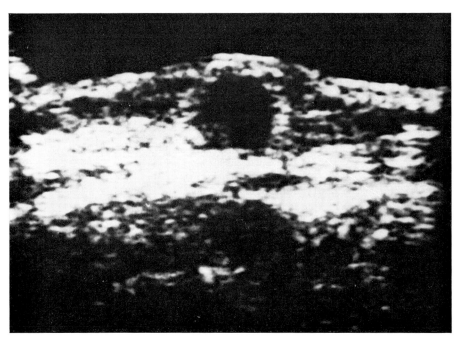

Abb. 4.20. Zarte fingerförmige Ausläufer bei sonst glattem Rundherd mit dorsaler Schallverstärkung. Diskrete Inhomogenitäten im Tumor, zarter hyperreflektiver Randsaum.
Histologie: invasiv-duktales Karzinom. Technik wie oben.

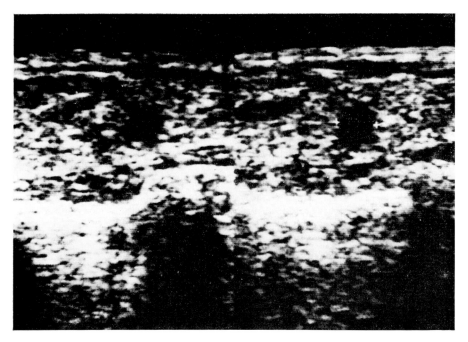

Abb. 4.21. Reflexarmer Rundherd in der Charakteristik ähnlich wie Abbildung 4.20.
Histologie: proliferierende fibrozystische Mastopathie, kein Tumor. Technik wie oben.

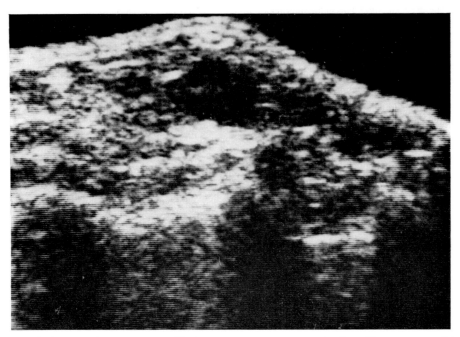

Abb. 4.22. Mäßig hyporeflektiver Herd mit nur geringer unregelmäßiger Begrenzung, indifferentes dorsales Schallverhalten, eher geringe Schallverstärkung.
Histologie: szirrhös, invasives Karzinom. Real-time-Technik-Breitbandschallkopf, Vorlaufstrecke (SAL 55 AS).

Bei der hohen Treffsicherheit, die bei unseren Ergebnissen und auch bei Vergleichsstudien in der Literatur angegeben wird, muß berücksichtigt werden, daß klinisch okkulte Karzinome, also nichtpalpable Karzinome, in diesen Studien nicht berücksichtigt worden sind.

Bei diesen handelt es sich zumeist um sehr kleine Tumoren und/oder Tumoren, die sich nur durch den Nachweis von Mikrokalk mammographisch erkennen lassen (3.3.3.). Diese Karzinome sind sonographisch nicht erfaßbar. Ebenso schwierig erkennbar sind Karzinome in einer fettreichen Mamma. Die geringere Sensitivität der Mammasonographie wird durch eine gegenüber der Mammographie höhere Spezifität von 94% (3) bis 97% (eigene Ergebnisse) ausgeglichen. Damit ist eindeutig zu erkennen, daß eine optimale bildgebende Mammadiagnostik heutzutage die hohe Spezifität der Mammasonographie und die hohe Sensitivität der Mammographie für die Diagnostik des Mammakarzinoms nutzen muß.

Mammasonographie und Röntgenmammographie sind keine konkurrierenden, sondern ergänzende Verfahren.

4.4.   Sonographie bei mammographischen Problembefunden

V. HASERT

Die klinisch dichte Mamma der jungen Frau und die flächigen, oftmals klinisch mit dem Bild einer Mastopathie einhergehenden Veränderungen sind für den Mammographen die schwierigste Konstellation in der abklärenden Diagnostik, die sich dann auch überwiegend in deskripten Einschätzungen widerspiegeln (3.3.8.2.). In diesen Situationen ist die

180

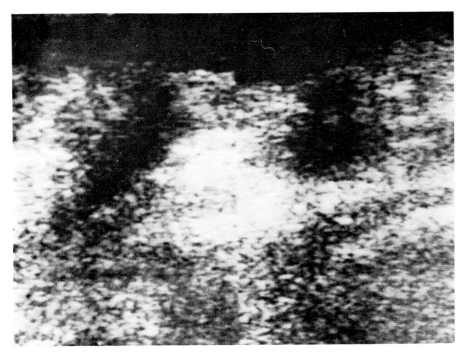

Abb. 4.23. Reflexarmer unscharfer Rundherd mit Inhomogenitäten, indifferentes dorsales Schall-verhalten.
Histologie: infiltrierendes lobuläres Karzinom. Real-time-Technik-Breitbandschallkopf, Direktan-kopplung (SAL 55 AS).

Sonographie dann nicht nur eine Additivmethode, sondern die entscheidende bildgebende Methode überhaupt. Die Feinnadelbiopsie kann bei unklarem Mammographiebefund nur dann weiterführen, wenn klinisch eine eindeutige Auffälligkeit besteht, oder wenn ein mammographischer „Rundherd" näher differenziert werden soll.

Nach LEUCHT und Mitarb. (23) liegt der Anteil mammographisch unklarer Befunde, die bioptisch geklärt wurden, immerhin bei 32%. Sonographisch unklare Befunde sind im gleichen Patientengut noch mit 13% vertreten. Damit führt die Mammasonographie in 68% zu einer richtigen präoperativen Dignitätseinschätzung, 23% bleiben weiter unklar, 9% der Befunde werden sonographisch falsch eingestuft. Bezieht man die Unter-suchungen getrennt nach histologisch malignen und benignen Befunden, ergibt sich, daß unter den mammographisch unklaren Befunden sonographisch 60% der Malignome und 70% der benignen Läsionen richtig eingeschätzt wurden.

In einer eigenen Studie (9) konnten wir bei Problemmammogrammen („Rundherd", flächige Verdichtung, Mastopathie, dichte Drüse, normales Mammogramm mit frag-lichem Palpationsbefund) die Rate der unklaren abklärungsbedürftigen Befunde auf 20% senken. Diese Zahl bezieht sich auf solide Prozesse, die entweder durch ultraschall-gelenkte Feinnadelbiopsie oder durch diagnostische Exstirpation abgeklärt wurden (Tab. 4.5). SICKLES (29) gibt für eine ähnliche Gruppe 18,3% solide Tumoren an. Das bedeutet, daß durch die zusätzliche Einbeziehung der Sonographie in das diagnostische Spektrum abklärungspflichtige Diagnosen wesentlich verdichtet werden, chirurgische Kapazitäten sind bei unverminderter Sicherheit für die Patientin effektiver einzusetzen (10).

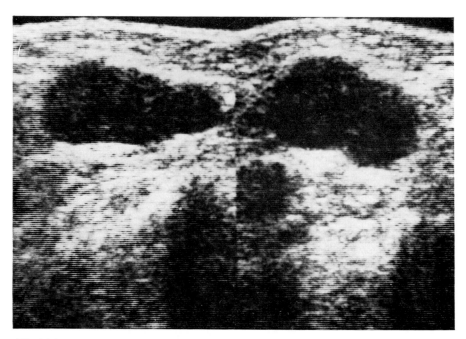

Abb. 4.24. Reflexarmer, polycyklischer glatt begrenzter Rundherd, geringe dorsale Schallverstärkung.
Histologie: Fibroadenom. Real-time-Technik-Breitbandschallkopf, Vorlaufstrecke (SAL 55 AS).

Tabelle 4.5. Ultraschalltomographische Texturmuster mammographisch nicht näher zu differen-
zierender Veränderungen (n = 235)

Mammographie	Ultraschalltomographie					
	Zyste	solider Herd	Masto-pathie	normal	Dysplasie	Karzinom
„Rundherd"	24	25	15	15	2	3
n = 84	28,6%	47,6%	17,6%	17,6%	2,4%	3,6%
flächenhafte	2	11	40	21	12	4
Verdichtung	2,2%	12,2%	44,4%	23,3%	13,3%	4,4%
n = 90						
Mastopathie mit flächen-	3	1	5	9	2	0
hafter Verdichtung	15,0%	5,0%	25,0%	45,0%	10,0%	0
n = 20						
dichte Drüse, nicht zu	0	1	25	3	0	1
differenzieren	0	3,3%	83,3%	10,0%	0	3,3%
n = 30						
normal mit fraglichem	0	2	0	5	4	0
Palpationsbefund	0	18,2%	0	45,5%	36,3%	0
n = 11						
insgesamt n = 235	29	40	85	53	20	8
	12,3%	17,0%	36,2%	22,6%	8,5%	3,4%

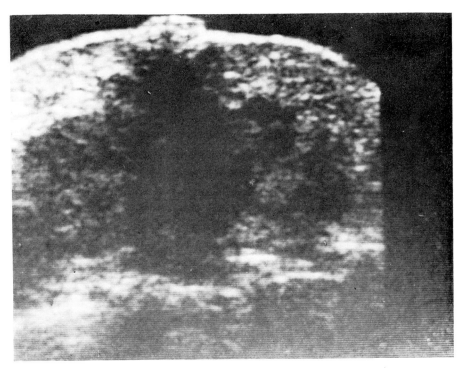

Abb. 4.25. Unregelmäßiger, nahezu die gesamte Mamma einnehmender, reflexarmer Tumor mit Inhomogenitäten und partiellen Schatten. Sonographisch und klinisch Totalkarzinom.
Histologie: 3,5 cm großes invasiv-duktales Karzinom mit zusätzlicher entzündlich-ödematöser Reaktion der Mamma. Technik wie oben.

Geht man davon aus, daß 22% der nichtpalpablen Mammakarzinome eine Größe von 11—20 mm aufweisen (30), wird es offensichtlich, daß die mammographisch dichte Mamma sonographisch untersucht werden muß, damit Tumoren dieser Größenordnung erkannt und einer adäquaten Therapie zugeführt werden können. Nicht nur die schon erwähnte ultraschallgelenkte FNB, sondern auch die präoperative Plazierung eines Hakendrahtes oder einer Kanüle in einen nichtpalpablen Herd bei dichter Mamma, wird von zunehmender Bedeutung werden (5) (Abb. 4.27).

4.5.   Wertung

V. Hasert

Die Sonographie ist ein additives bildgebendes Verfahren und zur Mammographie komplementär, nicht konkurrierend.

Mammographie und Mammasonographie kombiniert, gehen mit einer höheren Treffsicherheit für benigne und maligne Prozesse einher.

1. Die Sonographie ist bei einem Palpationsbefund in der Mamma junger Frauen der Mammographie vorzuziehen. In der Schwangerschaft und der Laktationsphase ist die Sonographie das bildgebende Verfahren der Wahl.

2. Für Veränderungen in der mammographisch dichten Brust kann die Sonographie die einzige weiterführende bildgebende Methode sein.

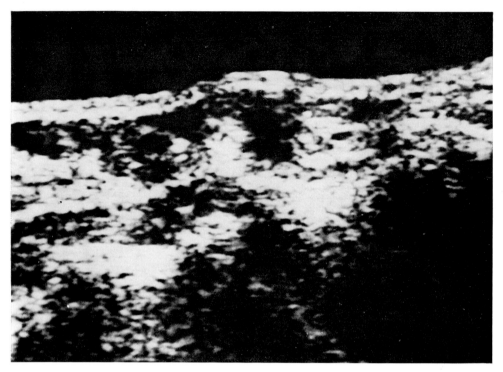

Abb. 4.26. Unregelmäßiger reflexarmer Herd mit inhomogener Binnenstruktur und breitem hyper-reflektiven Randsaum.
Histologie: invasiv-duktales Karzinom, die Tumorgröße entspricht der Messung einschließlich des Randsaumes. Technik wie oben.

3. Die Differenzierung von soliden und liquiden (zystischen) Prozessen ist optimal. Die FNB wird damit als 1. Schritt der Abklärung überflüssig.

4. Eine Einschätzung der präoperativen Dignitätsprognose wird in hohem Maße möglich.

5. Exzentrisch gelegene, für die Mammographie kaum zu erfassende, Prozesse sind darzustellen.

6. Präoperative Markierungen solider Herde sind ultraschallgelenkt ohne großen Aufwand möglich.

7. Ein Viertel aller mammographisch zunächst notwendig erscheinenden präoperativen Markierungen mit anschließender Biopsie werden hinfällig, weil sie sonographisch abzuklären sind.

8. Das Parenchym in der Umgebung einer Augmentationsplastik ist einzuschätzen.

9. Mikrokalk und Tumoren mit einer Größe unter 4 mm sind nicht nachzuweisen, hier ist die Mammographie eindeutig von Vorteil.

10. Intramammäre Narben und obliterierende Fibrosen sind sonographisch vom Karzinom (Shadow-Typ) oft schwierig zu differenzieren.

— Die fettreiche Mamma der älteren Frau ist für den Nachweis hyporeflexiver solider Tumoren wenig geeignet, die Mammographie ist die Methode der Wahl.

— Für Vorsorgeprogramme sollte die Sonographie nicht eingesetzt werden.

184

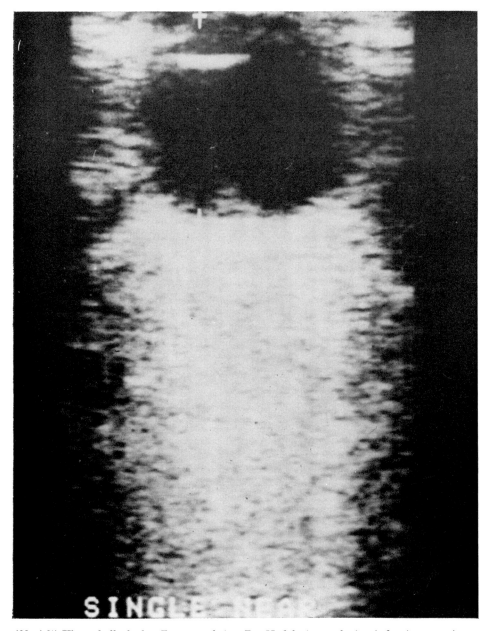

Abb. 4.27. Ultraschallgelenkte Zystenpunktion. Das Nadelspitzenecho ist eindeutig ausgewiesen.

Literatur

1. Cole-Beuglet, C., R. Z. Soriano, A. B. Kurtz, B. B. Goldberg: Ultrasound analysis of 104 primary breast carcinomas classified according to histopathologic type. Radiology **147** (1983), 191—196

2. Duda, V.: Ultraschall-Mammographie: Das sonographische Erscheinungsbild anatomischer und pathologischer Strukturen der Mamma unter Anwendung eines Immersionsscanners. Dissertation, Marburg 1982, 72—86

3. EGAN, R. L., K. L. EGAN: Automated water-path full-breast sonography: correlation with histology of 176 solid lesions. Am. J. Roentgenol. **143** (1984), 499—507

4. FLEISCHER, A. L., C. A. MUHLETALER, V. H. REYNOLDS, J. E. MACHUIN, G. A. THIEME, A. L. BANDY, A. C. WINFIELD, A. E. JAMES, jr.: Palpable breast masses: evalution by high frequency, hand-held real-time sonography and xeromammography. Radiology **148** (1983), 813—817

5. FORNAGE, B. D., M. J. FAROUX, A. SIMATOS: Breast masses: US-guided fine needle aspiration biopsy. Radiology **162** (1987), 409—414

6. GROSCHE, N., S. GEISSLER: Zum Einsatz der Ultraschalltomographie (UST) zur Erkennung herdförmiger Mammaläsionen (Erfahrungen mit einem hochauflösenden Real-Time and Compound-Scanner). Radiol. diagn. **26** (1985), 787—798

7. HACKELÖER, B. J., V. DUDA, G. LAUTH: Ultraschallmammographie, Springer Berlin—Heidelberg, 1986

8. HASERT, V.: Stellenwert der Ultraschalltomographie in der komplexen Mammadiagnostik. moderne röntgenfotografie **1** (1985), 1—10

9. HASERT, V., E. PILZ: Ultraschalltomographie der Mamma bei mammographischen Problembefunden. Radiol. diagn. **27** (1986), 479—484

10. HILTON, S. v. W., G. R. LEOPOLD, L. K. OLSEN, S. A. WILSON: Real-time breast sonography: application in 300 consecutive patients. Am. J. Roentgenol. **147** (1986), 479—486

11. JELLINS, J., G. KOSSOFF, T. S. REERE: Current and potential capabilities of ultrasound imaging for breast cancer diagnosis. SPIE Medicine IV **70** (1975), 372—374

12. KASUMI, F., A. FUKAMI, K. KUNO, T. KAJITANI: Characteristic echographic features of circumscribed cancer. Ultrasound Med. Biol. **8** (1982), 369—375

13. KESSLER, M., W. IGL, R. BASSERMANN, D. VALENA, D. H. BOHNERT, W. EIERMANN, K. J. LOHE: Ergebnisse von Mammographie und Mammasonographie mit manuellem und automatischem Scanvorgang. Ultraschalldiagnostik **82** (1983), 362—365

14. KOBAYASHI, T.: Gray-scale echography for breast cancer. Radiology **122** (1977), 207—214

15. KOBAYASHI, T.: Diagnostic ultrasound in breast cancer: analysis of retrotumerous echo patterns correlated with sonic attenuation by cancerous connective tissue. J. Clin. Ultrasound **7** (1979), 471—479

16. KOBAYASHI, T.: Gray-scale echography for breast cancer. Hitachi Medical Corporation Tokyo No. **639**, 1980

17. KOBAYASHI, T.: Ultrasonic detection of breast cancer. Clin. Obstet. Gynecol. **25** (1982), 485 to 487

18. KOSSOFF, G.: Ultraschall bei der Aufdeckung des Mamma-Frühkarzinoms. Brustkrebs-Früherkennung. Fischer Stuttgart, 1978

19. KREUZER, G., E. BOQUOI, R. D. MEYER: Die Diagnostik gut- und bösartiger Mammatumoren Dtsch. med. Wschr. **98** (1973), 691—698

20. LAUTH, G., V. DUDA, R. EULENBERG, B.-J. HACKELÖER, B. HÜNECK: Möglichkeiten und Grenzen der Brustkrebsfrüherkennung mittels Ultraschall. Röntgenpraxis **37** (1984), 62—65

21. LEUCHT, W., D. RABE, R. BOOS, K. D. HUMBERT, D. v. FOURNIER, W. SCHMIDT: Stellenwert der hochauflösenden Real-Time-Sonographie beim Mammakarzinom. Geburtsh. u. Frauenheilk. **44** (1984), 557—562

22. LEUCHT, W., D. RABE, R. BOOS, D. v. FOURNIER, W. SCHMIDT: Stellenwert der real-time Echomammographie bei röntgenmammographisch unklaren Befunden. In: Ultraschalldiagnostik **84** . Thieme Stuttgart, New York 1985

23. LEUCHT, W., D. RABE, A. MÜLLER, D. v. FOURNIER, K. D. HUMBERT, W. SCHMIDT: Verbesserung der präoperativen Abklärung von palpablen, nichtzystischen Prozessen der Mamma durch Echomammographie. Ultraschall **6** (1985), 15—25

24. LEUCHT, W., D. RABE, W. SCHMIDT: Beurteilungskriterien für die Mammasonographie. Geburtsh. u. Frauenheilk. **48** (1988), 78—91

25. MAJEWSKI, A., H. ROSENTHAL, H.-H. WAGNER: Ergebnisse der Real-time-Sonographie und Rastermammographie bei 200 Mamma-Karzinomen. Fortschr. Röntgenstr. **144** (1986), 343—350

26. NAGEL, J.: Sonographische Untersuchungen der weiblichen Brust — ein Vergleich mit der Mammographie. Med. Diss. A. Halle —Wittenberg, 1986

27. NEUMANN, Th., J. SCHEIBE, A. FRIEDRICH: Ultraschalldiagnostik der Mamma. Radiol. diagn. **26** (1985), 73—81

28. SCHMIDT, W., J. TEUBNER, M. van KAICK, D. v. FOURNIER, F. KUBLI: Ultrasonographische Untersuchungsergebnisse bei der Mammadiagnostik. Geburtsh. und Frauenheilk. **41** (1981), 533—539

29. SICKLES, E. A., R. A. FILLY, P. W. CALLEN: Benign breast lesions: Ultrasound detection and diagnosis. Radiology **151** (1984), 467—470

30. SICKLES, E. A.: Mammographic features of 300 consecutive nonpalpable breast cancers. Am. J. Roentgenol. **146** (1986), 661—663

31. STOSICK, U., G. P. BREITBACH, R. LINDER: Kombinierte präoperative Diagnostik von Mammatumoren. Tumordiagnostik und Therapie **4** (1983), 175—178

32. TEUBNER, J., G. van KAICK, L. PICKENHAN, W. SCHMIDT: Vergleichende Untersuchungen mit verschiedenen echographischen Verfahren. Ultraschall **3** (1982), 109—118

33. THIEL, Ch., G. SCHWEICKHART: Ultraschallmammographie: Ihre Bedeutung im Rahmen einer integrierten Mammadiagnostik. Fortschr. Röntgenstr. **137** (1982), 1—12

34. VLAISAVLJEVIC, V., B. GORISEK, B. ZAKOTNIK: Breast examination with ultrasound. Zdrav. vestn. (Ljubljana) **49** (1980), 315—318

35. WAGAI, T., W. TSUTSUMI: Echographic differentiation of histological structure in breast carcinoma. Excerpta Medica, Congress Series **553** (1981), 369—373

36. WAGNER, H.: Die Mammasonographie. Röntgenstrahlen **50** (1983), 38—41

5.   Thermographie

5.1.   Physikalisch-technische Grundlagen

G. ROSENKRANZ

Nach der Theorie der Wärmestrahlung sendet jeder Körper eine prinzipiell meßbare Wärmestrahlung aus. Ursache hierfür sind thermische Anregungen bei deren Abbau Photonen emittiert werden, deren Energie im Bereich der Infrarot-, d. h. der Wärmestrahlung, liegt. Ihre Wellenlänge liegt zwischen 1 und 100 μm. Einige Beispiele sind der Abbildung 5.1. zu entnehmen.

Intensität und Wellenlänge der Strahlung sind abhängig von den Temperaturverhältnissen der Umgebung.

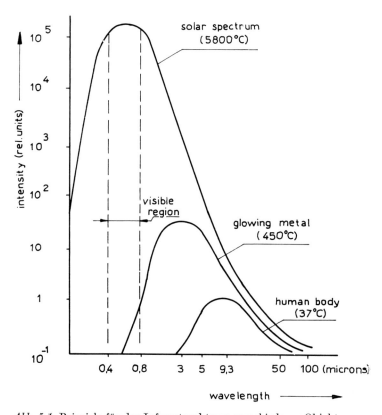

Abb. 5.1. Beispiele für das Infrarotspektrum verschiedener Objekte.

Da nach den KIRCHOFFschen Strahlungsgesetzen das Emissionsvermögen $E(\lambda)$ eines beliebigen Temperaturstrahlers seinem Absorptionsvermögen $A(\lambda)$ direkt proportional ist,

$$E(\lambda) \sim A(\lambda) \tag{5.1}$$

bieten sich zur Messung der Oberflächentemperaturen von biologischen Objekten und deren bildhafter Darstellung (Thermographie) zwei Verfahren an:

1. direkte Messung der emittierten Strahlung,
2. Bestrahlung des darzustellenden Objektes mit Infrarotstrahlung und Messung der reflektierten Anteile.

Der zweite Weg wird in der Infrarotphotographie genutzt, findet aber bis heute in der medizinischen Diagnostik keine Anwendung. Zur Charakterisierung thermographischer Aufzeichnungssysteme verwendet GANSSEN (3) die folgenden Kenngrößen:

— Temperaturauflösung,
— geometrische Auflösung,
— zeitliche Auflösung.

5.1.1. Nachweismöglichkeiten von Wärmestrahlung

Zur qualitativen Erfassung einer örtlichen Temperaturverteilung wird ein Infrarotdetektor benötigt, der wellenlängenselektiv arbeitet. Diese Aussage bedeutet, daß das gemessene Signal bei gleicher Energie von der Wellenlänge (d. h. der Temperatur) abhängig ist. Zwischen den beiden Größen Temperatur und Wellenlänge besteht der folgende Zusammenhang:

$$\frac{h \cdot c}{\lambda} = k \cdot T \tag{5.2}$$

h = Plancksches Wirkungsquantum
c = Lichtgeschwindigkeit
k = Boltzmannsche Konstante
λ = Wellenlänge

GANSSEN teilt in der bereits zitierten Arbeit (3) die derzeit verwendeten Infrarotdetektoren wie folgt ein:

— thermische Detektoren,
— Infrarot-Quantendetektoren.

5.1.2. Medizinische Anwendung

Die Erfassung der globalen Körpertemperatur ist eine in der Medizin seit längerem geübte Methode. Die bildliche Darstellung von Temperaturverteilungen (z. B. der Haut) wurde in den 60er Jahren erstmals erprobt (4). Heute werden unter dem Begriff „Thermographie" im wesentlichen zwei differente Verfahren praktisch angewendet. Beide sollen im folgenden kurz dargestellt werden. Zur medizinischen Nutzung geben die weiteren Abschnitte Auskunft.

5.1.2.1. Kontaktthermographie

Die Kontaktthermographie arbeitet auf der Basis eines thermischen Detektors. Das Detektormaterial (kristalline Flüssigkeit) wird dabei in engen Kontakt mit der abzubildenden Körperregion gebracht. Am günstigsten erweist es sich, wenn der reagierende Stoff direkt auf die Hautoberfläche aufgetragen wird. Dieses Vorgehen ist mit einer erheblichen Belästigung der Patienten verbunden. Durch ein Patent von CHURCHILL u. a. (1) konnte diese Methode jedoch verbessert werden. Den Autoren gelang es, die thermisch reagierenden Flüssigkristalle in einem lichtdurchlässigen Polymer zu dispergieren und anschließend zu kapseln, ohne daß dabei Effektivitätsverluste auftreten. Die damit zu erhaltenen „Thermographiefolien" arbeiten im Temperaturintervall von 15—50 °C. Das Temperaturauflösungsvermögen liegt nach Angaben von FLESCH (2) bei etwa 0,1 K. Die Folien besitzen eine optische Reaktion, so daß die Temperaturverteilung farbig dargestellt wird.

Das örtliche Auflösungsvermögen hängt zwangsläufig ab von der verwendeten Kristallgröße. Der von mehreren Autoren postulierte Wert von 20 Lp/mm wird von FLESCH angezweifelt. An Hand von Phantomuntersuchungen ermittelt er eine räumliche Auflösung von 3 mm bei einer Temperaturauflösung von 0,2 K. Durch das Auflegen der Folie kommt es zu einer undefinierten Veränderung der zu messenden Temperaturverteilung (zeitliches Auflösungsvermögen), so daß rasches Arbeiten mit eventueller Wiederholung gefordert wird.

5.1.2.2. Telethermographie

Wie bereits erwähnt, arbeitet die Telethermographie auf der Basis von Infrarot-Quantendetektoren und mißt die von der Haut ausgehende Wärmestrahlung über eine Entfernung von 1—2 m (Abb. 5.2.).

Mögliche Detektorsubstanzen sind:

— Germanium,

— Indiumantimonid,

— Quecksilber-Cadmiumtellurid.

Letztere sind in ihrer Herstellung heute noch sehr teuer und die Germaniumdetektoren auf Grund der notwendigen Kühlung mit flüssigem Helium in der routinemäßigen Anwendung sehr aufwendig. Medizinisch genutzte Infrarotkameras verwenden deshalb meist Indiumantimoniddetektoren. Ihre spektrale Empfindlichkeit liegt im Wellenlängenbereich zwischen 2 und 5,5 μm und ist deshalb der Strahlung des menschlichen Körpers nicht besonders gut angepaßt. Die erreichbare Temperaturauflösung liegt bei ca. 0,1 K.

Die meisten Telethermographiegeräte benutzen eine Umsetzung der Temperatur in Farbe (Isothermendarstellung wie auch bei der Kontaktthermographie). Infolge der vorhandenen Elektronik (digitales Bild) sind Bildbearbeitungen leicht möglich. Neben der statischen Untersuchung sind auf Grund des hohen zeitlichen Auflösungsvermögens auch dynamische Untersuchungen (Durchblutungsstörungen, Einfluß von Pharmaka) durchführbar.

Für die praktische Untersuchung erweist es sich als günstig, wenn der Untersuchungsraum auf konstanter Temperatur gehalten wird, und der Patient darin eine Verweilzeit von ca. 10—15 min vor Untersuchungsbeginn einhält.

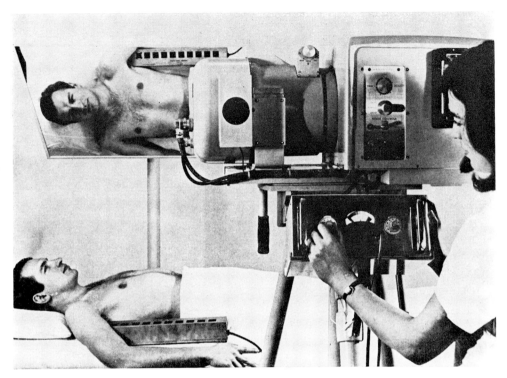

Abb. 5.2. Beispiel einer Telethermographieeinrichtung.

Literatur

1. CHURCHILL, D. u. a.: A risual display device. In: Liquid crystals and their applications. Ed. by Th. KALLARD. Optosonics Press. New York 1970
2 FLESCH, U.: Technik der Thermographie mit Flüssigkristallen in der Medizin. In: Thermologie-Fachberichte. 2. Jahrestagung der Deutschen Gesellschaft für Thermologie e. V. Düsseldorf 1981
3. GANSSEN, A.: Medizinische Thermographie. Röntgenpraxis **24** (1971), 97—109
4. HERSTEL, W.: Fundamental Aspects of Thermography in Medical Thermographie. S. Karger. Basel, New York 1969

5.2. Thermographie der Mamma

L. D. LINDENBRATEN und I. N. ZAVRAZINA

Die rechtzeitige Diagnostik des Mammakarzinoms bezieht neben der Klinik spezielle Untersuchungsmethoden, darunter auch die Thermographie, ein. Im Gegensatz zu anderen Methoden, die die morphologische Struktur der Mamma abbilden (Mammographie, Computertomographie) und der Sonographie, die die Echotextur der Brustdrüse widerspiegelt, werden durch die Radionuklidszintigraphie einige biochemische Prozesse sichtbar. Demgegenüber gestattet die Thermographie, das Wärmeverteilungsmuster der Brustdrüse darzustellen.

Seit 30 Jahren beschäftigt man sich mit der Thermographie der Mamma (22).

Allgemeine Grundsätze:

1. Die Thermographie spiegelt Prozesse des Wärmehaushaltens in den Geweben der Brustdrüse wider. Insbesondere wird in einem bestimmten Maße die biologische Aktivität eines pathologischen Prozesses offensichtlich. Die Methode ist **nicht spezifisch** für die Diagnostik des Mammakarzinoms und ist nur dann wertvoll, wenn sie zusammen mit der klinischen und mammographischen Untersuchung vorgenommen wird.

2. Als Screeningmethode kann man die Thermographie bei der Erfassung von Frauen mit hohem Mammakarzinomrisiko und als objektivierende Methode für Dispensaireverlaufsbeobachtungen ansehen. Eine veränderte Wärmeverteilung, die bei Kontrolluntersuchungen registriert wird, zeigt oftmals auch Veränderungen in der Mammographie und, wenn mehr Biopsien vorliegen, auch histologische Differenzen.

3. Bei klinisch unklaren Fällen kann die Thermographie in der Differenzierung von Mammakarzinom und benignen Veränderungen, die mit einer hohen Proliferationsrate einhergehen, möglicherweise weiterhelfen. Zum Teil ist das auch bei klinisch-okkulten Veränderungen möglich.

4. Die Thermographie kann auch zur Einschätzung des Therapieeffektes und der Erkennung von Rezidiven eingesetzt werden.

5.2.1. Das thermographische Bild der normalen Brustdrüse

Moderne Geräte erlauben die Temperaturregistrierung im Bereich von $0,1\,°C$. Wir kennen die **Thermoskopie**, das Beobachten des Temperaturverteilungsmusters auf einem Monitor, wobei die Temperaturen mehr oder weniger hell oder dunkel bzw. farbig abgestuft dargestellt werden. Mit Hilfe einer graduierten Skala kann man, ohne daß die Haut berührt wird, die absolute Temperatur der Oberfläche bzw. von Regionen mit gleicher Temperatur (Isotherme) im Sinne der **Thermometrie** darstellen. Das Bild kann auf einem Film oder Photopapier fixiert werden. Es handelt sich dann um die eigentliche **Thermographie**. Die Untersuchung wird in drei Projektionen vorgenommen (gerade, rechts- und linksschräg). Sie kann sowohl im Sitzen als auch in Rückenlage der Patientin durchgeführt werden. Am günstigsten sind der 7. bis 10. Tag post menstruationem. Vor der Untersuchung sind Medikamente, die mit einer Erhöhung der Stoffwechselprozesse und der peripheren Durchblutung einhergehen, abzusetzen, darunter fallen auch Externa mit einem lokalen Effekt. Die Thermographie wird bei einer Umgebungstemperatur von 19 bis $20\,°C$ durchgeführt. Es ist notwendig, daß sich die Patientin über einen Zeitraum von 10 bis 15 min in diesem Milieu befindet, damit eine ausreichende Abkühlung der Hautoberfläche eintritt. Wird die Abkühlung mit Hilfe eines Föns oder schnell verdampfender Mittel vorgenommen, besteht die Möglichkeit einer betonten Kontrastthermographie.

Das thermographische Bild der normalen Milchdrüse variiert in Abhängigkeit von der Architektur des Unterhautgefäßsystems.

Gros und Gautherie (13) unterscheiden fünf Thermographietypen:

1. avaskulärer Typ,
2. linear angeordnete Gefäße,
3. netzartig angeordnete Gefäße,
4. unregelmäßig angeordnete Gefäße,
5. getüpfelt-fleckförmig.

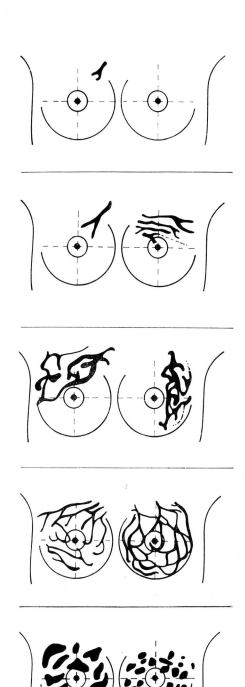

Abb. 5.3. Normale Thermographievarianten (nach 13).

GIRAND und Mitarb. (11) kommen zu vier verschiedenen Typen, die sich durch die unterschiedliche Vaskularisation in steigender Tendenz unterscheiden (Abb. 5.3).

Nach unseren Untersuchungen sind der avaskuläre Typ in 22,8%, die vaskulären Typen in 74,1% und der „gefleckte" Typ in 3,1% der Fälle anzutreffen (Abb. 5.4 bis 5.6).

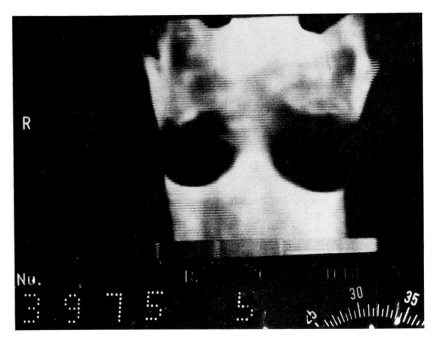

Abb. 5.4. Thermogramm vom avaskulären Typ.

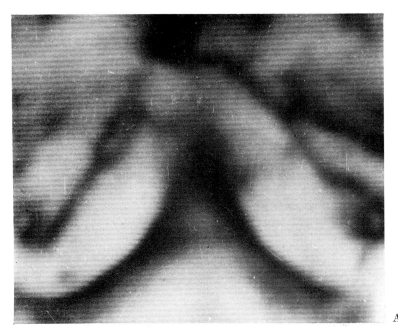

A

Abb. 5.5. Thermographische Vaskularisationstypen.
Abb. 5.5 A. Linear angeordnete Gefäße.

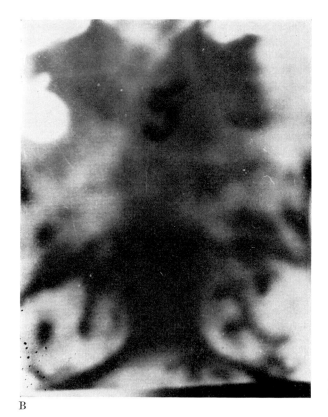

Abb. 5.5 B. Nicht linearer
Gefäßtyp.

B

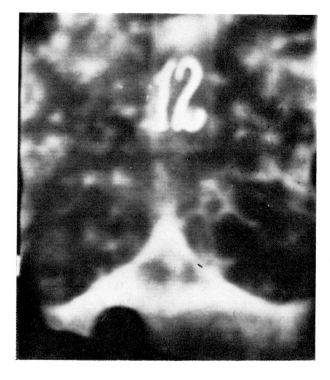

Abb. 5.6. Thermogramm vom
fleckförmigen Typ.

Unsere Untersuchungen an 100 Frauen konnten im Verlaufe von fünf Jahren zeigen, daß für jede Frau ein charakteristisches individuelles Wärmeverteilungsbild der Brustdrüse besteht, das im Normalfalle stabil bleibt. Das Basismammogramm, das bei der Erstuntersuchung angefertigt wird, wird bei Verlaufskontrollen herangezogen. Verlaufsveränderungen können einen pathologischen Prozeß signalisieren.

Im Seitenvergleich ist es durchaus üblich, daß selbst symmetrisch angeordnete Areale differente Temperaturen zeigen. Das erklärt sich aus einer unterschiedlichen Dicke des Unterhautfettgewebes, aus Differenzen im Stratum corneum der Epidermis, aus unterschiedlicher Blutversorgung und unterschiedlichen Gefäßverläufen.

Im Normalfall sind die kranialen Brustabschnitte in ihrer Temperatur höher als die kaudalen (19). Für die Grundklassifikation ist es wichtig, daß jede untersuchte Brust vom Typ her identifiziert wird.

5.2.2. Thermographische Zeichen des Mammakarzinoms

Die Diagnostik bösartiger Tumoren mit Hilfe der Thermographie basiert auf folgenden Symptomen:

1. lokale Hyperthermie,
2. allgemeine Hyperthermie der Brustdrüse,
3. Hyperthermie der Areole,
4. asymmetrische Hypervaskularisation (vergrößerte Gefäßkaliber, willkürliche Anordnung),
5. topographische Zuordnung von Hyperthermiezonen und pathologischen Veränderungen, die bei der klinischen, röntgenologischen oder ultraschalltomographischen Untersuchung aufgefallen sind,
6. unterschiedlicher Gefäßtyp in beiden Mammae,
7. Verlust der glatten Mammakontur im Thermogramm (Abb. 5.7).

Das Hauptzeichen des Mammakarzinoms ist zweifellos die lokalisierte Hyperthermie. Wir unterscheiden:

T1 = Temperaturdifferenz zum umgebenden Gewebe,
T2 = Temperaturdifferenz zum symmetrischen Gebiet der kontralateralen Mamma,
T3 = Temperaturdifferenz zur sternalen Referenz.

Die Größe der Temperaturgradienten wird von verschiedenen Autoren unterschiedlich eingeschätzt. SPITALIER und AMALRIC (32) sehen bei T2 2,5—3 °C, GROS und GAUTHERIE (13) 2 °C und STARK (33) 1,5 °C als pathologisch an. Von der Höhe des Wertes ist die Treffsicherheit der Methode abhängig. Tritt eine Temperaturdifferenz von 0,5 °C im Vergleich zur umgebenden isothermen Region auf, so bedeutet das zunächst eine Auffälligkeit im Sinne der Anomalie, die für die Diagnostik eines bösartigen Brusttumors eine Bedeutung hat. Bei kleinen Mammakarzinomen führt die Beachtung dieses Symptoms zu einer Senkung der falsch-negativen Rate um 30—22,7%.

Je größer die Hyperthermiezone ist, um so weniger ist der Temperaturgradient geeignet, eine Aussage über den Ausgangsort des Tumors zu treffen. Das gleiche gilt auch für die Einschätzung der Wachstumsgeschwindigkeit des Tumors (Abb. 5.8 bis 5.10).

Die thermographischen Kriterien des Mammakarzinoms können untereinander fließend sein. FRISCHBIER und LOHBECK (8) zeigten die häufigste Kombination der Sym-

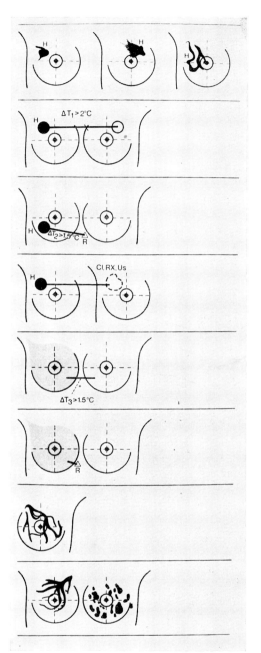

Abb. 5.7. Schematische Darstellung thermographischer Veränderungen beim Mammakarzinom (nach 13).

ptome Hyperthermie und willkürliche Vaskularisation. Dieses Bild wurde von ihnen in 78% der Fälle beobachtet. Nach AMALRIC und Mitarb. (1) waren es 89%. In unserer eigenen Serie beobachteten wir 95 Mammakarzinome, das entspricht 59,9%, die diese Symptomkombination aufwiesen. Von ISARD (18) wurde das sogenannte „edge sign" beschrieben. Es wird durch eine Hauteinziehung hervorgerufen, die einer Retraktion der Cooperschen Ligamente entspricht (Abb. 5.11).

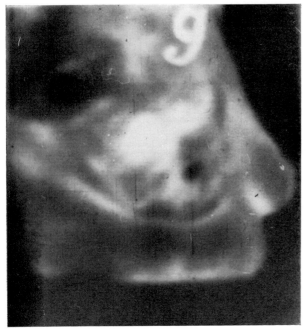

A

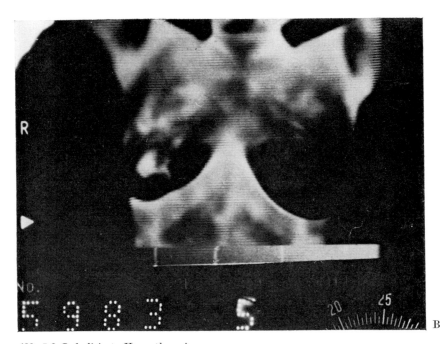

B

Abb. 5.8. Lokalisierte Hyperthermie.

Abb. 5.8 A. Lokalisierte Hyperthermie im oberen äußeren Quadranten der rechten Mamma.

Abb. 5.8 B. Hyperthermie im Gebiet der Areole der rechten Mamma.

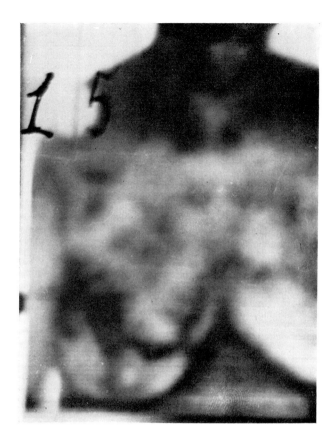

Abb. 5.9. Hypervaskularisation im oberen äußeren Quadranten der rechten Mamma.

Gefäßsymptome des Mammakarzinoms sind in den Arbeiten von CHANG et al. (5) und TONEGUTTI et al. (34) bei der Plattenthermographie (Flüssigkristallthermographie) angegeben worden. Diese Symptome sind unter anderem:

— umgreifendes Gefäß,
— Tumorstern,
— infraclaviculäre Gefäßausbreitung und
— Gefäßschleife.

Die Beachtung dieser typischen Zeichen führt zu einer Verbesserung in der Mammakarzinomdiagnostik.

Treffsicherheit in der Diagnostik des Mammakarzinoms

Die Treffsicherheit der Thermographie beim Mammakarzinom wird von verschiedenen Autoren zwischen 32,5 und 97% angegeben. Diese Unterschiede sind vor allem durch die differente Einschätzung verschiedener Thermographiekriterien zu erklären. So ist nach Angaben von BJURSTAM und Mitarb. (3) die Zahl der falsch-negativen thermographischen Befunde bei den Karzinomen um so größer, je höher der Temperaturgradient für ein positives Thermogramm ausgelegt ist. Auch apparative Ausrüstung, Patientengut und Erfahrung sind von Bedeutung für differente Aussagen.

Entsprechend der zytologischen Klassifikation durch PAPANICOULAOU in PAP I bis PAP V läßt sich für die thermographische Untersuchung eine ähnliche Klassifikation

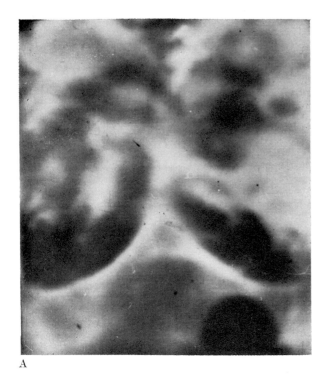

A

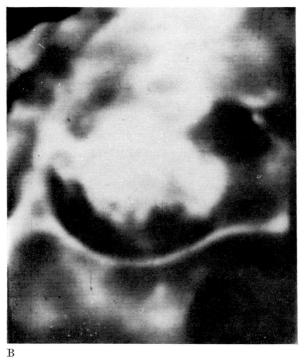

B

Abb. 5.10. Generalisierte Hyperthermie der linken Mamma.

Abb. 5.10 A. In direkter Aufsicht.
Abb. 5.10 B. In Schrägprojektion.

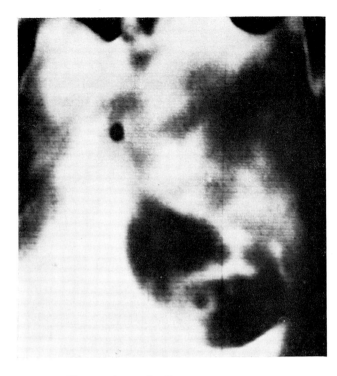

Abb. 5.11. Sogen. „Edge sign"
(nach 18).

mit fünf Kategorien aufstellen:

TH 1: keine Anomalie,
TH 2: Anomalie vom gutartigen Typ,
TH 3: zweifelhafte Anomalie, kontrollbedürftig,
TH 4: Anomalie vom malignen Typ,
TH 5: mehrere Anomalien vom malignen Typ.

Nach Arbeiten von GAUTHERIE und GROS ließen sich 82% der Normalbefunde in die Gruppe TH 1 einordnen, 92% der Patienten mit gutartigen Veränderungen konnten in die Gruppe TH 2 eingereiht werden. Bei 1261 Karzinomen konnte in 90% die Klassifizierung TH 3, TH 4 und TH 5 bestätigt werden. Dabei besteht *kein direkter Zusammenhang* zwischen dem klinischen Stadium des Karzinoms nach der TNM-Klassifikation und der thermographischen Klassifikation. Nach Meinung der Autoren hängt das damit zusammen, daß schnellwachsende Karzinome schon in einem frühen Stadium durchaus eine deutliche Hyperthermie aufweisen können, wobei langsam wachsende Karzinome selbst bei höherem Stadium keine thermographischen Veränderungen erkennen lassen.

Die kleinen Karzinome weisen in den Stadien T0 und T1 nur in 37% ein positives Thermogramm auf (2, 32). Im Stadium T2 sind die Thermogramme in 90% aller Fälle positiv, in den Stadien T3/T4 in 96 bis 98% der Fälle. Zu ähnlichen Ergebnissen kommt auch HOLLMANN (15): 71% der Tumoren im Stadium T 1, 90% der Tumoren im Stadium T 2, 97% im Stadium T3, 100% im Stadium T4. Der Autor unterstreicht, daß 9% der Karzinome „kalte" Tumoren sind. Das ist für die Prognoseeinschätzung und die einzuschlagende Therapie wichtig. Durch die Untersuchungen von CLARK (4) wird nachgewiesen, daß die Thermographie bei Tumoren mit einer Größe unter 1 cm Größe nur in 17,6% aller Fälle effektiv ist. Andererseits ist aber bekannt, daß frühe Mammakarzinomformen allein durch die Thermographie aufgedeckt worden sind.

Auf dieser Grundlage zeichnet sich eine einheitliche Meinung über die Wertigkeit der Thermographie in der Diagnostik der verschiedenen Mammakarzinomstadien, insbesondere der frühen Karzinome ab.

Eine Reihe von Arbeiten unterstreicht die Rolle der Thermographie für die Einschätzung der Biologie des bösartigen Tumors. Nach Untersuchungen von HESSLER u. GAUTHERIE (14) hängt die Prognose des Tumors nicht nur von der Größe des Tumors, sondern auch von der Höhe der Hyperthermie ab.

FOURNIER u. Mitarb. (7) fanden, daß die pathologisch-thermographischen Veränderungen im wesentlichen von der individuellen Wachstumsdynamik des Tumors abhängen. Schnell wachsende Tumoren weisen einen suspekten Befund von 70%, langsam wachsende Tumoren von nur 43% auf. Diese Befunde waren abhängig von der Tumorgröße. Wir haben die Relation zwischen der Thermoaktivität, der Morphologie und der Enzymatologie der Mammakarzinome bei 83 Frauen untersucht.

Bei der Mehrzahl aller histologischen Typen des Mammakarzinoms besteht die Tendenz erhöhter Thermoaktivität. Am geringsten ist die Thermoaktivität bei den in situ Karzinomen erhöht, das gleiche trifft auch für die Laktatdehydrogenase zu. Demgegenüber sind die höchsten Werte bei den undifferenzierten Karzinomen anzutreffen. Die geringe Thermoaktivität des szirrhösen und des soliden Mammakarzinoms läßt sich möglicherweise durch deren strukturelle Besonderheiten erklären, diese sind zum einen die Betonung der Stromakomponente beim szirrhösen Karzinom und zum anderen die dystrophischen Veränderungen der parenchymatösen Elemente beim soliden Karzinom. Es spricht alles dafür, daß die Thermoaktivität des Mammakarzinoms von strukturellen und metabolischen sowie histologischen Besonderheiten abhängt.

5.2.3. Möglichkeiten zur Verbesserung der Effektivität der Thermographie

In den letzten Jahren wurde den Möglichkeiten der Verarbeitung von Thermographien mit Hilfe der Rechnertechnik immer mehr Aufmerksamkeit geschenkt. Die gesamte Thermoinformation wird dabei auf einem elektronischen Datenträger abgelegt. Diese kann dann verarbeitet und zusätzlich zum fotografisch festgehaltenen Wärmeverteilungsmuster digital ausgedruckt werden (27).

5.2.3.1. Computerisierte Thermographiesysteme

In der Arbeit von NEWMAN u. Mitarb. (28) zur Erfassung der Wärmeverteilung mit einem **computerisierten Thermographiesystem** wird über eine Treffsicherheit von 95% in der Beurteilung gut- und bösartiger Tumoren berichtet. Diese Auswertungsergebnisse liegen weit über denen mit visueller Erfassung. Für die objektivere Einschätzung thermographischer Bilder benutzen wir in schwierigen Fällen (präklinische Krebsformen, knotige Veränderungen unklarer Genese, intraduktale Raumforderungen) zwei Verfahren der digitalen Auswertung, das sind die adaptive Quantelung der Moden (AMQ) und die Restauration des Bildes (BR). Bei der Methode AMQ werden im ganzen Temperaturbereich anhand der Analyse der optischen Dichtehistogramme des thermographischen Bildes einzelne isotherme Bezirke unterschieden. Die Differenzierung erfolgt mit Hilfe eines Cluster-Algorhythmus. Die Zahl der Temperaturzonen (Moden), meistens sind das fünf bis sieben, wird am Display während des Dialogbetriebes bestimmt. Auf

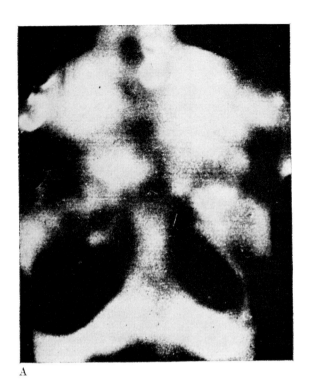

A

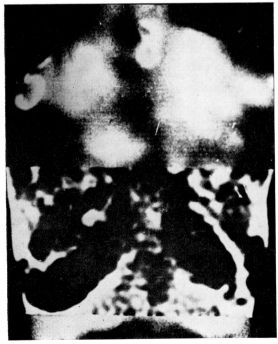

B

Abb. 5.12. Thermogramme der Mamma
einer 48jährigen Frau mit pathologischer
Sekretion aus der rechten Mamma bei
palpatorischem Normalbefund.

Abb. 5.12 A. Lokalisierte Hyperthermie
im oberen Quadranten der rechten
Mamma.

Abb. 5.12 B. Lokalisierte Hyperthermie
an der Grenze der oberen Quadranten
der rechten Mamma — Temperaturdifferenz 0,6 °C.

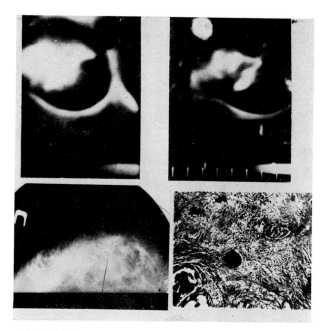

Abb. 5.13. Thermogramme ohne und mit hyperbarer Oxigenierung. Mammogramm und Histotopogramm der rechten Mamma einer 53jährigen Frau: klinisch unauffällig, im Mammogramm multiple Mikroverkalkungen. Im Thermogramm ohne hyperbare Oxigenierung wird eine Temperaturdifferenz von 0,4 °C deutlich. Nach hyperbarer Oxigenierung Demarkierung einer Hyperthermie (0,7 °C).
Histologie: infiltrierendes Komedokarzinom.

den monochromatischen oder Farbthermogrammen wird jede Zone durch geometrische Zeichen (Fläche, Form u. a.) charakterisiert.

Die Methode BR besteht in der Wiederherstellung (Restauration) eines „idealen Bildes" mit Beseitigung von Verzerrungen, die bei der Bildung von Wärmefeldern entstehen. Zu diesem Zweck wurde hierzu ein Verfahren der optimalen linearen Filtration des Thermogramms angewandt, bei dem die Funktion der Punktstreuung für das umgebende Gewebe durch Konstruktion eines mathematischen Modells bestimmt wurde.

Die mit Hilfe der digitalen Auswertung von Thermogrammen nachgewiesenen diagnostischen Merkmale wurden dann einer quantitativen Bewertung am Minicomputer Alpha-16 („Computer Automation", USA) unterzogen. Mit den angegebenen Verfahren der Digitalauswertung wurden Thermogramme von 11 Patienten mit verifizierten bösartigen Tumoren untersucht. In drei Fällen wurde die thermographische Verdachtsdiagnose **vor** der digitalen Auswertung gestellt. **Nach** der Bildbearbeitung kamen jedoch die Zeichen eines bösartigen Prozesses (lokaler Hyperthermiegefäßumbau) deutlicher zum Vorschein (Abb. 5.12; 5.13).

Bei acht Patienten ergaben die Ausgangsthermogramme keine thermographischen Hinweise auf einen bösartigen Befund. Bei drei von ihnen fehlten auch klinische Zeichen eines derartigen Prozesses. Durch digitale Thermogrammauswertung wurden in diesen Fällen die Merkmale eines Tumors nachgewiesen. Es handelte sich um „wenig thermoaktive" histologische Formen des Mammakarzinoms (szirrhös, intraduktal mit beginnender Invasion, Zystadenopapillom mit Malignisierung).

Bedeutende Reserven für die Informationserhöhung und die Treffsicherheit der thermographischen Untersuchungen sind in der „**Aktivthermographie**" zu sehen. Diese gibt die Möglichkeit, die Thermotopographie der Hautoberfläche nach physikalisch-chemischen Einflüssen zu untersuchen, wobei normales Gewebe anders als Tumorgewebe reagiert. Am einfachsten ist die **Kälteprobe.** Die Abkühlung der zu untersuchenden Region kann verschieden vorgenommen werden (Äthylalkoholspray, Luftdusche, Äther-Alkoholgemisch).

Dadurch besteht die Möglichkeit, den Kontrast der Thermogramme deutlich anzuheben. Die Gefäße und Hyperthermiezonen sind eindeutiger nachzuweisen.

Die Methode der **Streßthermographie** besteht darin, daß Thermogramme der Mamma vor und nach Abkühlung von Hand und Unterarm in kaltem Wasser ($+8-+14\,°C$) im Verlaufe von $0{,}5-2$ min in unterschiedlichen Projektionen angefertigt werden. Veränderungen in einem bestimmten Gebiet wurden in $15{,}2\%$ aller Untersuchungen beobachtet. Eine normale Brustdrüse reagiert nicht mit einer veränderten Thermotopographie (2a).

Eine andere Form der Aktivthermographie ist die **Hyperglykämieprobe.** Diese beruht auf der erhöhten Glykolyse in den Tumorzellen unter Zufuhr von Glukose. Patienten mit bösartigen Mammakarzinomen reagieren auf die Hyperglykämieprobe mit einer Erhöhung der Temperatur innerhalb einer Veränderung um $0{,}7-3\,°C$. Gutartige Tumoren und Mastopathien zeigen nur eine unbedeutende Temperaturerhöhung ($0{,}1-0{,}3\,°C$). Die normale Brustdrüse zeigt auf das Glukoseangebot keine Reaktion. Es muß allerdings auch festgestellt werden, daß $30-35\%$ der Mammakarzinome nicht auf die Hyperglykämieprobe reagieren.

Mit dem Ziel, die thermographische Sicherheit beim Verdacht auf einen bösartigen Prozeß zu erhöhen, haben wir den methodischen Versuch unternommen, die thermographische Untersuchung und die hyperbare Oxigenierung zu verbinden (30).

Aus der Literatur ist bekannt, daß unter den Bedingungen der **hyperbaren Oxigenierung** die Effektivität einer Tumorbestrahlung erhöht wird. Dieser Fakt war Anlaß für die Annahme, daß die unterschiedliche Wirkung des hyperbaren Sauerstoffes auf normales- und Tumorgewebe mit einer Verbesserung des thermographischen Bildes einhergehen könnte.

Nach dem Erstthermogramm wird der Patient einer Sitzung unter hyperbarer Oxigenierung in der Sauerstoffdruckkammer vom Typ OKA-MT unterzogen ($30-45$ min, $1{,}7-2{,}0$ at). Im Anschluß an die Behandlung in der Druckkammer werden innerhalb von $3-15$ min wiederholt Thermogramme angefertigt.

Eine Erstuntersuchung ergab bei gesunden Frauen, daß unter diesen Bedingungen eine Temperaturabsenkung im Bereich der Mammae auftrat. Danach wurden 88 Patientinnen mit herdförmigen Brustdrüsenprozessen mit der Thermographie unter hyperbarer Oxigenierung (34 Karzinome und 54 gutartige Veränderungen) untersucht.

Es ergaben sich folgende Faktoren:

1. Karzinome und proliferierende Prozesse anderer Natur bleiben nach der hyperbaren Oxigenierung entweder temperaturgleich oder erhöhen die Temperatur um $0{,}2-0{,}3\,°C$.

2. Nach der hyperbaren Oxigenierung sinkt die Hauttemperatur in der Umgebung der pathologischen Veränderung ab.

3. Bei proliferativen Prozessen jeder Art treten nach der hyperbaren Oxigenierung im Bereich der Veränderung neue Hyperthermiefelder auf, die bei der Erstuntersuchung nicht nachzuweisen waren.

Bei 14 Patienten im Stadium T 1 war die Thermographie nur in einem Falle richtig positiv, nach der hyperbaren Oxigenierung in 12 Fällen, davon waren neun Tumoren nicht palpabel (Tab. 5.1).

Tabelle 5.1. Die Relevanz der Thermographie in verschiedenen Stadien des Mammakarzinoms ohne und mit hyperbarer Oxigenierung

Tumorstadium	n	Thermographische Diagnose					
		ohne HBO[1]			mit HBO		
		Ca	gutartige Veränderung		Ca	gutartige Veränderung	
			mit P.[2]	ohne P.		mit P.	ohne P.
TO-1 N0 M0	14	1	8	5	12	2	0
T1-2 N0-1 M0	16	9	4	3	15	0	1
T3 N0-1 M0	4	2	2	0	4	0	0

[1] HBO = hyperbare Oxigenierung
[2] P. = Proliferation

Unsere Untersuchungen lassen durchaus den Schluß zu, daß die Rate der falsch-negativen Befunde gesenkt werden kann, und frühe Stadien des Mammakarzinoms mit großer Sicherheit selbst bei Tumoren mit geringer Thermoaktivität erkannt werden können.

5.2.4. Klinische Anwendungsgebiete

5.2.4.1. Screeningmethode

Beim Massenscreening kommt der Thermographie die Aufgabe zu, Normalbefunde mit regelrechtem Wärmeverteilungsmuster von der „Hochrisikogruppe" zu unterscheiden. Thermographische Symptome erfordern beim Fehlen klinischer Veränderungen eine Kontrolluntersuchung. Es ist möglich, daß präklinische Karzinome auf diese Art erfaßt werden. In einer Arbeit von GAUTHERIE (9), die 784 verdächtige Thermogramme mit fehlender Klinik und normalem Röntgenbefund umfaßte, entwickelten sich in den ersten drei Jahren 30% und im Verlaufe von fünf Jahren 38% Mammakarzinome. Nach unseren Erfahrungen entsteht in der Gruppe mit nicht normalem Thermogramm häufiger ein Mammakarzinom als in der thermographisch normalen Gruppe (10). Mit Hilfe der Thermogramme wurden bei einer Reihe unserer Patientinnen proliferative Gewebsveränderungen und Präkanzerosen signalisiert. In jedem Falle sollten thermographische Veränderungen Anlaß sein, die Mammogramme sorgfältig auf mögliche Veränderungen zu untersuchen und wenn nötig und machbar, die Feinnadelbiopsie einzusetzen. Bleiben Klinik und Mammographie negativ, dann sind diese Frauen in die Gruppe mit hohem Risiko einzustufen.

KLIDIASHVILI u. CHVEDELIDZE (20) haben mit Hilfe eines Algorhythmus die Thermoinformation analysiert. Bei der Untersuchung von 478 Patientinnen (334 Karzinome und 144 gutartige Tumoren) wurden nur 7,5% falsch-negative und 8,4% falsch-positive Ergebnisse beobachtet. In der Gruppe der nichtinfiltrierenden Karzinome (11 Fälle) gab es keine Abweichungen zwischen dem thermographischen und dem pathomorphologischen Ergebnis.

5.2.4.2. Wiederkehrende Dispensaireuntersuchung

Besonders kompliziert zeigt sich die Anwendung der Thermographie als Routinemethode in einem jährlichen Dispensaire. Die Grenzen der Methode sind in den hohen Zahlen der falsch-negativen Ergebnisse beim Karzinom und der falschpositiven Ergebnisse bei den gutartigen umschriebenen Veränderungen zu sehen.

Die Lösung dieses Problems hängt von vielen Faktoren ab, an erster Stelle von der Ausrüstung der ambulanten und stationären Bereiche mit Thermographieeinheiten und automatischer Bildverarbeitung.

Zum heutigen Zeitpunkt ist es notwendig, daß die Thermographiekontrolle in der Gruppe mit hohem „Risiko" durchgesetzt wird. Die Gruppenerfassung ist über die Prognosetabelle von LEVSHIN (23) möglich. Die zweckmäßige Anwendung der Thermographie im jährlichen Dispensaire erfordert die Klärung noch vieler Fragen. Das sind insbesondere organisatorische, ökonomische, technische und diagnostische Probleme.

5.2.4.3. Klinische Differenzierung

Derzeit hat die Thermographie eine hohe Bedeutung in der individuellen klinischen Diagnostik von Brustdrüsenerkrankungen, zumal die Thermographie zusätzliche wichtige Informationen sowohl bei palpablen als auch nichtpalpablen Veränderungen unklarer Natur beisteuert. In Auswertung unserer thermographischen Untersuchungen konnten wir 14 von 25 falschen Einschätzungen, die aufgrund der klinischen Untersuchung bei 95 Mammakarzinomen auftraten, ausräumen. Zum anderen wurde die Diagnose einer bösartigen Neubildung bei vier Patientinnen mit einem fraglichen röntgenologischen Befund eindeutig ausgewiesen. Erst durch die Kombination der morphologischen Veränderung, die durch die Mammographie nachzuweisen ist, und der Wärmeaktivität im Thermogramm ist eine Gesamtcharakteristik über einen bösartigen Prozeß im präklinischen Stadium möglich.

Im Komplex der Diagnostik gutartiger Erkrankungen kommt der Thermographie eine entscheidende Bedeutung bei der Einschätzung der biologischen Aktivität zu. In der Arbeit von MINKOV (26) wird ausgewiesen, daß mit Hilfe der Komplexdiagnostik

Tabelle 5.2. Relation zwischen thermographischem Bild und Zytologie bei Fibroadenomen

Zytologisches Ergebnis	Temperaturerhöhung über dem Fibroadenom (n = 57)
Keine Proliferation	0
Epithelproliferation	19
Proliferation mit Zelltypien	28
Gefäße und Drüsengewebe über dem Fibroadenom	10

von Fibroadenomen über die Thermographie die proliferierende Aktivität in 93 $\pm$ 2,4% aller Fälle richtig eingeschätzt werden konnte (Tab. 5.2).

Bei den thermographischen Bildern, die für eine Proliferation sprachen, war der Hyperthermieherd über dem Fibroadenom im Seitenvergleich in einer Größenordnung von 0,5—1 °C ausgewiesen. Der Nachweis einer Proliferation (mammographisch, thermographisch, zytologisch) macht eine Tumorexstirpation obligat. Liegen andererseits keine Proliferationszeichen bei Einsatz aller diagnostischen Möglichkeiten vor, und hat man zum anderen die Möglichkeit der Verlaufskontrolle, dann kann man die Mammographie und Thermographie nach einem Jahr als adäquat ansehen.

Die Differentialdiagnose zwischen gutartigen Veränderungen mit Proliferationen und dem Mammakarzinom ist mit gewissen Schwierigkeiten verbunden. Diese bestehen darin, daß nicht nur die malignen Veränderungen, sondern auch die Proliferationen charakteristische Hyperthermiefelder hinterlassen. Andererseits haben natürlich proliferative Prozesse ein höheres Entartungsrisiko in sich, und ein Teil dieser Veränderungen kann schon als präkanzerös eingeschätzt werden (6, 17). Aus diesem Grunde ist es richtig, wenn gutartige Veränderungen mit einer hohen proliferativen Aktivität exstirpiert werden.

5.2.4.4. Therapiekontrolle

Die Thermographie stellt eine wichtige Zusatzuntersuchung zur Einschätzung der Effektivität einer Therapie des Mammakarzinoms dar. Mit ihr ist einzuschätzen, in welchem Maße der Tumor auf eine medikamentöse- oder Strahlentherapie angesprochen hat. Es besteht zum anderen die Möglichkeit, Tumor und Narbe zu differenzieren. Ein Tumorrezidiv nach einer Operation stellt sich dar. Kontrolluntersuchungen nach einer Strahlentherapie ergaben vier thermographische Varianten (1).

Im einzelnen sind das:

1. ein unverändertes Temperaturverhalten im Sinne des Temperaturplateaus,
2. zunehmende Verbesserung des thermographischen Bildes,
3. die passagäre Besserung im Thermogramm wird nach 10 bis 12 Monaten von einem zunehmend pathologischen Befund abgelöst,
4. es kommt lediglich zu einer Stabilisierung des Befundes bis zur Kategorie TH 3.

Klinisch-okkulte Tumoren wurden einer chirurgischen Therapie unterzogen, wenn sie im Verlaufe von neun Monaten bei drei thermographischen Untersuchungen Zeichen einer bösartigen Veränderung aufwiesen.

GROS u. GAUTHERIE (13) verwiesen auf den Zusammenhang zwischen der Wärmeaktivität des Tumors und den Resultaten der Strahlentherapie. Alle Tumoren, die sich vollständig zurückbildeten und innerhalb von fünf Jahren nicht rezidivierten, wiesen eine relativ niedrige Wärmeaktivität auf, die dann im Heilungsprozeß völlig normal wurde. Die frühere Rezidiventdeckung durch die Thermographie ist außerordentlich wichtig für die Durchführung einer chirurgischen Behandlung. In einzelnen Fällen konnte die Thermographie das rasch aufgetretene Karzinom in der kontralateralen Mamma ausweisen.

5.2.5. Wertung der Thermographie

V. Hasert

1. Die Veröffentlichungen zur Thermographie sind in den letzten Jahren zunehmend spärlicher geworden. Die euphorischen Stimmen zum Einsatz der Methode in der Frühdiagnostik des klinisch okkulten Mammakarzinoms sind verstummt.
2. Bestand hat alles, das mit der Tumorbiologie des Mammakarzinoms zusammenhängt. Insbesondere ist das Maß der metabolischen Wärmeproduktion ein Ausdruck der Tumorwachstumsrate oder Tumorverdopplungszeit. Schnelles Tumorwachstum geht mit erhöhter Temperatur und vermehrtem Blutfluß einher.
3. Die Thermographie kann als Prognosemarker für ein durch Klinik und/oder Mammographie entdecktes Karzinom herangezogen werden. Vor der Thermographie darf noch keine invasive Maßnahme (FNB, diagnostische Exstirpation) vorgenommen werden, da sonst das thermographische Bild einen falschen Ausgangsbefund zeigen würde.
4. Die Einschätzung ist grundsätzlich in Kenntnis des Mammogramms vorzunehmen, weil anatomische Varianten oder Anomalien und superfiziale Venen, die keine Relation zum Tumor haben, eine falsche Wertung implizieren können.
5. Auch für die posttherapeutischen Kontrollen kommt der Thermographie eine gesicherte Bedeutung zu. Das betrifft die Einschätzung des Therapieeffektes, die Differenzierung der Narbe von einem Tumor und das Tumorrezidiv im Sinne einer Verlaufskontrolle. Voraussetzung hierfür ist ein Ausgangsbefund.

Literatur

1. Amalric, F., D. Giraud, C. Altschuler, R. Amalric, J. M. Spitalier: Infrared thermographic follow-up after cancer curative radiotherapy. Acta therm 4 (1979), 54—58
2. Amalric, A., D. Giraud, C. Altschuler: Thermography infrarouge du cancer minimal du sein. Vie med. 61 (1980), 817—820
3. Bjurstam, N., K. Hedberg, K. A. Hultborn, N. T. Johansson, C. Johansen: Diagnosis of breast carcinoma. An evaluation of clinical examination, mammography, thermography and aspiration biopsy in breast discease. Progr. surg. 13 (1974), 1—65
4. Clark, R. M., J. M. Rideout, P. Chart: Thermography of the breasts: experiences in diagnosis and follow-up in a cancer treatment center. Acta therm 3 (1978), 155—161
5. Chang, C. H., Z. Sibala, Z. Martin: Breast thermography: identification of different vascular patterns in breast carcinoma. Acta therm 2 (1977), 138—142
6. Dymarski, L. Ju.: Mammakarzinom. Verlag, Medizin, Moskva 1980
7. Fournier, D., F. Kubli, J. Klapp: Infrared thermography and breast cancer doubling time. Acta therm 3 (1978), 107—177
8. Frischbier, H.-J., H. V. Lohbeck: Frühdiagnostik des Mammakarzinoms. Thieme Stuttgart, 1977
9. Gautherie, M.: Thermologie des cancers du sein. Vie. med. 60 (1980), 823—828
10. Ginzburg, L. J., I. N. Zavrazina, A. J. Shechter: Wiederholte thermographische Untersuchungen bei Frauen mit erhöhtem Mammakarzinomrisiko (russ.). Konferenz Neue Technik und medizinische Praktik. I. Medizinisches Institut I. M. Cetschenov, Moskau 1978, 54—56
11. Giraud, D., C. Altschuler, R. Amalric: Thermogrammes mammaires normaux et aspectts vasculaires. 2. Seminaire de Telethermographie dynamique, Bordeaux-Arcochon 1973
12. Golz, M. V., N. D. Devjatkov, E. P. Mezenkov, S. D. Peltnev: Thermovision in der Diagnostik von tumorösen Erkrankungen der Brustdrüse (russ.). Allunionskonferenz „Temp-79", Leningrad 1979, 176

13. Gros, Ch., M. Gautherie: Prognosis and posttherapeutic follow-up breast cancer by thermography. Bibl. Radiol. **5** (1975), 77—90

14. Hessler, C., M. Gautherie: Procedes diagnostiques pour l'evulotion du degre de malignite du carcinome mammaire. Le point de vue du radioloque. Schweiz. Wschr. **107** (1977), 972—974

15. Hinz, R.: Die Temperaturverteilung in halbkugelförmigen Objekten abhängig von den Wärmequellen als ein Modell für IR-Thermographie. Biomed. Techn. **2** (1976), 225—226

16. Hollmann, K. H.: Thermography as means of detection, prognosis and therapeutic decision in small mammary carcinomas. In: Early Diagnosis of Breast Cancer. Thieme Stuttgart—New York, 1978, 183—185

17. Holzner, J. H.: Krebsvorstadien und Frühkarzinome der Mamma. Verh. Dtsch. Ges. Pathol. **63** (1979), 553—562

18. Isard, H. J.: Thermographic „edge sign" in breast carcinoma. Cancer **30** (1972), 957—963

19. Karotschkin, B. B., A. M. Kisenishki, L. I. Ginsburg: Das Wärmefeld der Brustdrüse gesunder Frauen. Med. Radiol. **22**, **3** (1977), 31—38

20. Klidiashvili, T. M., E. Sh. Chvedelidze: Gegenüberstellung thermographischer rechnerbearbeiteter Angaben mit morphologischen Diagnosen bei Mammatumoren. Thesen der Allunionskonferenz „TEMP 82", Leningrad 1982, 157—159

21. Koshelev, V. N., O. L. Pertsov, T. G. Raigorodskaja: Zur mathematischen Modellierung der infraroten Abstrahlung des menschlichen Körpers. Thesen der Allunionskonferenz „TEMP 79", Leningrad 1979, 36—37

22. Lawson, R. N.: Implication of surface temperature in the diagnosis of breast cancer. Canad. Med. Assoc. J. **75** (1956), 309—310

23. Levshin, V. F.: Untersuchungen über Faktoren, die auf das Risiko der Mammakarzinomerkrankungen Einfluß haben. Promotion B Moskau, 1983

24. Melander, C.: Early diagnosis of breast cancer, detection by thermography. In: Early Diagnosis of breast cancer. Thieme Stuttgart—New York, 1978, 187—191

25. Milbrath, J. R.: Mammography, thermography and Ultrasound in breast cancer detection. In: Bassette, L. W. and R. W. Gold. Grüne & Stratten, New York, 1982

26. Minkov, Ju. M.: Komplexdiagnostik des Fibroadenoms der Mamma. Promotion A Moskau, 1979

27. Mizandari, M. G.: Qualitative rechnergestützte Analyse von Wärmedaten im Komplex der bildgebenden Diagnostik der chronischen Cholezystitis. Promotion A, Tbilissi, 1987

28. Newman, P., N. Davison, W. B. James: The Analysis of temperature frequency distribution over the breasts by a computerizised thermography system. Acta. therm. **4** (1979), 3—8

29. Rosenfeld, L. G., N. N. Kolotilov: Die Methoden der aktiven Thermographie in der Medizin: Gegenwärtiger Stand und Ausblick. Med. Radiol. (Moskva) **32**, **5** (1987), 81—85

30. Shechter, A. J., V. A. Lukitsh, A. M. Kulakova: Die Diagnostik von Mammaerkrankungen mit der Thermographie unter hyperbarer Oxigenierung. Med. Radiol. (Moskva) **27**, **5** (1982), 24—29

31. Shechter, A. J., Ju. G. Sterlin, J. N. Zavrazina, L. J. Ginsburg: Neue Verfahren der digitalen Auswertung von Thermogrammen beim Mammakarzinom. Radiol. diagn. **27** (1986), H. 2, 267—270

32. Spitaler, J. M., R. Amalric: The combined diagnosis of cancer of the breast. Padua, 1978

33. Stark, A. M.: The significance of an abnormal breast thermogram. Acta therm. **1** (1976), 33—37

34. Tonegutti, A., Z. Accuazzi, A. Racanelli: Normal and pathological contact thermography signs of the female breast. Acta therm. (Suppl.) **3** (1980), 23—51

6. Computertomographie

6.1. Physikalisch-technische Grundlagen

G. Rosenkranz

Die physikalisch-technischen Grundlagen der Computertomographie (CT) wurden 1968 von dem Engländer Hounsfield in einer Patentschrift ausführlich dargelegt. Bald darauf begannen in mehreren Ländern aufwendige Entwicklungsarbeiten, die zu einer Vielzahl von CT-Geräten führten.

Die CT, die zu einer neuen Qualität der Röntgendiagnostik führte, unterscheidet sich von der konventionellen Tomographie in den folgenden Besonderheiten:

— ausschließliche Bestrahlung der abzubildenden Körperschicht,
— Art des Strahlungsdetektors,
— Röhrenspannung,
— Lage der Schichtebene im Objekt (transversal/axial).

Zur Verdeutlichung dieses Sachverhaltes sei auf die Abbildung 6.1 verwiesen, die einer Arbeit von Huebener (4) entnommen wurde.

6.1.1. Computertomographische Bildentstehung

Das Grundprinzip der CT besteht in der Bestimmung des linearen Schwächungskoeffizienten (μ_i) eines möglichst kleinen Objektelementes aus einer Vielzahl von gemessenen Intensitätsverteilungen. Die durch ,,Iteration" oder ,,gefaltete Rückprojektion" bestimmten μ_i werden danach in einer Bildmatrix als unterschiedliche Grauwerte auf einem Monitor dargestellt. Zur Verdeutlichung des Matrixaufbaues dient die Abbildung 6.2. Mit Hilfe der Abbildung 6.3 soll der Bildberechnungsalgorithmus vorgestellt werden. In diesem stark vereinfachten Beispiel wird das Objekt lediglich in vier Elemente zerlegt, deren lineare Schwächungskoeffizienten sich wie angegeben verhalten.

Die bei Durchstrahlung des Objektes zu messende Intensitätsverteilung (I) berechnet sich nach Gl. (6.1):

$$I = I_0 \exp\left[-a(\mu_1 + \mu_2)\right] \tag{6.1}$$

Durch Logarithmieren wird der Zusammenhang linear, so daß sich die in der Abbildung eingezeichneten Meßwerte ergeben. Die Aufgabe des computertomographischen Bildrechners besteht jetzt darin, aus den gemessenen Intensitäten die entsprechenden Schwächungskoeffizienten zu ermitteln. Dafür gibt es prinzipiell zwei Möglichkeiten (Iteration, Rückprojektion), die bereits erwähnt wurden. An dem dargestellten Beispiel soll zunächst das größere Rechenzeit benötigende, iterative Prinzip erläutert werden.

Vorgegeben wird eine 0-te Näherung, bei der alle $\mu_i = 0$ sind. Daraus werden Projek-

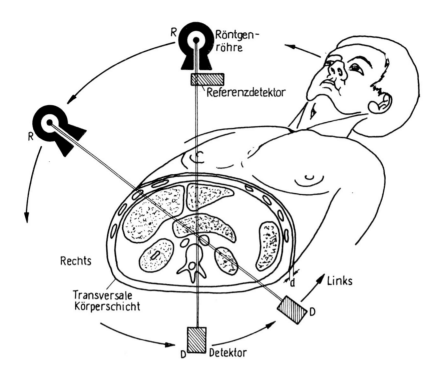

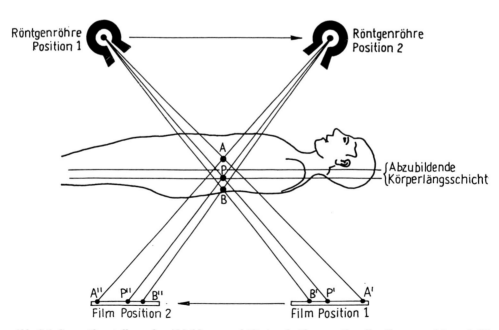

Abb. 6.1. Gegenüberstellung der Abbildungsverhältnisse bei konventioneller Tomographie und CT

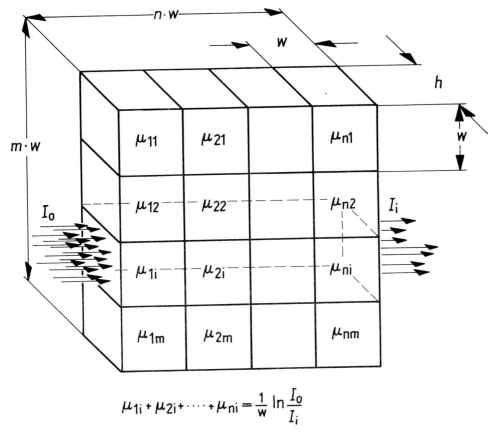

$$\mu_{1i} + \mu_{2i} + \cdots + \mu_{ni} = \frac{1}{w} \ln \frac{I_0}{I_i}$$

Abb. 6.2. Schematische Darstellung der Objektmatrix in der CT.

tionen (P_{ij}), d. h. Summen der μ_i berechnet und mit den Meßwerten verglichen. Aus den sich dabei ergebenden Differenzen wird unter Zuhilfenahme der Gl. (6.2) ein „neues" Objekt berechnet:

$$P_{ij}^{(m+1)} = P_{ij}^{(m)} + \frac{M_{ij} - \sum\limits_{j} P_{ij}^{(m)}}{n} \tag{6.2}$$

P_{ij} — berechneter Wert
M_{ij} — gemessener Projektionswert
m — Nummer der Näherung
n — Anzahl der durchstrahlten Elemente (Matrixgröße)

Im vorliegenden Beispiel gelingt es also durch zwei Iterationsschritte das Objekt exakt zu berechnen.

Bei realen Matrixgrößen von 256×256 oder 512×512 Bildelementen ist dieses Verfahren aus Zeitgründen nicht anwendbar.

Moderne CT-Geräte bedienen sich deshalb der gefilterten Rückprojektion, die in Abbildung 6.4 schematisch dargestellt ist.

Um die für die Bildberechnung notwendige große Zahl von Projektionswerten zu ge-

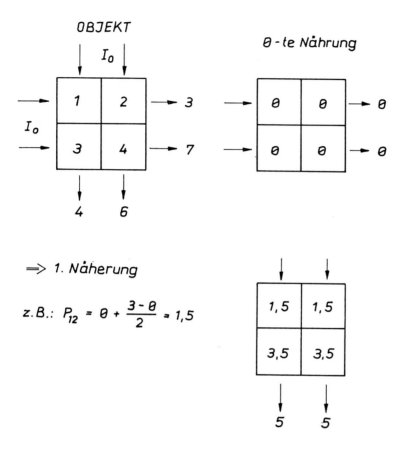

OBJEKT

θ - te Näherung

$$\Rightarrow \text{ 1. Näherung}$$

$$z.B.: \quad P_{12} = \theta + \frac{3-\theta}{2} = 1,5$$

$$\Rightarrow \text{ 2. Näherung}$$

$$z.B.: \quad P_{22} = 3,5 + \frac{6-5}{2} = 4$$

Abb. 6.3. Iteration, Bildrekonstruktionsalgorithmus.

winnen, fanden in der relativ jungen Historie der CT bisher vier Varianten (in der Literatur oft auch als Generationen bezeichnet) Anwendung. Sie sind in Abbildung 6.5 nach PETERSILKA u. PFEILER (7) zusammengestellt. Infolge der Vergrößerung der Detektorenanzahl ($1 \rightarrow \approx 500$) und der Einführung der Fächerstrahltechnik (Fan-beam) konnten die Meßzeiten, die anfangs im Bereich von Minuten lagen, auf minimal 1 s reduziert werden.

Zwischen den Geräten der 3. und 4. „Generation" gibt es bezüglich Abtastzeit, Bildqualität und Strahlenbelastung kaum Unterschiede.

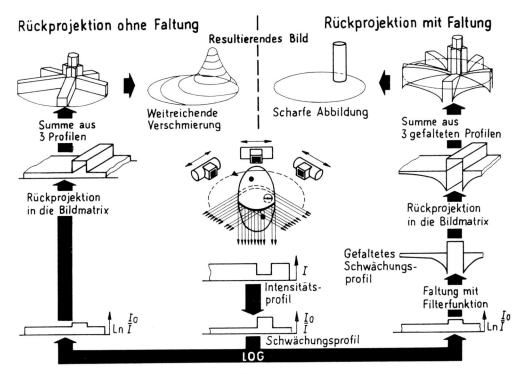

Rückprojektion ohne Faltung | **Rückprojektion mit Faltung**

Resultierendes Bild

Weitreichende Verschmierung   Scharfe Abbildung

Summe aus 3 Profilen   Summe aus 3 gefalteten Profilen

Rückprojektion in die Bildmatrix   Rückprojektion in die Bildmatrix

I
Intensitäts- profil

Gefaltetes Schwächungs- profil

Faltung mit Filterfunktion

$Ln \frac{I_0}{I}$ $\frac{I_0}{I}$ $Ln \frac{I_0}{I}$

Schwächungsprofil

LOG

Abb. 6.4. Schematische Darstellung der gefilterten Rückprojektion.

6.1.2.   Kontrast- und Ortsauflösung

Die Qualität eines beliebigen bildgebenden Systems wird neben der notwendigen Strahlenbelastung vor allem durch Kontrast- bzw. Ortsauflösung bestimmt. Letztere Größen sollen im folgenden für die CT untersucht werden.

6.1.2.1.   *Kontrastauflösung*

Der entscheidende Vorteil der CT gegenüber der konventionellen Röntgentechnik liegt in ihrer hohen Dichteauflösung (Kontrast). Moderne CT-Geräte gestatten es, ca. 4 000 unterschiedliche Dichtewerte zu messen und als Grauwerte abzubilden. Damit ist die Darstellung feinster Gewebedifferenzen möglich (0,5% Kontrast). So gelingt im Gehirn beispielsweise die Trennung von grauer und weißer Substanz und die bildliche Wiedergabe des Liquorraumes von Tumoren und Blutungen ohne die zusätzliche Gabe eines Kontrastmittels.

Die Grauwert- oder Dichteskala, die nach HOUNSFIELD benannt wurde, gestattet jedoch keine Aussage über absolute Dichtewerte, sondern stellt eine relative Größe dar. Der HOUNSFIELD-Wert (HE) berechnet sich nach Gl. (6.3):

$$HE = \frac{\mu_x - \mu_w}{\mu_w} \cdot 1\,000 \qquad (6.3)$$

μ_x — linearer Schwächungskoeffizient des Stoffes x
μ_w — linearer Schwächungskoeffizient von Wasser

215

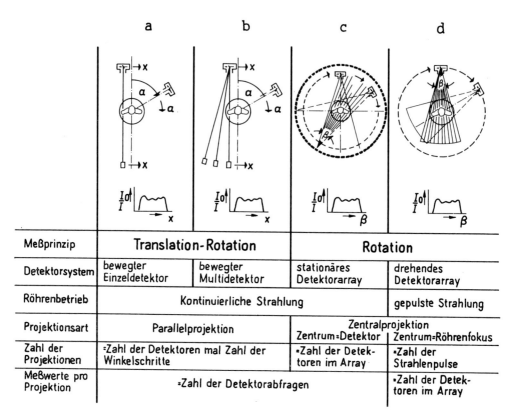

Meßprinzip	Translation-Rotation		Rotation	
Detektorsystem	bewegter Einzeldetektor	bewegter Multidetektor	stationäres Detektorarray	drehendes Detektorarray
Röhrenbetrieb	Kontinuierliche Strahlung			gepulste Strahlung
Projektionsart	Parallelprojektion		Zentralprojektion Zentrum=Detektor	Zentrum=Röhrenfokus
Zahl der Projektionen	=Zahl der Detektoren mal Zahl der Winkelschritte		•Zahl der Detektoren im Array	•Zahl der Strahlenpulse
Meßwerte pro Projektion	=Zahl der Detektorabfragen			•Zahl der Detektoren im Array

Abb. 6.5. Gegenüberstellung der vier verschiedenen CT-Generationen.

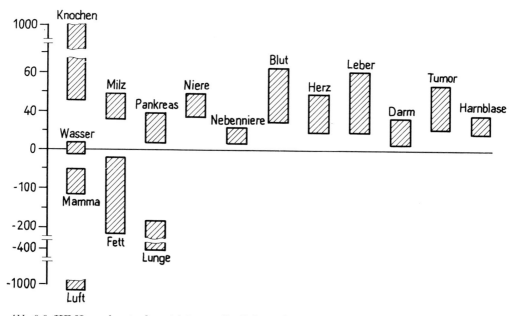

Abb. 6.6. HE-Normalwerte der wichtigsten Stoffe bzw. Organe.

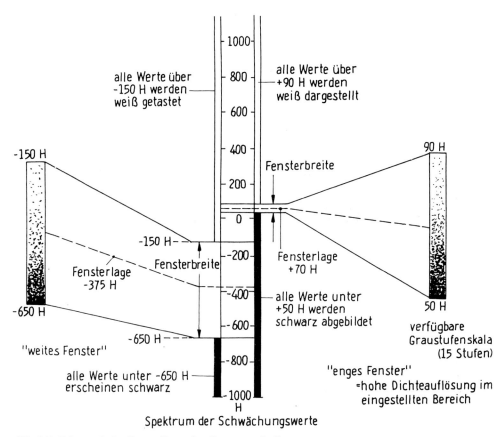

Abb. 6.7. Schematische Darstellung der Fenstertechnik.

Damit besitzt Wasser definitionsgemäß den HE-Wert 0, Luft liegt bei −1000 und dichtester Knochen bei etwa 2000. Die HE-Werte der medizinisch interessanten Stoffe bzw. Organe sind in Abbildung 6.6 zusammengestellt.

Um dem menschlichen Auge, das maximal nur 30 Grauwerte erkennen kann, alle mit den CT gemessenen Werte anzubieten, bedient man sich der sogenannten Fenstertechnik. Die Abbildung 6.7 soll diese verstehen helfen. Lage und Breite des im Bild darzustellenden Fensters sind dabei völlig frei wählbar.

Abbildung 6.8 zeigt am Beispiel einer Mamma-CT eine günstige und ungünstige Fensterwahl für die Darstellung von Mammagewebe.

6.1.2.2. Ortsauflösung

Das räumliche Auflösungsvermögen einer CT-Anlage wird bestimmt von der Detektorgeometrie und der Größe der Bildmatrix. Es liegt derzeit bei allen CT-Geräten in der Größenordnung von 1 mm × 1 mm × Schichtdicke.

Diese ist frei wählbar und liegt zwischen 2 und 10 mm. Eine Gegenüberstellung der Modulationsübertragungsfunktionen eines CT-Bildes und einer konventionellen Film/Folien-Aufnahme zeigt die Abbildung 6.9. Daraus geht eindeutig hervor, daß die Abbildung von Mikrokalzifikationen in der CT nicht möglich ist. Die sich daraus ergebenden Konsequenzen für die klinische Anwendbarkeit werden später noch diskutiert.

Für weiterführende Details sei auf die Literatur verwiesen (1, 2, 3, 5, 6, 8).

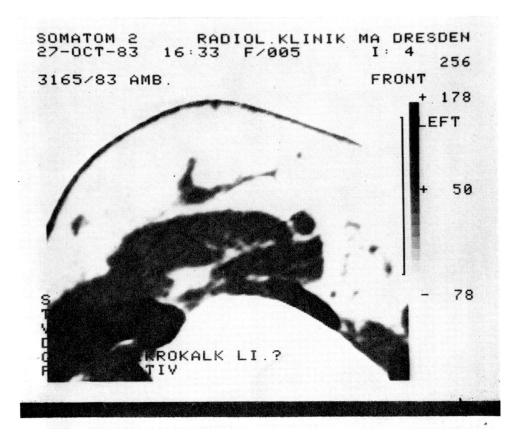

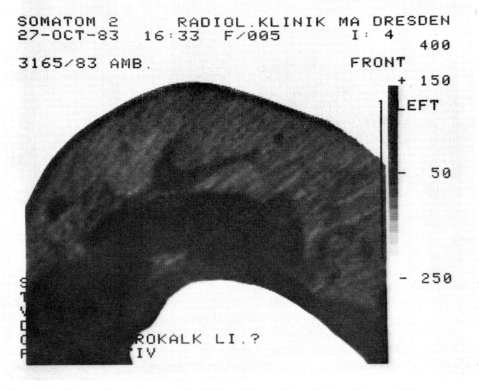

Abb. 6.8. Einfluß der Fensterlage auf die Bildqualität am Beispiel einer Mamma-CT.

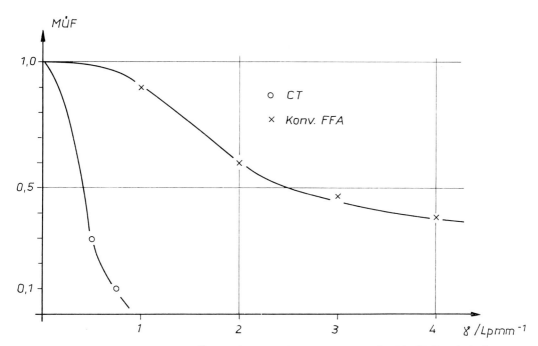

Abb. 6.9. Gegenüberstellung der MÜF für die CT und eine konventionelle Film/Folien-Aufnahme.

Literatur

1. AMBROSE, J. A.: Computerized transverse axial tomography. Brit. J. Radiology **46** (1973) 401—402
2. BROOKS, R. A., G. Di CHIRO: Theory of image reconstruction in computed tomography. Radiology **117** (1975), 561—572
3. BROOKS, R. A., G. Di CHIRO: Principles of computer assisted tomography (CAT) in radiographic and radioisotopic imaging. Phys. Med. Biol. **21** (1976), 689—732
4. HÜBENER, K. H.: Computertomographie des Körperstammes. Georg Thieme Verlag. Stuttgart, New York 1981
5. KRESTL, E.: Bildgebende Systeme für die medizinische Diagnostik. Grundlagen, Technik, Bildgeräte. Siemens AG
6. LINKE, G.: Technische Grundlagen der Computertomography. Röntgenpraxis **7** (1977), 159 ff.
7. PETERSILKA, E., M. PFEILER: Zur Technik der Computertomographie. Röntgen-Berichte **6** (1977), 233—257
8. PFEILER, M.: Röntgen-Computertomographie; Einführung und Überblick über den Stand der Technik. Biomedizinische Technik **5** (1980)

6.2. Computertomographie der Mamma

V. V. KITAJEV, N. F. SHISHMAREVA

Als die Computertomographie (CT) in die klinische Praxis eingeführt wurde, bestanden bereits eindeutige Vorstellungen über die Rolle der Mammographie bei der Erkennung des Mammakarzinoms, insbesondere des klinisch okkulten Tumors.

Da die Computertomographie Schwächungsunterschiede der Röntgenstrahlung in einer Größenordnung von 0,4—0,5% bildlich darstellen kann, ist es nicht verwunderlich, daß die Methode gerade bei der Diagnostik von Erkrankungen innerer Organe eine weite Verbreitung gefunden hat.

Zur Zeit gibt es nur wenige Beispiele für den Einsatz der Computertomographie in der Diagnostik des Mammakarzinoms (1—8), Vor- und Nachteile der Methode liegen dicht beieinander.

6.2.1. Methodik

Die CT der Brustdrüse ist mit allen Ganzkörpertomographien möglich. Für die Untersuchung ist eine optimale Lagerung der Patientin notwendig. Um zu erreichen, daß die Mammae praktisch frei hängen, legt sich die Patientin auf den Bauch, wobei der kaudale Abschnitt des Brustkorbes unterpolstert wird und der obere Thorax mit den Oberarmen auf einer Lagerungshilfe liegt (Abb. 6.10). Die resultierenden Axialschnitte entsprechen bezogen auf die Mammographie, der kranio-kaudalen Projektion.

Bei Frauen im generationsfähigen Alter wird die Untersuchung zwischen dem 7. und 14. Tag des Zyklus durchgeführt. Die CT-Aufnahmen werden in Inspiration bei Atemstillstand durchgeführt. Die Untersuchung wird kranial begonnen, die Schichtdicke beträgt in der Regel 10—12 mm. Wenn umschriebene pathologische Veränderungen

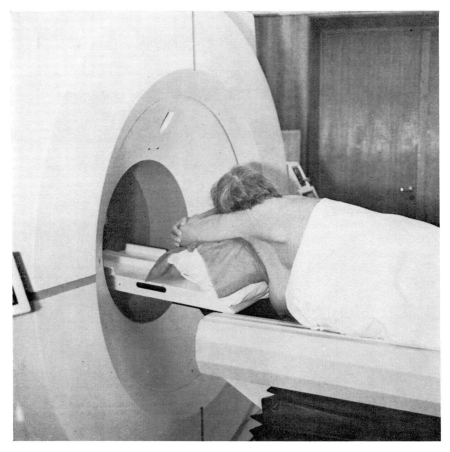

Abb. 6.10. Typische Lagerung zur Mamma-CT

gezielt untersucht werden sollen, werden die Schichtdicken auf 2—5 mm gesenkt. Die Röhrenspannung beträgt 120—125 kV, die Matrix weist ein Raster von 256×256 bzw. 512×512 Bildelementen auf. Im Durchschnitt wird die Brustdrüse zusammen mit dem lokoregionären Abflußgebiet in 12—14 Tomogrammen erfaßt. Die Strahlenexposition der Mamma beträgt dabei 1—1,2 mGy, die Hautdosis liegt in einer Größenordnung von 1—2 mGy.

Bei Schwierigkeiten mit der Bauchlage wird die Rückenlage bevorzugt, dabei hat die Patientin die angehobenen Arme hinter den Kopf verschränkt.

Die Rückenlage hat gegenüber der Bauchlage eindeutige Nachteile, das sind im einzelnen:

1. Die Brustdrüse wird unter ihrem Eigengewicht lateralisiert und deformiert. Durch die Gewebekompression ist ihre Differenzierung im CT erschwert.
2. Der retromammäre Raum wird eingeengt. Dadurch ist seine Beurteilbarkeit geringer.
3. Die Einsicht in die Axilla und damit die Darstellbarkeit der Lymphknoten ist erschwert.
4. Der Musculus pectoralis major et minor werden angenähert, eine Differenzierung beider Muskeln wird schwieriger.

Mit dem Ziel, die Dichte des Tumors gegenüber der Umgebung anzuheben, wird wasserlösliches Kontrastmittel injiziert (40—50 ml, 75%) oder als 25—30%ige Lösung (200—300 ml) infundiert.

6.2.2. Anatomie der Mamma

Die Strukturen der Mamma im Computertomogramm sind, so wie im Mammogramm, abhängig vom Alter und der hormonalen Aktivität der Frau.

Die Haut stellt sich als glatte Begrenzungsschale in einer Dicke von 2 mm dar. Kaudal und medial ist die Haut am dicksten (1,8—2 mm), lateral und kranial ist sie mit 0,5 bis 1,5 mm deutlich dünner. Mit zunehmendem Alter wird die Haut insgesamt dünner.

Unter der Haut läßt sich das Fettgewebe, das den prämammären Raum bildet, darstellen. Der retromammäre Raum läßt sich zwischen der vorderen Thoraxwand und der

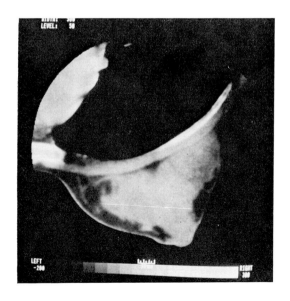

Abb. 6.11. Normale Mamma einer 22-jährigen Frau. Das Drüsengewebe nimmt fast die gesamte Schnittfläche ein.

Milchdrüse abgrenzen. Seine Ausdehnung ist mit 0,3—3 cm anzusetzen. Die Dichte des Fettgewebes liegt zwischen —120 bis —160 HE.

Die Cooperschen Bänder sind als zarte Septen darstellbar. Sie sind im prämammären Raum zwischen der Haut und dem ventralen Anteil der Brustdrüse zu verfolgen. Im retromammären Raum stellen sie sich zwischen der vorderen Thoraxwand und der Dorsalfläche des Drüsenkörpers dar. Die Cooperschen Bänder haben eine Breitenausdehnung von 0,1—0,8 cm. In der Jugend sind sie breiter als im Alter. Die Unterhautvenen haben eine Weite von 2—3 mm. Symmetrische Mammaabschnitte zeigen in beiden Mammae gleiche Venenweiten.

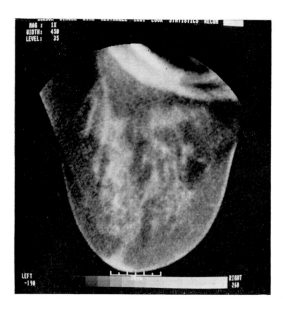

Abb. 6.12. Normale Mamma einer 40jährigen Frau. Typische Tüpfelung.

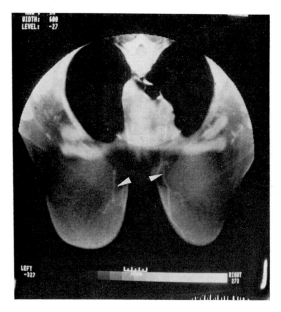

Abb. 6.13. Normale Mamma einer 65jährigen Frau. Vollständige Involution der Milchdrüse. Die subkutanen Venen stellen sich deutlich dar (Pfeile).

Die Milchgänge sind im CT nur im Retromamillarraum als bandförmige Gebilde, die aus dem Drüsenkörper zur Mamille hinziehen, nachzuweisen.

Das Volumen des Drüsengewebes und seine Struktur sind vom Alter abhängig. Bei Mädchen und jungen Frauen zwischen 20 und 25 Jahren nimmt das Drüsengewebe fast die gesamte Brust ein (Abb. 6.11). Seine Dichte beträgt 40—50 HE, die Struktur ist homogen. Der prä- und retromammäre Raum hat eine Weite von 0,3—0,5 cm. Die Unterhautvenen und die Cooperschen Bänder sind nicht zu sehen. Bei diesen Bedingungen ist ein Tumor schwer zu erkennen.

Bei Frauen zwischen dem 25.—40. Lebensjahr wird der Drüsenanteil geringer. Die Drüse ist weniger homogen, ihre Dichte sinkt ab (20—40 HE). Durch eingelagertes Fettgewebe wird die Struktur übersichtlicher (Abb. 6.12). Man hat den Eindruck einer Tüpfelung. Die Cooperschen Bänder sind ausreichend zu sehen. Die Erkennbarkeit eines Tumorknotens ist in einer solchen Mamma besser als in der jugendlichen Drüse.

Mit zunehmender Involution wird der Drüsenkörper durch Fettgewebe ersetzt. Die Struktur wird homogen. Die Cooperschen Bänder sind nicht mehr nachzuweisen. Die Unterhautvenen stellen sich sehr gut dar (Abb. 6.13). Die Dichte der Mamma nähert sich der des Fettgewebes. Deshalb sind Neubildungen in der Mamma besonders plastisch abbildbar.

6.2.3. Pathologische Veränderungen

6.2.3.1. Diagnostik des Mammakarzinoms

Das Carcinoma solidum und die Mehrzahl der szirrhös wachsenden Formen sind im CT, genauso wie im Mammogramm, durch eine knotige Verdichtung charakterisiert. Die Ortsauflösung der CT, insbesondere bei den Geräten der 3. und 4. Generation, ist relativ hoch. Trotzdem bleibt sie unter der der Mammographie. Der Vorteil der Computertomographie besteht trotz allem in der besseren Kontrastierung und der überlagerungsfreien Darstellung des knotig wachsenden Tumors. Die Computertomogramme zeigen die typischen Karzinomzeichen, wie unregelmäßige und unscharfe Begrenzung, Schienenphänomen und umschriebene Hautverbreiterung (Abb. 6.14). Bei Knoten, die größer als

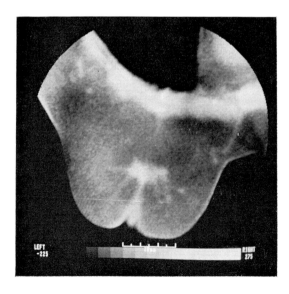

Abb. 6.14. Szirrhös wachsendes Mammakarzinom. Dichter Tumorknoten mit Ausläufern, Schienenphänomen zur Mamille hin und Mamillenretraktion.

0,5 cm sind, zeigen die densitometrischen Messungen Strukturinhomogenitäten. Ohne intravenöse Injektion von wasserlöslichem Kontrastmittel unterscheidet sich allerdings die Dichte des Krebsknotens nicht wesentlich von der Dichte des umgebenden Drüsengewebes.

Peritumoral ist im Computertomogramm oftmals, so wie auch im Mammogramm, eine Strukturveränderung der Drüse im Sinne einer Fibrosierung nachzuweisen. Das Schienenphänomen, ausgehend vom Tumor in Richtung Mamille, Haut oder Thoraxwand, ist besonders gut im Fettgewebe zu erkennen, wobei die Dichte der bandförmigen Veränderung $\geqq$ 20 HE zu messen ist.

Im Unterschied zur Mammographie wird, wie schon ausgeführt, der retromammäre Raum in der Computertomographie gut dargestellt. Bei dorsal gelegenen Tumoren ist

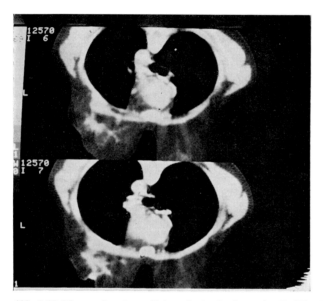

Abb. 6.15. Mammakarzinom links mit Ausbreitung in die Weichteile des Thorax.

mit Hilfe der Computertomographie die Tumorinfiltration in diesen Raum nachzuweisen oder auszuschließen. Die Auslöschung der retromammären Schicht oder eine Veränderung derselben spricht immer für einen tumorösen Prozeß. Die Tumorausdehnung per continuitatem in die Brustmuskulatur hinein ist durch eine vom Tumor bis in die Brustwand hineinziehende Verdichtung ausgewiesen, wobei die ventralen Thoraxweichteile durch die Infiltration verbreitert erscheinen (Abb. 6.15).

Die Computertomographie kann zum Ausschluß eines Tumorwachstums in die Thoraxwand herangezogen werden. In diesen Fällen wird eine freie Zone von 2—3 mm zwischen der hinteren Begrenzung des Tumors und den ventralen Thoraxweichteilen als ausreichend angesehen (Abb. 6.16).

Nach Kontrastmittelinjektion steigt die Dichte über dem Karzinom stärker als im umgebenden Drüsengewebe an (5—20 HE). Dadurch ist es möglich, daß Tumoren auch in einer dichten Brustdrüse nachgewiesen werden können. Obwohl die Ortsauflösung im Vergleich zur Mammographie geringer ist, haben wir eine Reihe von Karzinomen in einer Größe von 6—8 mm, hin und wieder sogar kleinere, mit der Computertomographie nachgewiesen (Abb. 6.17).

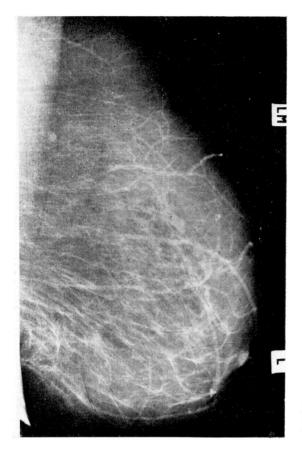

Abb. 6.16 A. Solides Mammakarzinom. In der Schrägaufnahme ist der Tumorknoten nicht dargestellt.

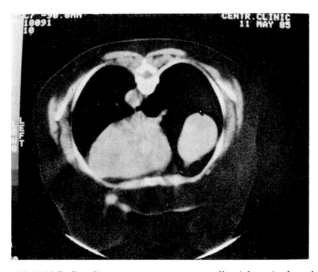

Abb. 6.16 B. Im Computertomogramm stellt sich weit dorsal ein Tumorknoten (1) dar, der Beziehung zur Haut (2) hat und nicht bis in die Thoraxweichteile hineinreicht (3).

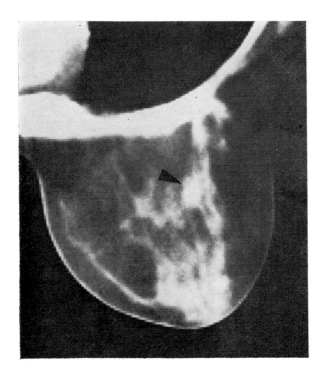

Abb. 6.17. Mammakarzinom: ohne Kontrastmittelinjektion unterscheidet sich der Tumor in seiner Dichte nicht vom umgebenden Gewebe.

Mikrokalzifikationen sind im Computertomogramm nicht nachzuweisen. Sie gehen in die allgemeine Dichte des Tumors ein. Grobschollige Verkalkungen können ausreichend gut im Computertomogramm dargestellt werden.

Für die Diagnostik des infiltrierenden Mammakarzinoms kommt der Computertomographie eine große Bedeutung zu, zumal wir in 80% dieser Fälle mit der Computertomographie einen Tumorknoten mit höherer Dichte, unregelmäßiger und unscharfer Kontur, ohne strahlige Ausläufer nachweisen konnten. Gleichzeitig beobachteten wir einen Umbau der gesamten Milchdrüsenstruktur mit unregelmäßig angeordneten Septen von 2—10 mm Breite (Abb. 6.18).

Die Dichte des Fettgewebes steigt durch die Infiltration auf —60 bis —80 HE an. Die Haut der Mamma ist diffus verdickt. Der retromammäre Raum läßt sich nicht abgrenzen. Die infiltrierte Brustmuskulatur ist verbreitert.

Für die Diagnostik von lokalen Tumorrezidiven ist die Methode gut geeignet. Insbesondere gilt das für das umschrieben herdförmige Rezidiv bei organerhaltenden Operationen (Abb. 6.19).

Es ist möglich, daß die CT in die Verlaufskontrolle von Patienten, die einer Operation unterzogen worden sind, einbezogen wird. Die Methode erlaubt die Erkennung von Thoraxwandrezidiven, bevor diese klinisch auffällig werden. Eine besondere Bedeutung kommt der CT bei der Bestrahlungsplanung, auf die hier nicht eingegangen wird, zu.

6.2.3.2. *Differentialdiagnostik des Mammakarzinoms*

Die Differenzierung der bösartigen Tumoren von benignen Veränderungen basiert auf den gleichen Symptomen, wie sie von der Mammographie her bekannt sind. Als charakteristische Zeichen eines gutartigen Knotens gelten: kreisförmige oder ovale Form, glatte und gut abgrenzbare Kontur sowie gleichmäßige Dichte. Es ist durchaus möglich, daß

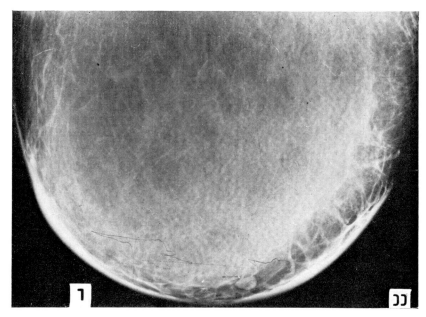

Abb. 6.18 A. Inflammatorisches Mammakarzinom im Mammogramm. Normale Mammastrukturen sind nur in den peripheren Abschnitten nachzuweisen.

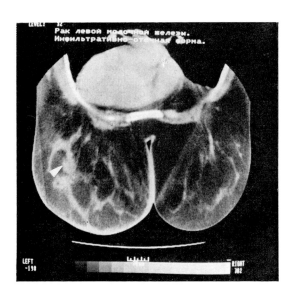

Abb. 6.18 B. Im Computertomogramm ist ein Tumorknoten nachzuweisen (Pfeil), die Tumorinfiltration wird dargestellt.

gutartige Mammatumoren, so wie das in der Regel bei malignen Tumoren der Fall ist, eine höhere Dichte als das umgebende Drüsengewebe aufweisen. Ohne Kontrastmittelapplikation ist dieses Zeichen als differentialdiagnostisches Kriterium unbrauchbar.

Da der Summationseffekt bei den Computertomogrammen fehlt, ist die Konturierung von Zysten und Fibroadenomen besser als mit den Mammogrammen vorzunehmen.

Die Dichtewerte der Zyste bewegen sich um den Wasserwert (-5 bis $+5$ HE). Das Fibroadenom hat eine höhere Dichte (bis $+30$ HE). Dabei können durchaus Fibroade-

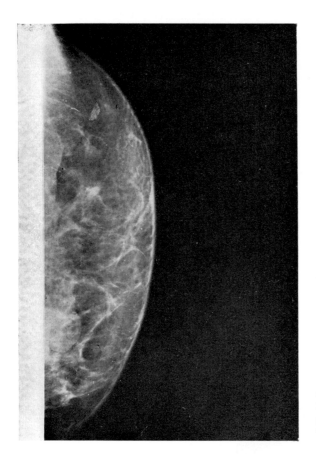

Abb. 6.19 A. Tumorrezidiv nach Segmentresektion. Im Mammogramm ist in Schrägprojektion nur die vordere Tumorgrenze zu erkennen.

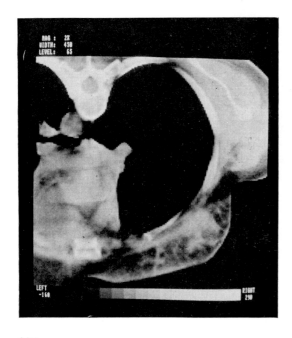

Abb. 6.19 B. Im Computertomogramm ist der Gesamttumor mit seiner Ausbreitung in die Thoraxwand sichtbar.

nome gefunden werden, die im Mammogramm nicht aufgefallen sind. Die Dichteunterschiede zwischen Zyste und Fibroadenom erlauben eine ausreichende Differenzierung. Einfacher gelingt die Differenzierung zwischen einer Zyste und einem soliden Prozeß mit der Ultraschalltomographie.

Bei diffuser fibrös-zystischer Mastopathie kann man innerhalb der flächigen Verdichtung einen Tumorknoten ohne Kontrastmittelinjektion nicht abgrenzen. Bei einem Teil der Frauen mit proliferierender Mastopathie beobachtet man unter Kontrastmittelinjektion ein diffuses Enhancement über dem Drüsengewebe. Bei dieser Konstellation sind keine weiterführenden Aussagen in der Differentialdiagnose zu erreichen (4).

6.2.3.3. Diagnostik von Metastasen in den regionären Lymphknoten

Metastatisch veränderte Lymphknoten in der Achselhöhle sind mittels CT gut darzustellen, da diese in einer ausreichenden Fetthülle mit einem niedrigen Schwächungskoeffizienten liegen. Metastasenkriterien für befallene Lymphknoten sind folgende:

1. Lymphknotenvergrößerung auf $> 1{,}5$ cm,
2. Konglomeratbildung mit unscharfer Konturierung,
3. Dichtewerte um $40-50$ HE.

Eine besondere Bedeutung kommt auch dem Größenvergleich der Lymphknoten zwischen der gesunden und der erkrankten Seite zu (Abb. 6.20).

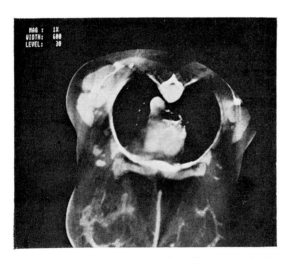

Abb. 6.20. Mammakarzinom rechts. Metastasen in den axillären Lymphknoten (LK). Die kontralateralen axillären LK sind unauffällig.

In der Regel sind die Lymphknoten der supra- und infraklavikulären Region auf den Computertomogrammen nicht nachzuweisen. Werden diese dargestellt, dann sind sie für Metastasen verdächtig, selbst wenn ihre Größe nur $1-1{,}5$ cm beträgt. Das trifft besonders dann zu, wenn Lymphknoten miteinander verschmelzen (Abb. 6.21).

Die parasternalen Lymphknoten haben eine Größe bis zu 0,5 cm und sind mittels CT nicht zu erkennen. Metastasen zeigen sich als kugelige Verdichtungen mit unscharfer Kontur an den lateralen Sternumgrenzen. Sie sind ab 1 cm Größe nachzuweisen.

Nach unseren Erfahrungen ist es durchaus möglich, daß axilläre Lymphknoten, die kleiner als 1,5 cm groß sind, schon metastatisch befallen sein können. Geht man von der Lymphknotengröße als Metastasenkriterium aus, dann muß man bei < 1,5 cm eine falsch-negative Rate von 10% in Kauf nehmen. Man kann allgemein sagen, daß der fehlende Nachweis veränderter, insbesondere vergrößerter Lymphknoten im Computertomogramm Lymphknotenmetastasen letztlich nicht ausschließt.

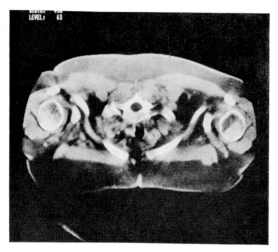

Abb. 6.21. Mammakarzinom mit Metastasen in den infraklavikulären Lymphknoten.

6.2.4. Wertung der Computertomographie in der primären Diagnostik des Mammakarzinoms

V. Hasert

1. Die Darstellung und Lokalisation besonders thoraxwandnaher Läsionen ist mit Hilfe der CT möglich.
2. Die CT ermöglicht eine Bestimmung der Infiltrationstiefe thoraxwandnaher Karzinome.
3. Mammographisch dichte Mammae sind im CT nach KM-Injektion in ihrer Gewebskomposition zu beurteilen.
4. Das flächig infiltrierend wachsende Karzinom ist im CT näher zu differenzieren, eine KM-Injektion ist Voraussetzung.
5. Für die lokoregionäre Ausbreitungsdiagnostik ist die Methode gut geeignet.
6. CT-gelenkte Feinnadelbiopsien und präoperative Markierungen sind für Problemfälle möglich.
7. Nachweis von Rezidiven nach organerhaltenden Operationen sind mittels CT optimaler möglich als mit der Mammographie.
8. Insgesamt sind die Möglichkeiten der CT in der Differentialdiagnostik benigner und maligner Veränderungen begrenzt. Die CT reiht sich nach der Mammographie und der Sonographie für spezielle Fragestellungen ein.
9. Die Strahlenbelastung ist höher als bei der Mammographie, die Ortsauflösung ist geringer, Mikrokalk ist nicht darzustellen.
10. Als Vorsorge- oder Screeningmethode für symptomlose Frauen ist die Computertomographie nicht einzusetzen.

Literatur

1. CHANG, C. H. J., J. L. SIBALA, S. L. FRITZ, J. H. GALLAGER, S. J. DWYER, W. A. TEMPLETON: CT evaluation of breast. Amer. J. Roentgenol. **131** (1978), 459—464

2. CHANG, C. H. J., D. E. NESBIT, D. R. FISHER: CT mammography using a conventional body scanner. Amer. J. Roentgenol. **138** (1982), 553—558

3. DOUST, B. D., J. R. MILBRATH, V. DOUST: CT scanning of the breast using a conventional CT scanner. J. Comp. Assist. Tomogr. **5** (1981), 286—302

4. GISVOLD, J. J., D. F. REESE, Ph. R. KARSELL: Computed tomographic mammography (CTM). Amer. J. Roentgenol. **133** (1979), 1143—1149

5. LINDFORS, K. K., J. E. MEYER, P. M. BUSSE, D. B. KOPANS, J. E. MUNZENRIDER, J. M. SAWICKA: CT evaluation of local and regional breast cancer recurrence. Amer. J. Roentgenol. **145** (1985), 833—837

6. MANSFIELD, C.: Role of CT scanning in patients with cancer of the breast, cervix and endometrium. Radiology **143** (1983), 309—315

7. SIBALA, J. L., C. H. J. CHANG, F. LIN, W. R. JEWELL: Computed tomographic mammography. Diagnosis of mammographically and clinically occult carcinoma of the breast. Arch. Surg. **116** (1981), 114—118

8. TERNOVOJ, S., N. SHISHMAREVA: Computertomographie in der Diagnostik des Mammakarzinoms (russ.). Vestn. rentgenol. radiol. (Moskva) **1** (1987), 23—27

7.   Kernspintomographie

7.1.   Physikalisch-technische Grundlagen

G. Rosenkranz

Die Kernspinresonanz, die die physikalische Grundlage der Magnetresonanztomographie (MRT) bildet, wurde 1946 von Bloch bzw. Purcell erstmals beschrieben. Bald darauf fand sie Anwendung zur in vitro Analyse unbekannter Elementeverteilungen. Zur Bildgebung an biologischen Materialien setzte Lauterbur das Verfahren erstmals im Jahre 1973 ein. Seither hat sich auf diesem Gebiet, genau wie in der CT, eine stürmische Entwicklung vollzogen. Dies ist nicht zuletzt darin begründet, daß die MRT nach den bisherigen Erfahrungen keinerlei biologische Schädigungen hervorruft.

7.1.1.   Physik der Kernspinresonanz

Nach den elementaren Gesetzen der Quantenphysik besitzt jeder Atomkern mit einer ungeraden Neutronen- bzw. Protonenanzahl ein magnetisches Eigendrehmoment (Spin). Im Normalzustand ist das daraus resultierende magnetische Gesamtmoment gleich 0, da die Orientierung der Einzelmomente der Boltzmannstatistik, d. h. thermischen Gesetzen unterliegt. Befindet sich der Stoff jedoch in einem äußeren Magnetfeld der Stärke B_0, dann richten sich die Spinmomente entsprechend der Abbildung 7.1 parallel oder antiparallel zum angelegten Magnetfeld aus. Die Anzahl der niederenergetischen Zu-

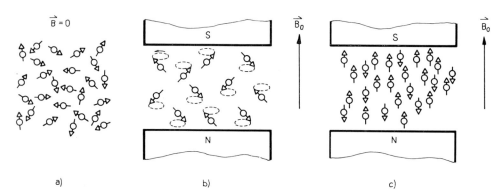

a)   b)   c)

Abb. 7.1. Einfluß eines homogenen Magnetfeldes auf das Eigendrehmoment.

Abb. 7.1 A. Ohne Magnetfeld.

Abb. 7.1 B. Präzessionsbewegung nach Anlegen des Magnetfeldes.

Abb. 7.1 C. Endzustand.

stände (parallel) überwiegt dabei geringfügig gegenüber der Anzahl der hochenergetischen Zustände (antiparallel).

Durch Energiezufuhr mit Hilfe eines hochfrequenten elektromagnetischen Wechselfeldes können Übergänge zwischen den beiden Energieniveaus gemäß Abbildung 7.2 induziert werden.

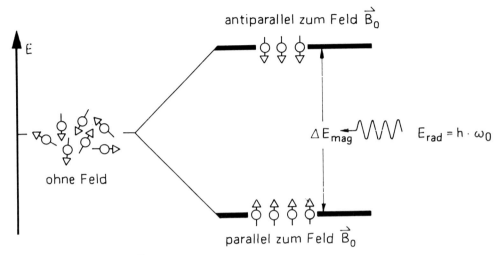

Abb. 7.2. Induktion von Übergängen durch Energiezufuhr mit Hilfe eines elektromagnetischen Wechselfeldes.

Voraussetzung hierfür ist, daß die zugeführte Energie ΔE genau der Energiedifferenz zwischen den beiden Energieniveaus entspricht:

$$\Delta E = \gamma \cdot h \cdot B_0 = h \cdot \omega_0 \qquad (7.1)$$

h = Plancksches Wirkungsquantum
ω_0 = Resonanzfrequenz (Präzessions- oder Larmorfrequenz)
γ = gyromagnetische Konstante

Beim Abschalten des Hochfrequenzfeldes kehrt das System unter Energieabgabe wieder in den Ausgangszustand zurück (Präzessionsbewegung). Die dabei freigesetzte Energie ist als Kernspinresonanzsignal meßbar. Die Signalstärke S, des mit der Resonanzfrequenz

$$\omega_0 = \gamma \cdot B_0 \qquad (7.2)$$

abgestrahlten Signals, hat den in Abbildung 7.3 dargestellten Verlauf und läßt sich näherungsweise durch Gl. (7.3) beschreiben:

$$S = \varrho \cdot \exp\left(-\tau/T_1\right) \cdot \left(1 - \exp\left(-T/T_2\right)\right) \qquad (7.3)$$

ϱ = Anzahl der Kerne, die an der Signalgebung beteiligt sind ($\sim$ Dichte des Stoffes)
τ = Zeitpunkt, an dem gemessen wird
T = Meßfolgezeit (Kernspinexperimente werden im ständigen Wechsel zwischen Senden und Messen betrieben)
T_1, T_2 = Relaxationszeiten

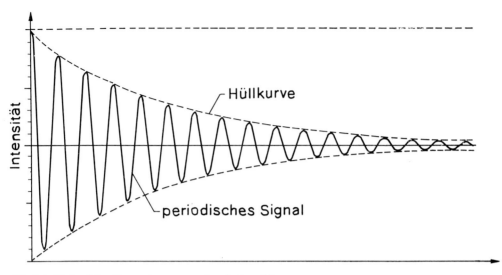

Abb. 7.3. Verlauf des Kernspinresonanzsignals $f = f(t)$.

Die Relaxationszeit T_1 (Spin-Gitter-Relaxation) ist ein Maß für die Zeit, die das System benötigt, um aus dem angeregten Zustand wieder in den Grundzustand (Boltzmann-verteilung) zu gelangen. Die Spin-Spin-Relaxationszeit T_2 ist ein Maß für das Erreichen des Grundzustandes innerhalb des Spinsystems. Beide Größen sind sehr stark vom untersuchten Stoff abhängig und für die Bildgebung anwendbar.

7.1.2. Kernspinresonanz und Bildgebung

Grundlage für die bildgebende Kernresonanztechnik ist das durch Gl. (7.3) beschriebene Kernresonanzsignal S, welches mit der Resonanzfrequenz ω_0 abgestrahlt wird. ω_0 berechnet sich nach Gl. (7.2) und ist damit allein abhängig von der magnetischen Feldstärke B_0.

7.1.2.1. Gradientenfelder

Zur Bildgebung ist die räumliche Zuordnung der Signalstärke S zu einem bestimmten Volumenelement (Voxel) unabdingbare Voraussetzung. Die MRT nutzt dafür räumlich veränderliche Magnetfelder, die mit Hilfe von Widerstandsspulen erzeugt werden. Diese Feldgradienten B_x, B_y und B_z sind verglichen mit dem homogenen Magnetfeld B_0 relativ klein, ordnen aber jedem Voxel eine andere Feldstärke und damit eine andere Resonanzfrequenz ω (x, y, z) zu (Abb. 7.4). Damit läßt sich das Resonanzsignal auf Grund seiner Frequenz räumlich eindeutig zuordnen (Fourieranalyse). Man erhält gleichzeitig die Möglichkeit, gestützt auf den Bildrechner, einer beliebigen Schnittebenenwahl. Dies ist auch gegenüber der CT von besonderem Vorteil.

7.1.2.2. Darzustellende Parameter

Wie bereits festgestellt, sind die beiden Relaxationszeiten T_1 und T_2 Materialkonstanten; eine Aussage die, Tabelle 7.1 demonstriert dies, auch für biologische Materialien gilt. Ähnliche Zusammenstellungen gibt es auch für T_2. Neben diesen beiden Größen ist das Resonanzsignal S außerdem noch von der Dichte abhängig, so daß sich insgesamt drei

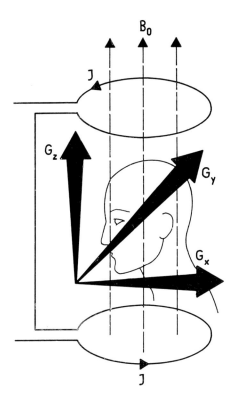

Abb. 7.4. Schematische Darstellung der Feldgradienten.

Tabelle 7.1. Relaxationszeiten T_1 menschlichen Gewebes in s

Gewebeart	Normal	Tumorös
Brust	0,37 ± 0,08	1,08 ± 0,08
Haut	0,62 ± 0,02	1,05 ± 0,11
Muskel	1,02 ± 0,03	1,41 ± 0,03
Leber	0,57 ± 0,03	0,83 ± 0,01
Magen	0,77 ± 0,08	1,24 ± 0,11
Lunge	0,79 ± 0,06	1,10 ± 0,06
Knochen	0,55 ± 0,03	1,03 ± 0,15
Milz	0,70 ± 0,05	1,11 ± 0,11
Fett	ca. 0,2	
H_2O	3,6	

Größen für die bildliche Darstellung anbieten. Da biologische Materialien zu einem hohen Prozentsatz aus Wasser bestehen, erscheint es in der bildgebenden Diagnostik sinnvoll, die Protonen, d. h. die Wasserstoffdichte zu messen und bildlich darzustellen. Da der Wassergehalt der verschiedenen Gewebe nach Tabelle 7.2 sehr unterschiedlich ist, sind damit kontrastreiche Bilder zu gewinnen.

In praxi gelingt eine vollständige Trennung der drei Einflußgrößen nicht, so daß die folgenden Begriffe in der bildgebenden MRT Anwendung finden:

— T_1 gewichtetes Bild,
— T_2 gewichtetes Bild,
— Darstellung der Dichteverteilung.

Tabelle 7.2. Wassergehalt menschlichen Gewebes

Gewebeart	%-Wasser (Masseanteil)
graue Gehirnmasse	83%
weiße Gehirnmasse	72%
Niere	81%
Herz	80%
Lunge, Milz, Muskel	79%
Leber	71%
Haut	69%
Knochen	13%

Da die Auslesezeit τ und die Pulswiederholzeit T frei wählbar sind, ergeben sich durch Kombination aller Größen eine Vielzahl von Möglichkeiten (Pulssequenzen) zur Gewinnung von MR-Tomographien einunddesselben Objektes.

7.1.2.3. *Ausgewählte Realisierungsmöglichkeiten zur Bildgebung*

Die wichtigsten der praktisch bereits genutzten Pulssequenzen sind in Tabelle 7.3, die einer Arbeit von RAMM u. a. (6) entnommen wurde, zusammengestellt. GANSSEN u. a. (1) stellen fest, daß sich das Spektrum laufend erweitert.

Tabelle 7.3. Pulssequenzen der MR-Tomographie und deren bevorzugte Meßgrößen

Pulssequenz (deutsch)	Mode (englisch)		Meßparameter
Sättigungs-Rückkehr	Saturation-Recovery	SR	Wasserstoffatomkerndichte
freie Präzession im Gleichgewicht	Steady State Free Precession	SSFP	Wasserstoffatomkerndichte (T_1/T_2-Verhältnis)
Spinecho	Spin-Echo	SE	T_2-Messung (T_1 und Wasserstoffatomkerndichte)
Inversions-Rückkehr	Inversions-Recovery	IR	T_1-Messung (Wasserstoffatomkerndichte)

Zum besseren Verständnis sei noch darauf hingewiesen, daß man für das Hochfrequenzfeld (auslenkendes Feld) Feldstärken wählt, die die Magnetisierungsrichtung entweder um 90° (d. h. aus der z-Richtung in die x,y-Ebene) oder um 180° (aus der z-Richtung in Richtung $-z$) ändern.

Die beiden wichtigsten Techniken seien knapp skizziert:

Spin-Echo-Sequenz:

Bei der Spin-Echo-Sequenz erfolgt eine primäre Auslenkung um 90°. Ohne hier auf Details eingehen zu wollen, gelingt es mit dieser Methode, stark T_2 gewichtete Bilder zu erhalten. Der Einfluß von T_1 auf die Signalgröße wird durch geeignete Wahl von τ und T stark unterdrückt.

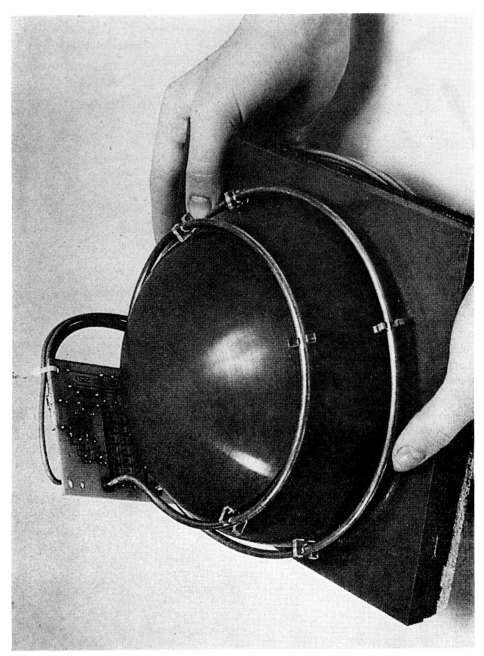

Abb. 7.5. Oberflächenspule für die Mammadarstellung

Inversion-Recovery (Inversions-Rückkehr):

Bei dieser bildgebenden Sequenz wird mit einem 180° Impuls gearbeitet. Bildlich dargestellt werden je nach Bedarf T_1-gewichtete- oder Dichtebilder. Letztere können durch geeignete Wahl von τ und T ausgewählt werden.

Für die bildgebende Diagnostik der Mamma finden sogenannte Oberflächenspulen Anwendung, die der Objektform angepaßt sind und deshalb nur organbezogenen Einsatz finden können (Abb. 7.5). Einzelheiten hierzu können folgenden Abschnitten entnommen werden.

Zur Verkürzung der teilweise recht langen Aufnahmezeiten (30 s—1 min) werden derzeitig die Multiple-Slice-Technik und das FLASH (Fast-Low-Angle-Short-Imaging)-Verfahren praktisch erprobt (1).

7.1.3. Spektroskopie

Wie einleitend bereits festgestellt wurde, fand die Kernspinresonanztechnik primär Anwendung für Stoffanalysen chemischer Verbindungen. Mit der Einführung der MRT in den klinischen Routinebetrieb wurde auch gleichzeitig die Möglichkeit getestet, spektroskopische Untersuchungen in vivo vorzunehmen. Damit wird es möglich, nicht nur den Wassergehalt verschiedener physiologischer Substanzen zu bestimmen, sondern auch die biologisch interessierenden Elemente wie Kohlenstoff, Stickstoff, Sauerstoff, Natrium oder Phosphor zu erfassen.

Aus der Verschiebung der Resonanzfrequenzen im Kernspinsignal sind Aussagen über die chemische Bindung und damit verbunden über Stoffwechselvorgänge möglich. Auf Grund des dafür notwendigen erheblichen meßtechnischen Aufwandes und der erforderlichen hohen Magnetfeldstärke ($B \geq 2\ T$) befindet sich diese Technik noch im Stadium der Grundlagenforschungen (1). Weiterführende Literatur ist im nachfolgenden Literaturverzeichnis angegeben (2, 3, 4, 5, 7, 8, 9, 10).

Literatur

1. GANSSEN, A. u. a.: Kernspintomographie und magnetische Resonanzspektroskopie in der Medizin heute. electromedica **55** (1987), 28—39
2. GRAUMANN, R. u. a.: TOMROP: eine Sequenz zur Bestimmung der Längsrelaxationszeit T 1 in der Kernspintomographie. electromedica **55** (1987), 67—72
3. GRAUMANN, R. u. a.: A new method for fast and precise T1 determination. Society of Magnetic Resonance in Medizin Fifth Anual Meeting. Montreal 1986 Books of Abstracts 922—923
4. HOULT, D. J., P. C. LAUTERBUR: The sensitivity of the Zeugmatographic Experiment involving Human Samples. J. Magn. Res. **34** (1979), 425—433
5. PARTAIN, C. L. u. a.: Nuclear Magnetic Resonance Imaging. W. Saunders Company 1983
6. RAMM, B.: Einführung in die MR-Tomographie. Enke Verlag. Stuttgart 1986
7. REQUARDT, H. u. a.: Helmholtzspulen in der Kernspintomographie. electromedica **55** (1987), 61—67
8. ROTH, K.: NMR-Tomographie und -Spektroskopie in der Medizin. Berlin 1984
9. SCHMIEDL, U. u. a.: Begriffe der Kernspintomographie Teil III. Die Kontrastmechanismen und der Einfluß der biologischen Parameter auf das Bild. Röntgenpraxis **38** (1985), 352—356
10. WEHRLI, F. W. u. a.: Mechanismen of Contrast in NMR Imaging. J. Comput. Ass. Tomogr. **8** (1984), 369—380

7.2.   Kernspintomographie der Mamma

W. Kaiser

7.2.1.   Einleitung

Die bisherige Entwicklung der Kernspintomographie der Brust läßt sich in vier große Abschnitte einteilen:

1. Erste MR-Messungen mit Ganzkörpermagneten mit der normalen Körperspule (ohne spezielle Oberflächenspule) haben wegen eines zu schlechten S/N (= signal-noise-ratio, dt: Signal-Rausch-Verhältnis) keine diagnostische Bedeutung erlangt (1—4).
2. Nach der Entwicklung einer Mamma-Spule (Ein-Brust-Spule) (5—7) wurde die Kernspintomographie in den Jahren 1983 bis 1985 mit T1- und T2-gewichteten Spinechosequenzen durchgeführt (8—11): die MR-Kriterien pathologischer Läsionen (Karzinom, Fibroadenom, Zyste, Narbe etc.) wurden herausgearbeitet und differentialdiagnostisch gegeneinander abgewogen.
3. Nach Einführung von Gd-DTPA wurde — in Analogie zu vorausgegangenen computertomographischen Untersuchungen mit jodhaltigen Röntgenkontrastmitteln — ein diagnostischer Zugewinn erzielt (12, 13): Karzinome und Fibroadenome zeigten eine starke Signalintensitätszunahme und konnten von Narben abgegrenzt werden.
4. Mit den Gradientenechosequenzen — z. B. FLASH (14, 15) und FISP (16) — konnte seit 1986, vor allem durch die kombinierte Anwendung von Gradientenechosequenzen mit Gabe von Gd-DTPA (17—20), ein weiterer, diagnostischer Fortschritt erreicht werden (s. u.).

Generell hat sich die Kernspintomographie der Brust, im Gegensatz zur MR-Untersuchung anderer Organe, bisher noch keinen Platz in der Liste der Routinediagnoseverfahren sichern können, obwohl die medizinische Bedeutung einer frühen und möglichst sicheren Diagnostik von Brusterkrankungen unbestritten ist: Das Mammakarzinom ist die häufigste Krebstodesursache der Frau in Europa und USA, in der Altersgruppe zwischen 35 und 55 Jahren die häufigste Todesursache überhaupt (21).

Warum hat sich die Kernspintomographie der Brust bisher noch nicht als Routinemethode durchsetzen können? Dafür lassen sich mehrere Gründe anführen:

1. Die Mamma-MR-Untersuchung ist vom Patientenkomfort nach wie vor nicht besonders angenehm: Die Patientin liegt ca. eine Stunde in Bauchlage, ein geringer Teil der Patientinnen schildert claustrophobische Angstzustände während der Messung im Gerät.
2. Die Messung ist technisch aufwendig; die Oberflächenspule wird z. Z. noch per Hand abgestimmt.
3. Da unzählige Meßparameter variiert werden können, besteht weltweit noch keine Übereinstimmung über die optimalen Meßbedingungen.
4. Bis vor kurzem konnte mit einer speziellen Mamma-Oberflächenspule nur eine Seite auf einmal (mit einem ausreichenden Signal-Rausch-Verhältnis) dargestellt werden, so daß die Vergleichsuntersuchung der Gegenseite schon aus Zeitgründen nur in wenigen Fällen durchführbar war.
5. Der interpretierende Arzt erhält eine Fülle von Bildern, die — im Gegensatz zu den MR-Bildern anderer Organe — je nach der unterschiedlichen Parenchymbeschaffenheit von Patientin zu Patientin stark variieren können; zur Vermeidung von Fehldiagnosen ist eine große Erfahrung des Untersuchers unerläßlich.

6. Die bisherigen Literaturangaben und Schlußfolgerungen unterscheiden sich stark, weil unterschiedliche Geräte und Meßbedingungen angewandt wurden; eine Messung mit Gd-DTPA als Kontrastmittel wird z. B. nur an wenigen Zentren durchgeführt (12, 13, 17—20, 22—24).

7.2.2.   Untersuchungstechnik

Zur Analyse der feinen Detailstrukturen des Drüsenparenchyms des Fett- und Bindegewebes ist eine möglichst hohe räumliche Auflösung (unter 1 mm) dringend erforderlich. Diese wird erreicht durch Verwendung einer Oberflächenspule, die das Signal-Rausch-Verhältnis gegenüber der Körperspule bis zu einem Faktor 12 erhöht. Um die Atmungs- und Bewegungsartefakte des Thorax auf ein Minimum zu reduzieren, findet die Untersuchung in Bauchlage statt, wobei die zu untersuchende Brust in die Mammaspule (Abb. 7.6) frei hineinhängt. Vor der Untersuchung wird eine intravenöse NaCl-In-

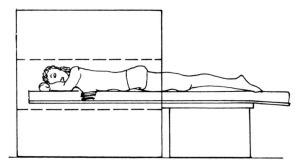

Abb. 7.6. Patientenlagerung und Spulenposition zur Mammauntersuchung (8).

fusion mittels einer Abbocathkanüle in eine cubitale Vene gelegt, um einen venösen Zugang zu schaffen; damit muß die Patientin zur Kontrastmittelgabe nicht mehr aus dem Gerät herausgefahren werden. Die Position der Brust bleibt während der gesamten Messung unverändert. Der Arm mit der Injektion liegt in gestreckter Haltung im Untersuchungsgerät. Die Patientin wird nach ihren Wünschen so gepolstert gelagert, daß eine optimale und bequeme Positionierung erreicht wird.

Aus einer Vielzahl von theoretisch sinnvollen Untersuchungssequenzen und Parametern hat sich zur Zeit folgender Kompromiß zwischen einer relativ kurzen Untersuchungszeit einerseits und einer relativ hohen diagnostischen Aussagefähigkeit andererseits herausgestellt (Tab. 7.4): Nach dem Abstimmen der Mammaspule erfolgt eine erste T1-betonte Spinechosequenz in sagittaler Schnittführung mit einer Repetitionszeit von 0,5 s und einer Echozeit von 15 ms, wobei die Schichtdicke zwischen 4 und 6 mm — je nach Größe der Brust — so variiert wird, daß alle 13 Schichten die gesamte Brust in einer Meßzeit von 2,3 min (in einer 256×256-Half-Fourier-Matrix) erfassen. Es folgt eine axiale T1-gewichtete Spinechomessung unter den gleichen Meßbedingungen. Die axialen Schichten haben gegenüber coronaren und sagittalen Schichten den Vorteil einer gleichzeitigen Beurteilbarkeit der lateralen und unteren axillären Region, um eventuelle Parenchymausläufer bzw. Lymphknoten zu erkennen. Fünf Schichten mit einem oder mehreren suspekten Befunden werden anschließend in einer zweidimensionalen FLASH-sequenz mit einer Repetitionszeit von 110 ms, einer Echozeit von 10 ms und einem Flipwinkel von 80 Grad in einer Gesamtmeßzeit von 0,90 min untersucht. Danach erfolgt die Injektion von 0,1 mmol/kg Gd-DTPA in den liegenden intravenösen Zugang über einen Dreiwegehahn als Bolus mit Nachinjektion von 20 ml physiologischer Kochsalzlösung, um restliche Kontrastmittelmengen aus dem Schlauchsystem in den venösen Kreislauf zu transportieren. Sofort danach wird die repetitive Messung der ausgewählten fünf Schichten mit den gleichen zweidimensionalen FLASH-sequenzen wie vor der Kontrastmittelinjektion (TR 110 ms, TE 10 ms, Flipwinkel 80 Grad) über einen Zeitraum von 8 min durchgeführt, um in einer „dynamischen" Studie die Kontrastmittelanreicherung in kurzen Zeitabständen in fünf separaten Schichten messen zu können. Im Anschluß an die dynamische Gradientenechosequenz wird die gleiche FLASH-sequenz in fünf orthograd gedrehten Richtungen (sagittal oder frontal) wiederholt, um einen möglichst großen Bereich der Brust erfassen zu können.

Tabelle 7.4. Minimales Untersuchungsprogramm für eine Mamma-MR-Diagnose; weitere Meßsequenzen dienen z. Z. wissenschaftlichem Interesse und sind hier nicht angegeben (Abkürzungen: SE = Spinecho, TR = Repetitionszeit, TE = Echozeit, SD = Schichtdicke, HF = Half-Fourier)

Sequenz	TR/TE/FL	SD (mm)	Orientierung	Matrix	Meßzeit	Schichten/Bilder
SE	500/15	4—6	sag.	256 HF	2,3 min	13/13
SE	500/15	4—6	ax.	256 HF	2,3 min	13/13
2D-FLASH	100/6/80	4—6	ax.	256	0,9 min	5/5
—————	Kontrastmittelinjektion: 0.1 mmol/kg GdDTPA iv.					—————
2D-FLASH	100/6/80	4—6	ax.	256	8,0 min	5/40
2D-FLASH	100/6/80	4—6	sag.	256	0,9 min	5/5
					14,4 min	76 Bilder

Um die Ergebnisse nach der Kontrastmittelinjektion mit den Vorkontrastbildern exakt vergleichen zu können, wird nach Kontrastmittelgabe keine Änderung der Sendeoder Empfänger-Hochfrequenzeinstellung durchgeführt, d. h., die automatische Justage der Sender- und Empfängereinstellung wird direkt vor der Kontrastmittelinjektion ausgeschaltet. Während der dynamischen Messung wird keine Bildberechnung durchgeführt; diese erfolgt nach Abschluß der dynamischen Meßsequenzen.

Die Bilder der linken Mamma werden in der Regel durch die Flußartefakte des dorsal gelegenen Herzens stark gestört. Bei Messungen der linken Brust wird deshalb die Richtung des Phasencodiergradienten um 90 Grad rotiert, um die Flußartefakte aus der linken Brust „herauszudrehen". Neben dem in Tabelle 40 beschriebenen, diagnostischen Minimalprogramm in einer Untersuchungszeit von ca. 20 min werden zum sicheren Nachweis von Zysten zusätzlich protonendichte- bzw. T2-gewichtete Spinechosequenzen (z. B. mit einer Repetitionszeit von 2,5 s und einer Echozeit von 20 bzw. 100 ms) gemessen. In kürzester Zeit, allerdings mit weniger Schichten pro Meßsequenz, können Zysten auch mit der FISP-sequenz (z. B. TR 30 ms, TE 10 ms, Flipwinkel 80 Grad) nachgewiesen werden (s. u.).

Aus wissenschaftlichen Gründen werden weitere Meßsequenzen erprobt, z. B. Fett-Wasser-Sequenzen oder Multiechosequenzen zur genaueren Bestimmung der Relaxationszeiten und 3D-Gradientenechosequenzen, die dünne Schichten (Schichtdicke unter 1 mm) erlauben.

Die Auswahl der Patienten erfolgte statistisch: Die nach dem Operationsplan der Frauenklinik eingeplanten Patientinnen wurden um ihr Einverständnis zur MR-Untersuchung ersucht. Die Patientinnen waren in der Regel von ihrem zuständigen Hausarzt bzw. Gynäkologen zur operativen Abklärung entweder eines klinischen oder röntgenologisch suspekten Befundes in die Frauenklinik überwiesen worden. Die Mammogramme wurden dementsprechend in der Mehrzahl der Fälle von auswärtigen Radiologen bzw. Gynäkologen aufgenommen, in ca. 30% in der Radiologischen Abteilung des Klinikums Nürnberg. Die Mammogramme waren jeweils von anderen radiologischen Kollegen befundet worden.

Die Studie wurde nicht als Blindstudie durchgeführt; die Ergebnisse der klinischen Untersuchung, der Mammographie und ggf. auch der Sonographie waren vor der MR-Messung bekannt.

Die überwiegende Mehrzahl der Patientinnen wurde innerhalb von zwei bis zehn Tagen nach der MR-Untersuchung stationär in der Frauenklinik aufgenommen, wobei der klinisch oder radiologisch suspekte Mammabefund durch eine Probebiopsie oder durch weitergehende, operative Maßnahmen abgeklärt wurde. Dem jeweiligen Operateur wird die Lage eines suspekten Befundes im MR-Bild genau erklärt, wobei besonders auf die geänderte Position der Patientin auf dem Operationstisch (während der MR-

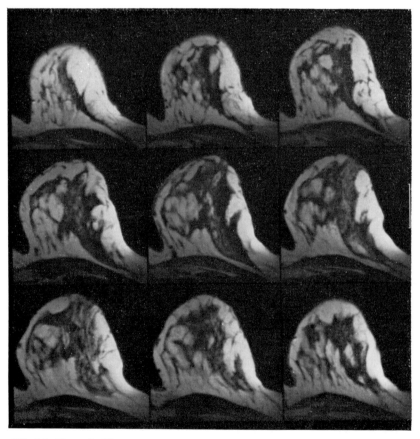

Abb. 7.7. Normale Mamma: neun axiale Schnitte (T1-gewichtete Spinechosequenz) durch eine normale Brust (in jeder Schicht wird der Parenchymanteil unterschiedlich dargestellt).

Untersuchung in Bauchlage, auf dem Operationstisch in Rückenlage) berücksichtigt werden muß. Die Lokalisation eines Herdes im MR-Bild wird in bezug zur Mamille beurteilt, z. B. ,,das Karzinom liegt 1,3 cm lateral, 2,5 cm caudal und 3,6 cm dorsal der Mamille''.

7.2.3.   Die normale Mamma

Für die detaillierte Beschreibung des anatomischen Aufbaus einer Brust wird auf die gynäkologische bzw. mammographische Literatur verwiesen (25—28). Im T1-gewichteten MR-Bild (Abb. 7.7) erscheinen Mamille, Drüsengänge und Drüsenlappen mit dunkler Signalintensität. Zwischen einzelnen Patientinnen besteht ein außerordentlich vielfältiges Verteilungsmuster, das jedoch innerhalb einer Brustdrüse bzw. bei beiden Brüsten einer Patientin eine relativ einheitliche Parenchymtextur erkennen läßt. Schon im T1-gewichteten Bild fallen pathologische Läsionen oft durch ,,Störungen'' dieser Parenchymtextur auf (s. u.). Das Parenchym läßt sich in den Axialbildern in den meisten Fällen durch einen schmalen Fettsaum (dem sogenannten ,,Sicherheitsfettsaum'') von der Thoraxmuskulatur abgrenzen. In den T2-gewichteten Bildern zeigen alle normalen anatomischen Bestandteile der Brust eine relative Signalintensitätsabnahme. Lediglich flüssige Areale (Zysten, Abszesse, Tumoreinschmelzungen, ältere Blutungen) sind an der relativen Signalintensitätszunahme, verglichen mit dem T1-gewichteten Bild, erkennbar. Die intravenöse Injektion von Kontrastmittel (0,1 mmolg/kg Gd-DTPA) führt im Normalparenchym zu einer langsamen, progredienten Signalintensitätszunahme in den dynamischen Meßsequenzen. Die Zunahme innerhalb der

Tabelle 7.5. Zunahme der Signalintensitäten nach Injektion von 0.1 mmol/kg Gd-DTPA (in % des Ausgangswertes) bei der dynamischen Flash-Messung (100/6/80). Die früher durchgeführten Meßbedingungen 30/13/80, eine Schicht; 110/10/80, fünf Schichten) ergaben vergleichbare relative Änderungen (18—20); ( ) = Standardabweichungen, n = Zahl der Patienten, die mit dieser dynamischen Methode untersucht worden sind

Prozentuale Zunahme der Signalintensität nach Gd-DTPA Injektion

FLASH (100/6/80)	1	2	8 min p. i.
Karzinome (n = 16)	99 (12)	104 (14)	112 (19)
Fibroadenome (n = 10)	61 (26)	72 (34)	89 (32)
Prol. Mastopathie (n = 10)	39 (14)	47 (16)	63 (20)
Nichtprol. Mastop. (n = 28)	14 (7)	19 (7)	36 (12)
Zyste (n = 11)	1 (1)	3 (2)	3 (2)
Normalparenchym (n = 25)	24 (22)	31 (22)	43 (25)
Muskel (n = 25)	21 (8)	23 (11)	38 (12)
Fett (n = 25)	2 (1)	3 (1)	5 (1)

Tabelle 7.6. Graphische Darstellung der Daten aus Tabelle 7.5.

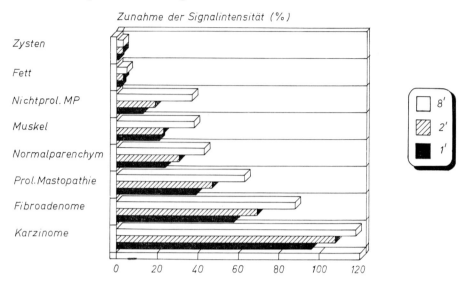

ersten Minute nach Kontrastmittelinjektion liegt unter 45%, meist unter 25% (verglichen mit dem Ausgangswert vor der Kontrastmittelinjektion) und ist oft auch nach Ende der dynamischen Untersuchung (8 min nach Kontrastmittelgabe) noch nicht abgeschlossen (Tab. 7.5; 7.6).

7.2.4. Typische Kriterien pathologischer Läsionen

7.2.4.1. Zyste

Die völlig glatte Kontur einer Zyste kann im MR-Bild wegen der fehlenden Gewebeüberlagerung oft erheblich leichter definiert werden als im Mammogramm. Diese scharfe Grenze muß in allen Ebenen und bei allen Meßbedingungen erkennbar sein. Falls sich in einer Ebene eine unscharfe Randkontur erkennen läßt, muß an Verwachsungen oder an einen intrazystischen Tumor gedacht werden, der sowohl im Nativbild als auch — mit größerer Sicherheit — nach Kontrastmittelgabe nachweisbar ist. Die völlig homogene Binnenstruktur der Zyste erscheint typischerweise dunkel bei T1-gewichteten Aufnahmen (z. B. Spinecho 500/15 oder FLASH 30/10/80), mit mittlerer („grauer") Signalintensität im protonendichte-gewichteten Bild und mit relativ hoher Signalintensität („hell") im T2-betonten Bild. Die T1- und T2-Werte sind konsequenterweise einheitlich erhöht. Unscharf begrenzte, verwaschene oder diffuse Signalerhöhungen im T2-betonten Spinechobild entsprechen histopathologisch unzähligen, winzigen Zysten mit einem Durchmesser unter 2 mm. Eine signifikante Signalerhöhung nach Kontrastmittelgabe ist nicht nachweisbar.

Zum eindeutigen MR-Nachweis von Zysten stehen also folgende MR-Meßmöglichkeiten zur Verfügung: Zum einen können T2-gewichtete Spinechoaufnahmen durchgeführt werden, die wegen der langen Repetitionszeiten Meßzeiten von mehreren Minuten in Anspruch nehmen (wobei allerdings mehrere Schichten gleichzeitig untersucht werden können). Zum anderen steht die FISP-sequenz (z. B. mit TR 30 ms, TE 10 ms, Flipwinkel 80 Grad) zur Verfügung, die wäßrige Strukturen mit hoher Signalintensität darstellt und die in einer Meßzeit von wenigen Sekunden — allerdings als Einzelschicht-

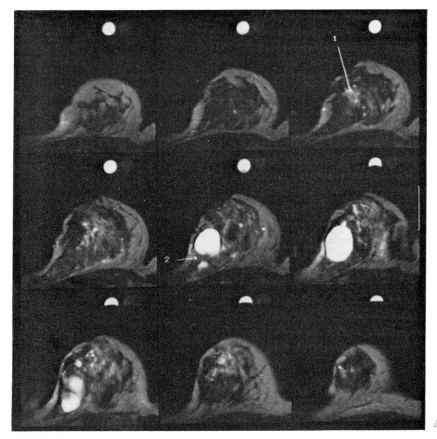

A

Abb. 7.8. Zyste.

Abb. 7.8 A. Neun axiale T2-gewichtete Spinechobilder durch eine Mamma mit fibrozystischer Mastopathie: multiple Zysten in unterschiedlicher Größe und Lokalisation. Diffuse Signalerhöhungen (Pfeil 1) entsprechen unzähligen Zysten in mikroskopischer Größenordnung. Im mittleren Bild (Pfeil 2) wird eine schmale tunnelförmige Verbindung zwischen zwei Zysten dargestellt.

messung — aufgenommen werden kann. Der Nachteil der FISP-sequenz besteht darin, daß Flüssigkeiten in der gleichen, hohen Signalintensität wie Fettgewebe dargestellt werden und als solche nur durch den Vergleich mit den entsprechenden FLASH-bildern identifizierbar sind. Der Vorteil der FISP-sequenz, verglichen mit der T2-betonten Spinechomessung, liegt in dem erhöhten Kontrast zwischen Parenchym und Fettgewebe (Abb. 7.8). Das Verfahren der Wahl zum Nachweis einer Einzelzyste bleibt nach wie vor die Sonographie; im Falle von multiplen Zysten, z. B. bei einer fibrozystischen Mastopathie, lassen sich im MR-Bild manchmal bis zu 100 kleine und kleinste Zysten einzeln identifizieren, die sich in dieser Zahl und Größenordnung dem Nachweis durch Ultraschall entziehen.

7.2.4.2. *Fibroadenom*

Dieser häufigste gutartige Tumor der jungen Frau zeigt sich im MR-Bild (Abb. 7.9) als rundliches, oft gelapptes Areal mit dunkler Signalintensität im T1-gewichteten Bild. Im Gegensatz zum Karzinom zeigen sich beim Fibroadenom in der Regel keine Infiltrations-

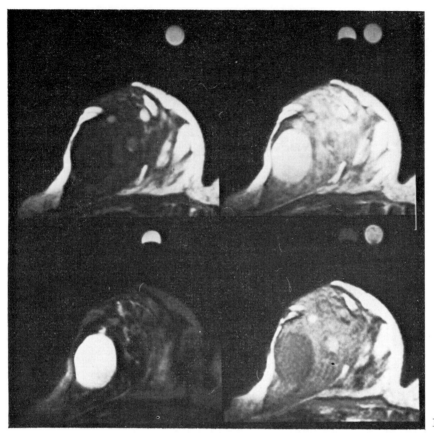

B

Abb. 7.8 B. Zyste in verschiedenen Meßbedingungen (s. Text): dunkle Signalintensität im T1-betonten Spinechobild (links oben) und im FLASH-Bild (rechts unten), helle Signalintensität im FISP-Bild (rechts oben) und im T2-betonten Spinechobild (links unten).

zeichen in die Umgebung (in mindestens zwei Ebenen); diese Beurteilung der fehlenden Infiltration in die Umgebung ist in der Kernspintomographie wegen der schichtweisen Darstellung naturgemäß wesentlich leichter zu beantworten als in der Mammographie; die Röntgenuntersuchung bildet das komplette Organ auf einem Röntgenfilm ab und erzeugt deshalb Summationsfiguren. Oft findet sich ein schmaler Saum von verdrängtem Fettgewebe und/oder Ödem in der Umgebung, der die Abgrenzung von den Nachbarstrukturen erleichtert. Ein Fibroadenom zeigt eine weitgehend einheitliche, wenn auch nicht völlig homogene Binnenstruktur. In Abhängigkeit vom Wassergehalt, das Fibroadenom der jungen Frau ist relativ zell- und wasserreich, das Fibroadenom der älteren Frau relativ faserreich, findet sich eine relative Signalintensitätsveränderung in den T2-gewichteten Bildern, wobei die Signalintensität proportional zum Wassergehalt zunimmt.

In der Regel kann ein relativ wasserreiches Fibroadenom aufgrund der nicht völlig homogenen Binnenstruktur und aufgrund der Signalintensitätzunahme nach Gadoliniumgabe von einer Zyste eindeutig unterschieden werden. Die bisherigen Erfahrungen zeigen, daß der Signalanstieg stark schwankt und sich umgekehrt proportional zum Fibrosierungsgrad verhält. Meist zeigt sich eine protrahierte Zunahme über 8 min; in

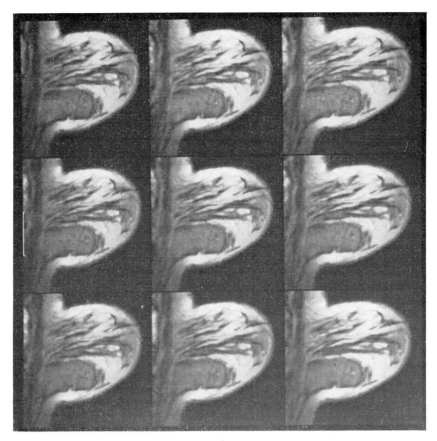

Abb. 7.9. Fibroadenom (mit hohem Fibrosegrad): Identischer FLASH-Sagittalschnitt vor und im Abstand von jeweils 1 min nach Injektion von 0.1 mmol/kg Gd-DTPA: sehr langsame, progrediente Signalerhöhung.

Einzelfällen — bei hyalinen Fibroadenomen mit guter Vaskularisation — fand sich jedoch auch eine relativ starke Zunahme schon kurz nach der Kontrastmittelinjektion (Tab. 41), die in der ersten Minute nach Kontrastmittelgabe zwar noch nicht die Anstiegsgeschwindigkeit von Karzinomen erreichte, in den folgenden Minuten jedoch stetig zunahm und nach 8 min die Anstiegshöhe von Karzinomen aufwies.

Fibroadenome zeigen, je nach Wassergehalt bzw. Fibrosierungsgrad, die größte Variationsbreite im Signalanstieg, so daß in Einzelfällen Verwechslungsmöglichkeiten mit Karzinomen denkbar sind. Von proliferativen Mastopathien (s. u.) können Fibroadenome durch die o. g. visuellen Kriterien im Nativbild in der Regel differenziert werden; die Signalanreicherung nach Kontrastmittelgabe kann bei zellreichen Fibroadenomen in gleicher Höhe sein wie bei proliferativen Mastopathien.

7.2.4.3. Narbengewebe

Die eindeutige Identifizierung von Narbengewebe innerhalb einer Brust erlangt eine wachsende Bedeutung, da die Zahl der brusterhaltenen Operationen ständig zunimmt. Außerdem bereitet die sichere Unterscheidung zwischen Narben- und Karzinomgewebe im Mammogramm häufig Schwierigkeiten. Narben, die mehr als sechs Monate alt sind und die histopathologisch als starke Fibrose (29) charakterisiert werden können, zeigen sich im MR-Bild an folgenden Kriterien: Sowohl bei T1- als auch bei T2-gewichteten Spinecho- oder Gradientenechobildern kann eine dunkle, strich-, keil- oder lanzettförmige Signalzone erkannt werden, die die normale Parenchymtextur unterbricht. Nach Gadoliniuminjektion wird keine signifikante Signalintensitätshöhung gemessen. Zusammen mit dem klinischen Befund einer Narbe in dem entsprechenden Brustareal führen diese MR-Zeichen zu einer nahezu eindeutigen Charakterisierung des Narbengewebes.

7.2.4.4. Karzinom

Ein Karzinom zeigt in den meisten Fällen (Ausnahme: medulläres Karzinom) eine unregelmäßig-verwaschene Kontur und Infiltrationen in das umliegende Fett- und Drüsengewebe. Meist findet sich eine kleinstrahlige, radiäre Infiltration (Igelstruktur, Krebsfüßchen). Im Falle eines szirrhösen Karzinoms kann der Tumor das ganze Organ durchziehen (Krakenfigur). Infiltrationen in das subkutane Fettgewebe oder in die Thoraxmuskulatur können nachgewiesen werden. Die Binnenstruktur eines Karzinoms ist außerordentlich heterogen („chaotisch"), besonders in den T2-gewichteten Aufnahmen.

Das wichtigste MR-Kriterium eines Karzinoms ist die starke, initiale Signalintensitätszunahme nach Injektion von Gadolinium DTPA (0,1 mmol/kg) in den dynamischen FLASH-sequenzen. Alle 32 bisher mit der dynamischen MR-Methode untersuchten Karzinome zeigten einen maximalen Signalanstieg in der ersten Minute nach Kontrastmittelinjektion mit einer Erhöhung der Signalintensität im vitalen Tumorgewebe um über 90% gegenüber dem Ausgangswert vor Kontrastmittelgabe (Abb. 7.10). Das Maximum der Signalintensität war bereits nach 1—2 min erreicht; danach zeigten die

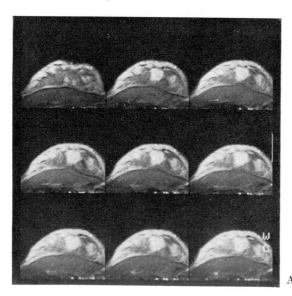

A

Abb. 7.10. Karzinom.

Abb. 7.10 A. Axiales FLASH-Bild vor und im Abstand von je 30 Sekunden nach Gd-DTPA-injektion: rasche Zunahme der Signalintensität um über 100% gegenüber dem Ausgangswert innerhalb von 60 Sekunden. Das Karzinom ist im dichten Parenchym erst nach der Kontrastmittelgabe erkennbar.

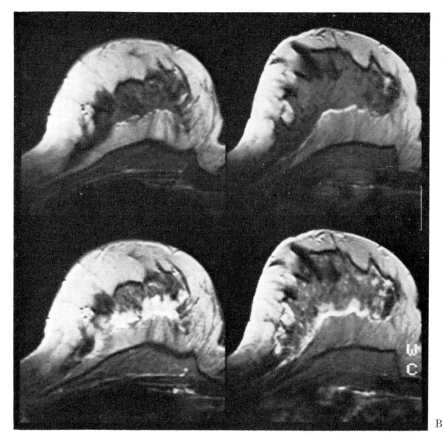

B

Abb. 7.10 B. Zwei axiale FLASH-Bilder durch ein dorsal gelegenes, multifokales Karzinom im dichten Drüsenparenchym, das erst nach Gd-DTPA-injektion (untere Bilder) nachweisbar ist; ventral sind (im rechten oberen und unteren Bild) Narben einer wenige Wochen zuvor erfolgten mehrfachen Punktion erkennbar, die ein unauffälliges histologisches Resultat ergeben hatte, da das Karzinom damals nicht getroffen worden war (im Mammogramm nicht lokalisierbar).

meisten Tumoren ein Plateau, eine geringe Zahl der Tumoren einen sehr langsamen, nachfolgenden Signalanstieg, ca. 20% der Tumoren eine geringe bis mäßige Signalintensitätsabnahme. Bei fortgeschrittenen Tumoren zeigen sich oft vergrößerte, axilläre Lymphknoten als Ausdruck von Lymphknotenmetastasen; dies sind jedoch Zufallsbefunde, da die Mehrzahl der axillären Lymphknoten in kranial gelegeneren Axialschnitten in der Axilla (außerhalb des Brustbereiches und deshalb außerhalb des Spulenmeßfeldes in einem Areal mit relativ schlechtem Signal-Rausch-Verhältnis) eher zufällig erfaßt wird.

Die beste Unterscheidung von Karzinomen gegenüber anderen pathologischen Läsionen, insbesondere gegenüber Fibroadenomen oder proliferativen Mastopathien zeigt sich bereits innerhalb von 1 min nach Kontrastmittelgabe (Tab. 7.5). Der Signalanstieg benigner Veränderungen nach Kontrastmittelinjektion verläuft (verglichen mit Karzinomen) langsamer und stetiger und ist nach 8 min oft noch nicht beendet. Der Kontrast zwischen einem Karzinom und dem umgebenden Gewebe reduziert sich deshalb mit zunehmender Zeit nach der Injektion.

7.2.4.5. Mastopathien

Der etwas unscharfe Begriff „Mastopathie" mit dem klinischen Leitsymptom „prämenstrueller Brustschmerz" findet sich bei vielen Frauen vor der Menopause, wobei die Häufigkeitsangaben stark differieren (bis zu 90% aller Frauen). Histopathologisch werden unter diesem Begriff Umbaureaktionen am Milchgangepithel mit unterschiedlichem Proliferationsgrad, Papillombildung, Duktuserweiterung mit Zystenbildung, Umbaureaktionen am Bindegewebe (mit Vermehrung des intra- und interlobulären sowie periazinären und periduktalen Bindegewebes) und Umbaureaktionen am Drüsenepithel (mit Hypertrophie und Hyperplasie der Azini mit nachfolgender Adenose) verstanden.

PRECHTEL und GEHM (28) sehen eine Beziehung zwischen den verschiedenen Graden der Epithelproliferationen und dem Entartungsrisiko, wobei zwischen einer Mastopathie Grad III und einem beginnenden intraduktalen Karzinom auch histopathologisch fließende Übergänge bestehen, und eine Unterscheidung in Einzelfällen äußerst schwierig sein kann.

Das Erscheinungsbild der Mastopathien im MR-Bild ist dementsprechend vielfältig. Bei reinen Fibrosereaktionen finden sich multiple, unscharf begrenzte, dunkle Areale in T1- und T2-gewichteten Spinechoaufnahmen, die nach Gadoliniumgabe nicht an Signalintensität zunehmen. Die bisherigen Erfahrungen, die allerdings durch weitere Untersuchungen an einer größeren Zahl von Patientinnen statistisch abgesichert werden müssen, lassen die Vermutung zu, daß der Proliferationsgrad der Mastopathie mit der Anreicherungsgeschwindigkeit korreliert. Die relative Zunahme der Signalintensität (gegenüber dem Signalwert vor Kontrastmittelinjektion) in einer histologisch bestätigten, proliferativen Mastopathie Grad III liegt deutlich über der Anreicherungsgeschwindigkeit des Normalparenchyms, jedoch unterhalb der von Karzinomen.

Begleitende zystische Veränderungen können, wie oben erwähnt, mit T2-betonten Spinechobildern oder mit FISP-aufnahmen (30/10/80) nachgewiesen werden. Mikroskopisch kleine Zysten zeigen sich dabei als diffuse Signalerhöhungen im T2-betonten Bild. Ausgeprägte Fibroseareale heben sich demgegenüber mit dunkler Signalintensität ab, wobei der Grad der Signalintensität umgekehrt proportional zum Fibrosierungsgrad korreliert.

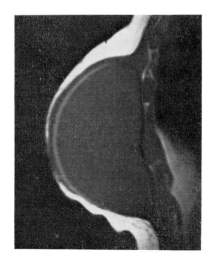

Abb. 7.11. Silikonprothese: Sagittales Spinechobild vor (links) und nach (rechts) Kontrastmittelinjektion; helle Signalintensität im FISP-Bild, dunkle Signalintensität im FLASH-Bild (30/10/80); Narbe im cranialen Brustbereich; Chemical-shift-Artefakt am präpektoralen Rand der Prothese.

7.2.5. Sonderfälle

7.2.5.1. Nach plastischer Operation der Brust

Die plastische Chirurgie hat vielfältige Operationsverfahren (30) der Brust entwickelt, um die Brust entweder zu reduzieren (Reduktionsplastik), zu vergrößern (Augmentationsplastik) oder um nach Ablatio eine Rekonstruktion der Brust vorzunehmen. Letztere wird entweder durch Einlage einer Silikonprothese oder mit körpereigenem Gewebe (Latissimus-dorsi-Schwenklappen, thorako-epigastrischer Lappen, abdominelle Verschiebeplastik, vertikaler oder unterer querer Rectuslappen) vorgenommen. Diese Fälle sind für die mammographische Beurteilung außerordentlich schwierig, da zum einen Silikongewebe röntgenologisch sehr dicht ist, zum anderen fibrotisches Narbengewebe im Röntgenbild ein Karzinom vortäuschen kann. Die Kernspintomographie (Abb. 7.11) ist zur Nachkontrolle solcher Patientinnen aus mehreren Gründen das Verfahren der Wahl:

1. Thoraxwandnahe Bereiche lassen sich mit der Kernspintomographie problemlos erkennen. Ein Karzinom hinter einer Prothese kann kernspintomographisch nachgewiesen werden (31, 32).

2. Ältere Narben (mehr als sechs Monate nach Operation) können mit der dynamischen Kontrastmitteluntersuchung von Karzinomen differenziert werden. Pathologische Veränderungen in der Umgebung einer Silikonprothese (Narbengranulome, Karzinomrezidive) können somit identifiziert werden.

3. Postoperative Komplikationen (Hämatome, Abszesse) lassen sich kernspintomographisch eindeutig nachweisen. Patientinnen mit plastischen Operationen der Brust sollten deshalb nach Möglichkeit primär kernspintomographisch untersucht werden.

7.2.5.2. Inflammatorisches Karzinom, Mastitis

Beide Krankheitsbilder sind sowohl klinisch — abgesehen bei typischer Anamnese, wie nach Entbindung — als auch mammographisch außerordentlich schwer zu differenzieren. Die Brust zeigt eine Hautrötung, Entzündung, Schwellung; im Röntgenbild fällt bei beiden Krankheitsbildern eine Hautverdickung und eine Parenchymverdichtung auf. Die Kernspintomographie scheint hier mit der dynamischen Untersuchung nach Kontrastmittelgabe nach den bisherigen Erfahrungen, die sich allerdings nur auf zwei Patientinnen beziehen, Literaturangaben fehlen, eine Differenzierung zu ermöglichen. Falls sich diese Ergebnisse bei zukünftigen Untersuchungen bestätigen, stellt diese Differentialdiagnose ebenfalls eine wichtige Indikation zur MR-Untersuchung dar.

7.2.5.3. Mamillen-, Hautveränderungen

Bisher wurden im eigenen Patientengut fünf Fälle mit Veränderungen an der Mamille (Sekretion, M. Paget, Entzündung, Keratose) untersucht; alle wurden histopathologisch abgeklärt. Die MR-Ergebnisse wurden dabei ausnahmslos bestätigt: Das Paget-Karzinom zeigt typischerweise eine rasche initiale Signalerhöhung um über 100% gegenüber dem Ausgangswert innerhalb der ersten Minute nach der Kontrastmittelinjektion. Die Anstiegsgeschwindigkeit entzündlicher Hautveränderungen verlief (erstaunlicherweise) niedriger, die Anstiegsdauer war länger und protrahierter. Eine karzinomatöse

Infiltration kann von einer rein inflammatorischen Infiltration offensichtlich durch die Messung der initialen Anstiegsgeschwindigkeit abgegrenzt werden. Eine Keratose zeigte demgegenüber einen sehr flachen Verlauf der Signalerhöhung.

7.2.5.4. *Zustand nach Bestrahlung*

Die brusterhaltende, operative Therapie mit Exstirpation des Karzinoms und nachfolgender Bestrahlung hat in jüngster Vergangenheit stetig zugenommen. Diese Patientinnen stellen nach den bisherigen Erfahrungen ebenfalls eine wichtige Indikationsgruppe für die Kernspintomographie dar, weil die Strahlenfibrose im Röntgenbild bei fehlenden karzinomtypischen Mikroverkalkungen oft nicht von einem Karzinomrezidiv zu differenzieren ist. Die bisherigen Erfahrungen zeigen, daß die dynamische MR-Messung zwischen einer über sechs Monate alten Fibrose und einem Karzinomrezidiv unterscheiden kann. Exsudative Strahlenreaktionen bei kurzfristig zuvor erfolgten Bestrahlungen (weniger als drei Monate zurückliegend) zeigen jedoch in der dynamischen Untersuchung nach den bisherigen, geringen Erfahrungen eine relativ stärkere Zunahme, die zwar nicht karzinomtypisch ist, jedoch im Einzelfall auch im MR-Bild Probleme bereitet. Solche Fälle sollten jedoch aufgrund der bekannten Anamnese differenziert werden können. MR-Verlaufskontrollen im Abstand von drei bis sechs Monaten sollten bei alleiniger Strahlenreaktion und zunehmender Fibrosierung eine abnehmende Anreicherungsgeschwindigkeit nach Kontrastmittelgabe aufweisen, so daß somit eine Abgrenzung von Karzinomrezidiven möglich ist.

7.2.5.5. *Laktierende Brust*

Bisher wurden zwei Patientinnen in der Laktationsphase untersucht. Milch läßt sich als fetthaltige Flüssigkeit im Drüsenparenchym mit der Kernspintomographie folgendermaßen nachweisen (33):

1. Die relativ hohe Signalintensität im T1-betonten Bild im gesamten Drüsenparenchym ist durch den Fettgehalt in der Milch verursacht.

2. Im T2-betonten Bild zeigt sich eine Kontrastumkehr mit deutlich heller Signalintensität im gesamten Drüsenparenchym als Ausdruck des flüssigkeitsdurchtränkten Parenchyms. Die Milchverteilung umfaßt das gesamte Drüsenparenchym. Narben und Fibroadenome können innerhalb des milchgefüllten Drüsenparenchyms identifiziert werden. Ein solides Karzinom in der laktierenden Brust wurde bisher noch nicht untersucht; es sollte jedoch in den Nativbildern zumindest verdachtsweise erkannt werden können. Der definitive Karzinomnachweis durch die Signalerhöhung nach Kontrastmittelgabe ist in der Laktationsperiode nur bei strengster Indikationsstellung möglich und wurde bisher noch nicht durchgeführt.

7.2.6. Gesamtbeurteilung und Wertung

Die Kernspintomographie der Brust befindet sich zur Zeit noch im Stadium der klinischen Erprobung. Die bisherigen Erfahrungen zeigen jedoch, daß die Nachteile der Untersuchungsmethode (relativ lange Meßzeit in horizontaler Lage, Probleme bei kardialer Insuffizienz, kein Nachweis von Mikrokalk, hoher Preis der Untersuchung) in Kauf genommen werden können, um in ausgewählten Fällen auch kleine pathologische

Läsionen überlagerungsfrei und mit hoher Sensitivität ohne Strahlenexposition nachweisen zu können.

Aufgrund von bisher 309 Untersuchungen in den letzten 4,5 Jahren können folgende Schlußfolgerungen über den gegenwärtigen Stand der Mamma-MR-Diagnostik gezogen werden:

1. Eine diagnostisch aussagefähige Mamma-MR-Untersuchung erfordert die Gabe von Gadolinium-DTPA als Kontrastmittel. Dabei ergibt die dynamische Untersuchung mit Gradientenechosequenzen in kurzen Zeitabständen die bisher verläßlichste Information über die Dignität eines Prozesses. Die Gabe von 0,2 ml/kg erscheint nach Einführung der Gradientenechosequenzen als überhöht, eine Dosis von 0,1 mmol/kg erwies sich als optimal; dies ist die Hälfte der zuvor bei den Spinechomessungen injizierten Dosis. Zusätzlich zeigten die Gradientenechosequenzen den Vorteil einer ca. fünffach höheren Empfindlichkeit gegenüber den Spinechosequenzen. Die anfangs aus Vergleichsgründen durchgeführte Gabe von insgesamt 0,2 mmol/kg Gd-DTPA (18, 20) und die abschließende Spinechomessung sind zur Diagnoseerstellung nicht mehr erforderlich.

2. Ein zur Diagnose ausreichendes minimales Untersuchungsprotokoll kann auf eine Spinechomessung (in zwei Ebenen) und eine nachfolgende dynamische Gradientenechomessung nach Kontrastmittelinjektion (Tab. 40) beschränkt werden. Weitere ausführliche MR-Untersuchungen mit fraktionierter Dosis, Fett-Wasser-Trennungen und 3D-Messungen sowie abschließende Spinechosequenzen dienen wissenschaftlichen Fragestellungen (20). Der Verzicht auf eine dreidimensionale FLASH-messung birgt das Risiko, kleine Karzinome (Durchmesser unter 5 mm) nicht erfassen zu können. Dieser Preis erscheint uns aber bei der heute noch insgesamt relativ langen Meßzeit zumutbar. Eine zum Nachweis von über 5 mm großen Karzinomen ausreichende Mamma-MR-Messung verkürzt sich also auf eine Meßzeit von 14,4 min (Tab. 7.4), d. h. einer Untersuchungszeit (einschließlich Lagerung, Injektion etc.) von ca. 30 min.

3. Die dynamische Gewebsuntersuchung mit den Gradientenechosequenzen in kurzen Zeitabständen ergab bisher die verläßlichste Aussage über die Gewebedignität. Dabei hat sich nach bisheriger Erfahrung gezeigt, daß die Anreicherung bereits nach 1 min diagnostisch aussagefähiger ist als alle späteren Messungen. Die initiale Signalerhöhung ist bei Karzinomen mit Abstand am höchsten. Inwieweit eine Messung in noch kürzeren Zeitabständen als 1 min (z. B. 10 oder 30 s) sinnvoller ist, muß durch weitere Studien geklärt werden; damit muß man jedoch notwendigerweise weniger Schichten und Reduktionen der Bildqualität, entweder durch Reduktion der Bildmatrix oder der Zahl der Mittlungen, in Kauf nehmen.

Die Schichten für die dynamischen Messungen werden nach den vorangegangenen, visuellen Auswertungen der Spinechomessungen ausgewählt. Dabei besteht theoretisch eine Fehlermöglichkeit durch Auswahl der falschen Schichten. Mit der benutzten Multischicht-FLASH-sequenz mit einer Repetitionszeit von 110 ms und fünf Schichten kann jedoch dieser Fehler auf ein vertretbares Minimum reduziert werden.

Da bereits die initialen Messungen nach KM-Gabe für die Diagnose entscheidend sind, kommt einer standardisierten Injektionstechnik eine große Bedeutung zu.

4. Die Diagnostik eines Karzinoms erfolgt zum einen aus der visuellen Beurteilung der Vorkontrast-Aufnahmen durch Parameter, die von der Mammographie übernommen wurden (atypische, irreguläre, sternförmige Gewebestruktur, evtl. Ausläufer in die

Subkutis oder in die Pektoralismuskulatur) und — mit größerer Sicherheit — durch die Analyse der Kontrastmitteleinlagerung. Alle bisher untersuchten Karzinome zeigten einen initial starken Anstieg von über 90% gegenüber dem Ausgangswert und nahezu ein Plateau nach 2 min, während die benignen Veränderungen einen niedrigeren und langsameren Signalanstieg aufwiesen, der nach 8 min oft noch nicht beendet war. Der Kontrast zwischen einem Karzinom und dem umgebenden Gewebe reduzierte sich mit zunehmender Zeit nach der Injektion. Die bisher untersuchten Fibroadenome zeigten die größte Variationsbreite im Signalanstieg, wobei die stärkste Anreicherung eines Fibroadenoms 70% des Ausgangswertes nach 1 min erreichte, so daß hier eine Verwechslungsmöglichkeit mit Karzinomen nicht auszuschließen ist.

Generell korreliert die Anreicherung nach Injektion von Gd-DTPA lediglich mit der Vaskularisation eines Tumors und nicht mit der Malignität per se. Es ist durchaus denkbar, daß ein benigner Tumor mit einer hohen Vaskularisation eine ähnliche Anreicherung aufweist wie ein maligner Prozeß. Die erstaunliche Uniformität der maximalen Signalanstiegsgeschwindigkeit bei Karzinomen läßt sich vielleicht durch die gesteigerte Vaskularisation maligner Tumoren aufgrund einer frühen Tumor-Angiogenese erklären, die durch die kombinierte Anwendung von Gd-DTPA mit den auf Kontrastmittel hochempfindlichen Gradientenechosequenzen entdeckt werden kann. In DSA-Studien konnten alle untersuchten Karzinome (zehn von zehn) aufgrund einer starken Kontrastmittelanreicherung von gutartigen Veränderungen abgegrenzt werden (34).

Falls sich diese Ergebnisse in weiteren Studien bestätigen, kann ein maligner Brusttumor schon in einem Stadium erkannt werden, in dem er mit anderen Verfahren noch nicht nachzuweisen ist.

5. Im eigenen Patientengut von 309 Untersuchungen seit März 1984 konnten 258 Untersuchungen im direkten Vergleich mit der meist auswärts durchgeführten Mammographie beurteilt werden. Dabei erbrachten 44 Fälle keine Mehrinformation gegenüber der Mammographie, d. h. der Befund war sowohl im Mammogramm als auch im MR-Bild mit ausreichender Sicherheit nachzuweisen.

Demgegenüber standen 214 Patientinnen, bei denen die Kernspintomographie eine mehr oder weniger relevante diagnostische Zusatzinformation ergeben hat: So konnte z. B. in 38 Fällen ein Karzinom definitiv gesichert werden, das im Mammogramm entweder nicht oder innerhalb einer dichten Brust nur unklar erkannt wurde; allein nach dem Mammographiebefund waren Verlaufskontrollen empfohlen worden. In acht Fällen konnte die genaue Ausdehnung eines Karzinoms definitiv geklärt werden, wobei z. B. filiforme Ausläufer in die Pektoralismuskulatur oder in die Axillarregion erkannt werden konnten. In 31 Fällen konnte ein Karzinom definitiv ausgeschlossen werden, so daß die Operation aus retrospektiver Sicht eigentlich nicht notwendig gewesen wäre (heutzutage werden solche Fälle nicht mehr operiert oder biopsiert). Bei 54 Fällen wurde eine proliferative Mastopathie diagnostiziert, wobei zur Zeit laufende Studien noch beweisen müssen, ob die Gradeinteilung nach PRECHTEL mit der Anreicherung korreliert; die bisherigen Ergebnisse lassen diese Vermutung zu. In 19 Fällen konnte nach Probebiopsie oder Operation durch die MR-Diagnostik eindeutig zwischen einem Karzinom und einer Narbe differenziert werden (aufgrund der starken initialen Erhöhung der Signalintensität von über 90% gegenüber dem Ausgangswert innerhalb der 1. Minute nach der Injektion bei Karzinomen). Bei fünf Patientinnen mit einer Mammaprothese war die Analyse der Gewebestruktur in der Nachbarschaft der Prothese nur durch die Kernspintomographie und nicht durch die Mammographie möglich. In drei Fällen wurde ein brustwandnaher Tumor diagnostiziert, der mit der Mammographie nicht abgebildet wurde. In 24 Fällen konnte die Lokalisation eines suspekten, nicht palpablen Bezirks, eindeutig durchgeführt werden, so daß die Operationsplanung ohne präoperative Lokalisierung (Injektion von Farbstoffen, Drahtmarkierung etc.) ermöglicht wurde. In 17 Fällen konnte zwischen Zysten und Fibroadenomen in einem dichten Drüsenparenchym differenziert werden, wobei in neun Fällen multiple Zysten (mehr als fünf pro Brust) nach Größe, Rand und Inhalt (seröse Flüssigkeit, Blut) differenziert werden konnten. Nach Gadoliniumgabe gelang eine Differenzierung zwischen Zyste und Abszeß in zwei Fällen. Bei zwei Patientinnen in der Laktationsperiode konnte eine Narbe bzw. ein Fibroadenom innerhalb des milchhaltigen Drüsengewebes indentifiziert werden.

6. Bis jetzt wurden in dieser (allerdings nicht blind durchgeführten) Studie alle klinisch oder mammographisch suspekten malignen Tumore, die durch die histopathologische Untersuchung bestätigt werden konnten, mit MR ebenfalls entdeckt. Bei insgesamt 201 Patienten, die in den letzten zwei Jahren mit Gadolinium untersucht wurden, ergab sich kein falsch negativer Befund. Bei einer Untersuchung in der Lernphase wurde die Signalerhöhung bei der dynamischen Untersuchung damals noch als Karzinom interpretiert, obwohl der Anstieg nach heutiger Erkenntnis noch nicht karzinomtypisch war. Dieser Befund wurde als falsch positiv gewertet. Insgesamt ergibt sich also eine Sensitivität von 99%, wobei allerdings berücksichtigt werden muß, daß es sich bei dieser Studie nicht um eine Blindstudie gehandelt hat.

7. Die MR-Untersuchung mit Kontrastmittel hat bisher noch kein Karzinom übersehen; diese Ergebnisse stimmen mit Resultaten anderer Autoren (35) überein, die ebenfalls, allerdings mit einer höheren Dosis, mit Gd-DTPA durchgeführt wurden. Ein normaler MR-Befund schließt ein Karzinom aus. Damit scheint die Kernspintomographie schon heute durch die Vermeidung unzähliger, unnötiger Biopsien und Operationen auch Kosteneinsparungen bewirken zu können. Die 214 Fälle, bei denen die Kernspintomographie eine wesentliche Zusatzinformation gegenüber der Mammographie im Sinne einer definitiven Karzinomsicherung, einer genauen Ausdehnung des Karzinoms, eines Karzinomausschlusses usw. (s. o.) erbrachte, lassen für die Kernspintomographie in Zukunft trotz des relativ hohen Zeit- und Kostenaufwandes eine große Bedeutung erwarten.

8. Der genaue Stellenwert der Kernspintomographie in der Reihe der bildgebenden Mamma-Diagnoseverfahren muß in Zukunft durch eine Blindstudie definiert werden. Zuvor müssen jedoch unbedingt weitere technische Verbesserungen (Doppelspule, automatische Bildverarbeitung, MR-Mammomat usw.) realisiert sein.

Das primäre bildgebende Verfahren zur Untersuchung der Brust bleibt nach wie vor die Mammographie; sie ist ein schnelles und relativ preiswertes Untersuchungsverfahren, das Mikroverkalkungen entdeckt und das in den letzten Jahrzehnten von zahlreichen Radiologen zu höherer Aussagefähigkeit entwickelt wurde. Da ein Mammakarzinom aber noch immer die häufigste Krebstodesursache der Frau in entwickelten Ländern ist, sollte nach den bisherigen positiven Erfahrungen mit der Kernspintomographie die MR-Diagnostik schon heute in allen Fällen mit einer Diskrepanz zwischen dem röntgenologischen, sonographischen oder klinischen Befund eingesetzt werden. Zu diesen Spezialfällen gehören folgende Patientengruppen:

1. Junge Patientinnen mit dichter Brust ohne sichere Identifizierung einer pathologischen Läsion,
2. Patientinnen mit multiplen Herden zur Beurteilung der Dignität und Lokalisation,
3. Patientinnen nach Operation, Bestrahlung, plastischer Operation,
4. Schwangere.

7.2.7. Zukunftsaspekte

Die Schwerpunkte der zukünftigen Entwicklung liegen auf folgenden Gebieten:

1. Verkürzung der Gesamtmeßzeit durch Anwendung von dreidimensionalen Techniken mit ultradünnen Schichten (unter 1 mm), um die Detailerkennbarkeit zu erhöhen und den Teilvolumenartefakt zu reduzieren. Die dreidimensionale MR-Messung mit Gradientenechosequenzen ermöglicht die Darstellung in sehr dünnen Schichten von 1—2 mm Schichtdicke und deshalb die bisher genaueste Analyse der Parenchymstrukturen. Das kleinste mit dieser Methode entdeckte Karzinom (eine Metastase eines größeren Karzinoms in der gleichen Brust) hatte einen Durchmesser von 3 mm (18, 20).
2. Simultane Untersuchungen beider Brüste in einer Mamma-Doppelspule (36).
3. Erhöhung der Gewebsdifferenzierung durch Verfahren der künstlichen Intelligenz mit automatischer Bildnachverarbeitung.
4. Erst wenn die Kernspintomographie durch die Möglichkeit einer gleichzeitigen Untersuchung beider Brüste in kurzer Gesamtmeßzeit optimiert ist, läßt sich über einen eventuellen Einsatz als Screeningmethode in fernerer Zukunft erneut diskutieren.

Ob die genauere Bestimmung der Relaxationszeiten in vivo, die durch optimistische in-vitro-Ergebnisse (37—39) initiiert wurde, zu einer wesentlichen, klinischen Zusatzinformation führt, muß abgewartet werden. Die bisherigen Messungen (7, 8, 10, 11) ergaben einen großen Überlappungsbereich zwischen den T1- und T2-Zeiten von benignen und malignen Läsionen. Dies ist aufgrund der histologischen Struktur des Gewebes (jedes Pixel enthält fast immer auch Fettgewebe, Relaxationszeiten korrelieren mehr mit der Beweglichkeit der Protonen und nicht unbedingt mit der Malignität) nicht verwunderlich; außerdem beeinträchtigen technisch bedingte Probleme (Pixelgröße, Teilvolumeneffekte, Bewegungs- und Flowartefakte, begrenzte Zahl der Meßpunkte bei der Bestimmung der Relaxationszeiten) die Meßgenauigkeit.

Andere MR-Untersuchungsmethoden, wie z. B. Fett-Wasser-Bilder oder spektroskopische Untersuchungen mit der Phosphorspektroskopie (40) haben bisher (noch?) keine diagnostisch relevante Zusatzinformationen geliefert. Die Erprobung neuer Untersuchungssequenzen und spektroskopischer Methoden dauert aber noch an und ist deshalb noch nicht zu beurteilen.

Ob die theoretisch reizvolle Kombination von Kontrastmittel mit monoklonalen Antikörpern die Identifizierung pathologischer Läsionen im Brustgewebe erhöht, denkbar wäre eine selektive und spezifische Darstellung von Karzinomen, muß abgewartet werden.

Literatur

1. Mansfield, P., P. G. Morris, Ordidge: Carcinoma of the breast imaged by NMR. Br. J. Radiol. **52** (1979), 242—243

2. Ross, R. J., J. S. Thompson, K. Kim, R. A. Bailey: Nuclear Magnetic Resonance Imaging and Evaluation of Human Breast Tissue: Preliminary Clinical Trials. Radiology **143** (1982), 195—205

3. El Yousef, S. J., R. J. Alfidi, R. H. Duchesneau, C. A. Hubay, J. R. Haaga, P. J. Bryan, J. P. Lipuma, A. E. Ament: Initial experience with nuclear magnetic resonance (NMR) imaging of the human breast. J. Comput. assist. Tomogr. **7** (2) (1982), 215—218

4. El Yousef, S. J., R. H. Duchesneau, R. J. Alfidi: Magnetic Resonance Imaging of the Breast. Radiology **150** (1984), 761—766

5. Axel, L.: Surface coil magnetic resonance imaging. J. Comput. Assist. Tomogr. **8** (1984), 381 to 384

6. Fritschy, P., E. Müller, R. Sauter, W. Kaiser: MR-Imaging with Special Coils for Visualisation of Superficial Organs and Structures. Radiology **153** (1984), 243—244

7. Stelling, C. B., P. C. Wang, A. Lieber, S. S. Mattingly, W. O. Griffen, D. E. Powell: Prototype coil for magnetic resonance imaging of the female breast: work in progress. Radiology **154** (1985), 457—462

8. Kaiser, W., E. Zeitler: Kernspintomographie der Mamma — Erste klinische Ergebnisse. Röntgenpraxis **38** (1985), 256—262

9. Heywang, S. H., G. Frenzl, M. Edmaier, W. Eiermann, R. Bassermann, I. Krischke: Kernspintomographie in der Mammadiagnostik. Fortschr. Röntgenstr. **143** (1985), 207—212

10. Kaiser, W., E. Zeitler: Kernspintomographie der Mamma-Diagnose, Differentialdiagnose, Probleme und Lösungsmöglichkeiten. Teil I: Untersuchungsverfahren. Fortschr. Röntgenstr. **144** (1986), 459—465

11. Kaiser, W., E. Zeitler: Kernspintomographie der Mamma-Diagnose, Differentialdiagnose, Probleme und Lösungsmöglichkeiten. Teil II: Diagnostik. Fortschr. Röntgenstr. **144** (1986), 572—579

12. Revel, D., R. C. Brasch, H. Paajanen, W. Rosenau, W. Grodd, B. Engelstad, P. Fox, J. Winkelhake: Gd-DTPA Contrast Enhancement and Tissue Differentiation in MR Imaging of Experimental Breast Carcinoma. Radiology **158** (1986), 319—323

13. Heywang, S. H., D. Hahn, H. Schmidt, I. Krischke, W. Eiermann, R. Bassermann J. Lissner: MR imaging of the breast using gadolinium-DTPA. J. Comput. assist. Tomogr. **10** (1986), 199—204

14. Haase, A., J. Frahm, D. Matthaei, W. Hänicke, K. D. Merboldt: FLASH-Imaging: Rapid NMR Imaging Using Low Flip Angle Pulses. J. Magn. Res. **67** (1986), 258—266

15. Frahm, J., A. Haase, D. Matthaei: Rapid Three-Dimensional NMR Imaging Using the FLASH Technique, J. Comput. Assist. Tomogr. **10** (1986), 363—368

16. Oppelt, A., R. Graumann, H. Barfuss, H. Fischer, W. Hartl, W. Schajor: FISP — Eine neue schnelle Pulssequenz für die Kernspintomographie. Elektromedica **54** (1986), 15—18

17. Kaiser, W. A., A. Oppelt: Kernspintomographie der Mamma mit Schnellbildverfahren (FISP und FLASH). 2. Internat. Kernspintomographie-Symposium, 29. Jan.—1. Feb. 1987, Garmisch-Partenkirchen. Schnetztor-Verlag, Konstanz (1987), 303—310

18. Kaiser, W. A., E. Zeitler: MR Imaging of the Breast: Fast Imaging Sequences with and without Gd-DTPA. Radiology **165** (P) (1987), 120

19. Kaiser, W. A., S. Girschik, E. Zeitler: MR der Mamma mit schnellen Sequenzen. Zentralbl. Radiol. **136**, 8—9 (1988), 649

20. Kaiser, W. A., E. Zeitler: MR-imaging of the Breast: Fast Imaging Sequences with and without Gd-DTPA. Radiology (im Druck)

21. Becker, N., R. Frentzel-Beyme, G. Wagner: Krebsatlas der Bundesrepublik Deutschland. Springer, Berlin, Heidelberg, New York, 1984

22. Dash, N., A. R. Lupetin, R. H. Daffner, Z. L. Deeb, R. J. Sefczek, R. L. Schapiro: Magnetic resonance imaging in the diagnosis of breast disease. Amer. J. Roentgenol. **146** (1986), 119 to 125

23. Friedrich, M., W. Semmler: MR-Tomographie der Brust. Radiologe **27** (1987), 165—177

24. Turner, D. A., F. S. Alcorn, W. D. Shorey, C. B. Stelling, V. C. Mategrano, C. W. Merten, B. Silver, S. G. Economou, A. K. Straus, T. R. Witt, M. J. Norusis: Carcinoma of the Breast: Detection with MR Imaging versus Xeromammography. Radiology **168** (1988), 49—58

25. Hoeffken, W., M. Lanyi: Röntgenuntersuchung der Brust. Thieme, Stuttgart 1973

26. Barth, V.: Brustdrüse (Röntgen, Wie?, Wann? Band V) Thieme, Stuttgart—New York, 1979

27. Frischbier, H. J. (Hrsg.): Die Erkrankungen der weiblichen Brustdrüse. Thieme-Verlag, 1982

28. Prechtel, K., O. Gehm: Morphologisch faßbare Vorstadien des Mammakarzinoms. Verh. dtsch. Ges. Path. **59** (1975), 498

29. Bässler, R.: Pathologie der Brustdrüse. Springer Berlin 1978

30. Beller, F. K.: Atlas der Mammachirurgie. Schattauer, Stuttgart 1985

31. Heywang, S. H., J. Lissner: A carcinoma of the breast behind a prosthesis: choice of imaging modality. Letter. Computerized Radiology **11/4** (1987), 209—211

32. Heywang, S. H., W. Eiermann, R. Bassermann, G. Fenzl: Carcinoma of the Breast Behind a Prosthesis — Comparison of Ultrasound, Mammography and MRI. Comput. Radiolog. **9** (1985), 283—286

33. Kaiser, W. A.: Die laktierende Mamma im Kernspintomogramm — Untersuchung mit Spin-Echo- und Fett-Wasser-Bildern. Fortschr. Röntgenstr. **146** (1987), 47—51

34. Fuchs, H. D., R. Strigl: Diagnose und Differentialdiagnose des Mammakarzinoms mittels intravenöser DSA. Fortschr. Röntgenstr. **142** (1985), 413—420

35. Heywang, S. H.: Gadolinium enhances MRI in variety of breast tissues. Diagnost. Imaging, **134—139** (1987)

36. Kaiser, W. A., H. Kess: Prototyp-Doppelspule für die Mamma-MR-Messung. Fortschr. Röntgenstr. (im Druck)

37. Damadian, R.: Tumor detection by nuclear magnetic resonance. Science **171** (1971), 1151 to 1153

38. Damadian, R., K. Zaner, D. Horn: NMR as a new tool in cancer research: human tumors by NMR. Ann. N. Y. Acad. Sei. **222** (1973), 1048

39. McSweeny, M. B., W. C. Small, V. Cerny, W. Sewell, R. W. Powell, J. H. Goldstein: Magnetic resonance imaging in the diagnosis of breast disease: use of transverse relaxation times. Radiology **153** (1984), 741—744

40. Kaiser, W., E. Zeitler, W. Hartl, H. Sturm, R. Graumann, A. Oppelt: Spatially Resolved P-31 Spectroscopy Using Surface Coils. Radiology **157** (1985), 61

8. Lightscanning (Transillumination)

V. Hasert

Lightscanning ist ein bildgebendes Verfahren, das zur Diagnostik des Mammakarzinoms und anderer Brustdrüsenerkrankungen eingesetzt wird. Diese Technik bedient sich der Transillumination (T) mit sichtbarem und infrarotem Licht (550—1200 nm) und der Beobachtung und Aufzeichnung der Strahlung, die durch die Brust diffus transmittiert wird. Die Strahlung (Licht) ist nicht ionisierend und frei von schädigenden Wirkungen auf den Organismus.

8.1. Biophysikalische Grundlagen

8.1.1. Natur des Lichtes

Es ist bekannt, daß das Licht einen Doppelcharakter aufweist, es besitzt sowohl Wellen- als auch Korpuskulareigenschaften. Mit dem Wellencharakter lassen sich die Phänomene Interferenz und Diffraktion (Beugung) und mit der Korpuskularnatur die Phänomene Lichtabsorption und photoelektrischer Effekt erklären.

— *Transmission:*

Darunter versteht man die Durchdringung eines Mediums, wobei die Photonen ihre Energie und Richtung beibehalten. Beim Durchtritt durch Gewebe kommt es in der Regel zu Interaktionen (Reflexion, Absorption, Streuung).

— *Reflexion:*

Sie tritt an der Haut, aber auch beim Erreichen unterschiedlicher Gewebsschichten auf, so z. B. am Übergang vom subkutanen Fett zum Drüsenkörper. Das Maß der Reflexion ist abhängig von der Eigencharakteristik der Oberfläche eines Körpers, sie kann direkt bis diffus mit allen dazwischenliegenden Möglichkeiten sein.

— *Absorption:*

Dabei verliert das Photon seine Energie und überträgt diese auf ein Molekül. Beim senkrechten Auftreten des Photons auf ein Molekül wird die Energie total absorbiert, das Molekül wird auf ein höheres Energieniveau angehoben. Das angeregte Molekül gibt seinerseits die Energie in Form von Wärme oder Reemission eines Photons ab.

— *Streuung:*

Diese ist ein sehr komplexes Phänomen, das abhängig von der Wellenlänge und der Größe der durchstrahlten Partikel ist. Je kürzer die Wellenlänge des Lichtes ist, um so größer ist seine Streuung (Gelb- wird mehr als Rotanteil gestreut).

Alle genannten Phänomenen treten bei der Diaphanographie auf und haben eine Bedeutung für die Bildentstehung.

8.1.2. Abbildungsfähigkeit einer Läsion

— *Kontrast:*

Der Kontrast ist abhängig von der Größe, der Tiefenlokalisation und den optischen Eigenschaften der abzubildenden Struktur. Kleine, in der Tiefe gelegene Tumoren sind in der Regel nicht bildwirksam. Tumorgröße und Kontrast verhalten sich umgekehrt proportional (7).

8.1.3. Biologische Gegebenheiten

Differenzen in den Transmissionsspektren, die beim Durchgang durch unterschiedliche Gewebe entstehen, können mit Multispektralbildern (Lichtscanning) sichtbar gemacht werden. Der entscheidende Faktor ist der Hämoglobingehalt (Hb) einer durchstrahlten Struktur (5, 13).

OHLSSON (17) versuchte, den biologischen Hintergrund der Diaphanographie wie folgt darzustellen:

Moleküle mit hohem Stickstoffgehalt zeigen in der Spektralanalyse Absorptionslinien überwiegend im Infrarotbereich (>760 nm). Die Rotationsschwingungsspektren basieren auf der Rotation der Moleküle und den Schwingungen der Atome innerhalb eines Moleküls und der Änderung von Elektronenzuständen. Die Differenzierung von Tumor- und Bindegewebe, aber auch von benignen parenchymatösen Hyperplasien dürfte überwiegend vom Stickstoffgehalt abhängen (maligne Zellen enthalten mehr Stickstoff). Daraus ergibt sich eine erhöhte Absorption von Infrarotlicht in Tumorgewebe. Benutzt man einen infrarotsensibilisierten Film, sind diese Strukturen unterbelichtet. Dieses Phänomen tritt auch auf, wenn sichtbares gelbes Licht verwendet wird, weil dieses zu 99,9% durch das Brustgewebe absorbiert wird. Die reemittierte Strahlung liegt überwiegend im Infrarotbereich.

Vereinfacht ergibt sich folgende Aussage:

— Blut und Tumor absorbieren Licht,
— normales Brustgewebe transmittiert Licht.

Hinzu kommt zweifellos, daß die Wechselwirkungen zwischen der elektromagnetischen Strahlung und dem Gewebe, insbesondere dem tumorösen Gewebe, von biologischen Gegebenheiten wie Tumorgröße, Histologie, Wachstumsaktivität, aber auch vom umgebenden reaktiv veränderten und dem normalen Mammaparenchym, sowie von individuellen Tumor-Wirt-Beziehungen beeinflußt werden (8).

8.2. Technische Methoden — Möglichkeiten und Grenzen

Die Diaphanoskopie der Mamma wurde 1929 von CUTLER (6) entwickelt. Ihr klinischer Einsatz war limitiert. In der Originalarbeit wird die Entdeckung von Papillomen und die Abgrenzung zwischen soliden und zystischen Läsionen beschrieben. Es war seinerzeit die einzige Methode, die eine derartige Differenzierung, wenn auch mit Einschränkung, zuließ.

Eine Bilddokumentation erfolgte nicht.

Mit der Entwicklung von gekühlten Lichtsystemen und mit der Einführung von kaltem Licht begann in der Mitte der 70er Jahre eine Belebung der Methode.

GROS u. Mitarb. (11) führten die Farbfilmdiaphanographie ein („Diaphanologie mammaire").

In der Diaphanoskopie mit sichtbarem gelben Licht ist folgende Symptomatologie nachzuweisen (17):

Physiologische Zustände weisen sich durch unterschiedliche Bilder aus. Die Mamma der jungen Frau ist gleichmäßig rot-gelb. Postmenopausal dominiert mehr ein gelber Ton. Areale, die kein Fett enthalten, sind bräunlich rot.

Solide und zystische Läsionen haben ein typisches Aussehen. Malignome zeigen eine braun-schwarze Färbung. Zysten mit klarer Flüssigkeit erscheinen heller als das umgebende Gewebe, sind aber oftmals von Karzinomen nicht zu differenzieren, wenn sie dunkle Flüssigkeit (Blut) enthalten (11/24 suspekte Befunde, die sich histologisch als benigne erwiesen, waren durch Zysten mit dunkler Flüssigkeit bedingt).

Stroma- und Bindegewebsvermehrung sowie Adenose produzieren eine intensive Rotfärbung. Wird dieses von helleren Arealen durchbrochen, so soll es sich um das typische Bild der Mastopathie handeln.

OHLSSON (1980) registrierte das transmittierte Licht auf einem infrarotsensibilisierten Film.

Die weiterentwickelte rechnergestützte Diaphanographie mit der quantitativen Erfassung der optischen Dichte konnte 1985 von WALLBERG (20) vorgestellt werden. Auf Infrarotfilm hergestellte Diaphanogramme wurden in einer Matrix 1024×1024 mit

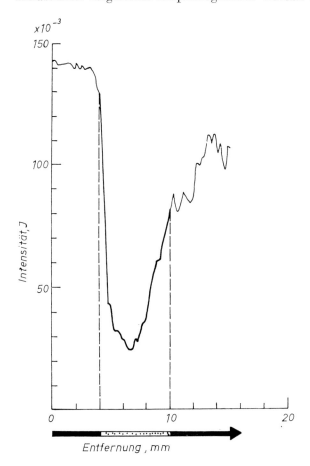

Abb. 8.1. Profildiagramm eines Fibroadenoms (nach H. WALLBERG, 1985).

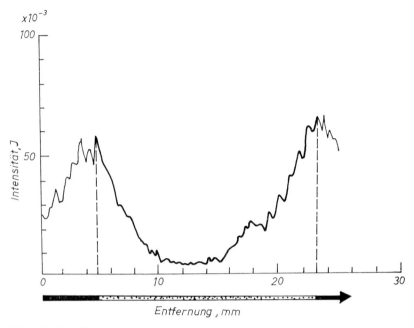

Abb. 8.2. Profildiagramm eines Mammakarzinoms (nach H. WALLBERG, 1985).

einer 8-bit-Tiefe digitalisiert. Die optische Dichte des Diapositivs wurde in zwei Spektralbändern (Grün und Rot) mit einem Peak 540 bzw. 650 nm umgesetzt. Dadurch konnte die optische Dichte (D) in den Spektralbändern quantitativ erfaßt werden ($D_{grün}$, D_{rot}). Hohe optische Dichte ($D_{grün} + D_{rot}$) läßt ein Karzinom vermuten. Niedrige Werte sind für Fett charakteristisch, dazwischen liegende Dichten sollen mehr für gutartige Veränderungen sprechen. Durch Diskriminanzanalyse zwischen $D_{grün}$ und D_{rot} konnten Häufigkeitsverteilungen dargestellt werden, aus denen dann Wahrscheinlichkeiten über die Dignität einer Veränderung abzuleiten waren. Auch Transmissionsprofildiagramme, die beim Durchgang von Licht durch eine Läsion erstellt wurden, zeigten charakteristische Kurvenverläufe unterschiedlicher Konditionen.

Fibroadenome sind durch einen steilen Intensitätsabfall charakterisiert, Karzinome sind mehr durch einen schüsselförmigen Intensitätsverlauf ausgewiesen (Abb. 8.1; 8.2). Die Bildverarbeitung läßt in der Perspektive eine höhere Treffsicherheit erwarten, wenn auch die Pilotstudie noch unter den Werten der subjektiven Bildauswertung bleibt, weil Zusatzsymptome, wie Vaskularisation und Konturierung nicht in die rechnergestützte Auswertung eingingen. Ein Methodenvergleich ist in Tabelle 8.1 aufgezeigt (19, 20).

CARLSEN (4, 5) entwickelte die Transillumination im Sinne des Lightscannings (Video-Diaphanographie). Die ersten Prototypen gingen 1980 in die klinische Erprobung. Im Unterschied zu den früheren Systemlösungen wurde die transmittierte Strahlung mit einer infrarotsensibilisierten Video-Kamera (400—1100 nm) in real-time erfaßt. Das kommerzielle Gerät Lite Scan TM Model 10 (Spectrascan Inc.) verfügt über eine Lichtquelle mit alternierender Spektralcharakteristik (Infrarot und Rot). Separate Transmissionsbilder mit unterschiedlichen Spektralanteilen werden durch die Video-Kamera erfaßt und im Digitalspeicher abgelegt. Aus diesen Daten sind Transmissionsraten

Tabelle 8.1. Diagnostischer Wert verschiedener bildgebender Verfahren

Methoden	Treff-sicherheit (%)	Positiver Voraussagewert (%)	Negativer Voraussagewert (%)
Klinik	79,1		
Diaphanographie (D)	84,5	86,5	89,7
rechnergestützte Dia-phanographie (OSIRIS)	73,5		
D + OSIRIS	91,8		
Mammographie (M)	88,2	74,5	90,9
M + D	94,5		

(Infrarot/Rot) und die Gesamttransmission (Infrarot + Rot) für jeden Bildpunkt zu bestimmen. Die manipulierten Transmissionsbilder können in real-time auf dem Farbmonitor betrachtet werden. Mit den Bildspeicherdaten lassen sich Postprocessing-Manipulationen vornehmen. Hardcopies können zur Dokumentation angefertigt werden (3, 5, 16).

Ein Infrarot/Rot-Transmissions-Quotient größer als 1 wird blau, der kleiner als 1 rot dargestellt. Blau sind Drüsengewebe und Blutgefäße, rot ist das Fettgewebe in der Mamma. Die Summe aus Infrarot und Rot charakterisiert die Gesamtlichttransmission (Helligkeit). Es liegen also Bilder mit Helligkeits- und Spektroskopieinformation vor (16).

Die Farbcodierung ist im Vergleich zu den rein helligkeitsvariablen S/W-Diaphanogrammen (12, 17) eine Zusatzinformation von hohem Wert. Einen Eindruck vermitteln die Abbildungen 8.3 bis 8.6.

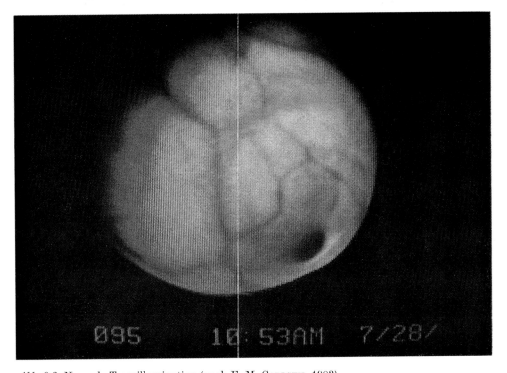

Abb. 8.3. Normale Transillumination (nach E. M. CARLSEN, 1983).

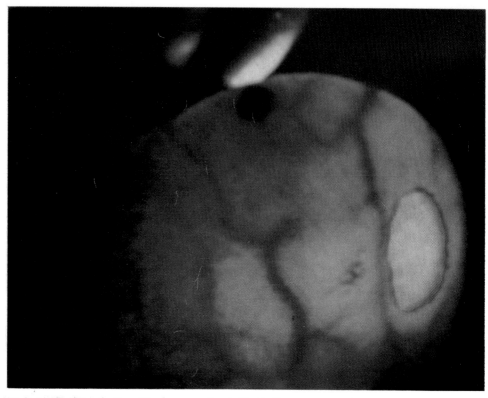

Abb. 8.4. Transillumination. Mammazyste (nach Ch. R. B. MERRIT, 1984).

Tabelle 8.2. Doppelblindstudie zum Vergleich der Leistungsfähigkeit von Mammographie (M) und Transillumination (T)

Autor	Patienten (n)	Biopsien (n)	Karzinome (n)	M. pos.	T. pos.
CARLSEN (1982)	3293	?	78	64	72
BROWN (1982)	250	39	15	14	14
McINTOSH (1983)	450	84	14	10	13
MARSHALL (1984)	1000	91	34	29	26 (32)
MERRITT (1984)	1775	323	63	48	49
GREENE (1985)	467	84	46	45	45
GESLIEN (1985)	1265	71	33	32	19
GISVOLD (1986)	822	141	67	64	45
total	9322	?	350	306	283 (289)
total ohne CARLSEN	6029	833	272	242	211

positiver Voraussagewert: T — 25% M — 29%
Prävalenz: 3,75% (4,5%)

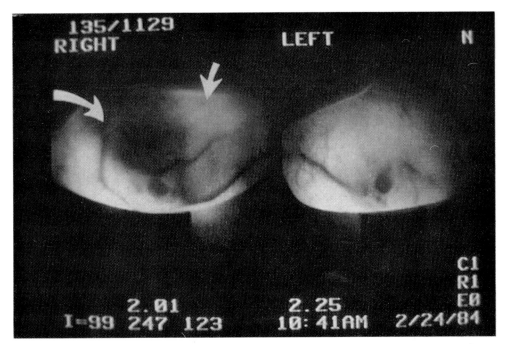

Abb. 8.5. Mammakarzinom in der rechten Brust lateral und Mammazyste im oberen inneren Quadranten rechts (nach Prospekt der Spectrascan Inc.).

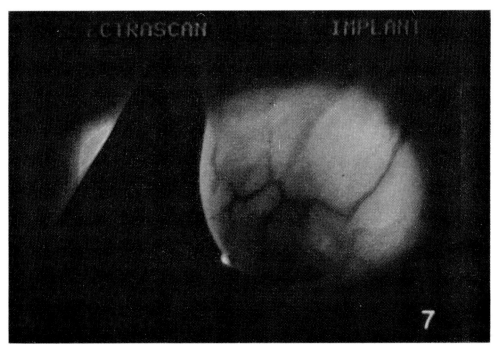

Abb. 8.6. Transillumination: Endothese in der sonst unauffälligen Mamma (nach E. M. CARLSEN, 1984).

Tabelle 8.3. Sensitivität und Spezifität von Mammographie und Lightscanning

Autor	Patienten (n)	Biopsien (n)	Karzinome (n)	Sensitivität Spezifität Mammographie	Sensitivität Spezifität Lightscanning
Ross E. BROWN St. Boniface Hospital Winnepeg, Manitoba, CN	1483	208	74	89,5 39,3	87,3 92,3
Vaughin MARSHALL Naval Hospital San Diego, CA	1000	91	34	86,0 98,0	87,0 98,0
M. F. Donald McINTOSH Edmonton, Alberta, CN	450	84	14	?	93,3 89,7
R. B. Christopher MERRITT Ochsner Clinic New Orleans, LA	1775	324	64	76,0 75,0	77,0 83,0
Royal J. BARTRUM Dartmouth-Hitchcock Medical Center Hanover, NH	1200	?	33	83,0 93,0	87,0 90,0
D. BENSON-COOPER William Castor Cross Cancer Institute Edmonton, Alberta, CN	266	94	46	98,0 83,0	89,0 83,0
Ernest N. CARLSEN Medical Imaging Specialists San Bernardino, CA	3293	?	78	83,0 ?	92,0 ?
Frederick L. GREENE University of South Carolina, School of Medicine Columbia, SC	467	84	46	98,0 87,0	98,0 79,0

[1] einschließlich Verlaufskontrollen über 18—30 Monate

Tabelle 8.2 gibt eine Zusammenstellung über die Leistungsfähigkeit des Lightscannings und der Mammographie wieder.

In Tabelle 8.3 wird zur Sensitivität und Spezifität der beiden Methoden Stellung genommen (2).

Eine Weiterentwicklung des Lightscannings stellt das Transmissionslaserphotoscanning dar. Der Prototyp wurde 1987 von der japanischen Firma Hamamatsu Photonics vorgestellt. Der Absorptionskoeffizient für Laserlicht im Bereich 630 und 830 nm ist für HbO_2 und Hb different. Tumoren sind in der Regel stärker vaskularisiert und verbrauchen mehr Sauerstoff. Dadurch liegt in ihnen relativ mehr reduziertes Hb vor. In vitro-

Versuche führten zu einer Entdeckung von 2,6 mm großen Veränderungen. Wenn mit der Dualspektroskopie tumorverdächtige Befunde nachgewiesen werden, wird die Mammographie zur Bestätigung des Befundes angeschlossen (13).

8.2.1. Untersuchungsmodus

Die Patientin befindet sich in sitzender Position, der Raum ist abgedunkelt, die Lichtquelle wird unter der Brust plaziert. Das transmittierte Licht wird optisch gebündelt, von einer Video-Kamera erfaßt, verarbeitet und auf einem Monitor dargestellt. Die Plazierung der Lichtquelle hat dabei Bedeutung für die gleichmäßige Transillumination der Brust und damit für die diagnostische Aussage. Unter Sicht kann die Mamma komprimiert werden. Standardprojektionen für die Untersuchung sind üblich (kranial, lateral, medial, kaudal).

8.2.2. Indikation

Man kann sagen, daß die Indikation für die Diaphanographie dort angesiedelt ist, wo die Grenzen der Mammographie liegen, das sind besonders röntgenologisch dichte Mammae und narbige Veränderungen. Die folgende Auflistung spiegelt die häufigsten Indikationen wieder (3, 4, 5, 10, 12, 16):

1. Mammographisch dichte Brust,
2. Brustaugmentationen,
3. junge Frauen mit palpablen Veränderungen,
4. schwangere Frauen,
5. narbige Veränderungen (z. B. nach diagnostischer Exstirpation, Segmentresektion, plastischer Operation),
6. Hautveränderungen,
7. eindeutige Dynamik bei Kontrolluntersuchungen,
8. axilläre Lymphknotenvergrößerungen.

8.2.3. Einschränkung in der Diagnosefindung (relative Kontraindikation)

1. Hypoplastische Mamma und axillärer Mammaausläufer können mit einer Blendung des Untersuchers und des Untersuchungssystems einhergehen.
2. Brustwandnahe Prozesse lassen sich schlecht erfassen.
3. Ausgesprochen große/oder dichte Mammae führen zu einer geringeren Lichttransmission mit eingeschränkter Beurteilbarkeit.
4. Die schlaffe Involutionsmamma erlaubt oftmals nicht eine gleichmäßige Transillumination. Dadurch wird die Einschätzung der Transmission oftmals problematisch (9, 12).

8.2.4. Ursachen für falsch-positive Befunde

Bei hoher optischer Dichte können benigne Veränderungen als falsch-positiv im Sinne eines Karzinoms bewertet werden. Bekannt sind folgende Konstellationen, die als falsch-positive Befunde eingeschätzt werden können (5, 14, 15, 16):

1. Mastopathie fibrocystica,
2. Fettnekrose,

3. entzündliche Prozesse (akute und chronische Mastitis),
4. duktale Papillomatose,
5. benigne Knoten, wie z. B. Fibroadenom,
6. sklerosierende Adenose,
7. Hämatome nach unbemerkten Traumen, aber auch nach Feinnadelbiopsie,
8. hoher Eiweißgehalt in Zysten und/oder Milchgängen (3., 7., 8. können mit Verlaufsbeurteilung abgeklärt werden).

8.3. Wertung

1. Lightscanning ist in seiner modernen Form, von Schweden abgesehen, in Europa weitgehend unbekannt geblieben.
2. Der Einsatz als konkurrierendes bildgebendes Verfahren in der Mammadiagnostik ist noch verfrüht (18).
3. Kleine Karzinome und Carcinomata in situ sind derzeit nicht darstellbar (2, 7, 8, 9, 12).
4. Der Wert des Lightscannings für symptomatische Frauen muß in großangelegten Studien noch nachgewiesen werden (19).
5. Das biophysikalische Wissen um die Grundlagen der Diagnostik ist zu vervollkommnen.
6. Die Indikationen, wie sie in 8.2.2. ausgeführt worden sind, stellen die Grenzen der Mammographie dar (mammographisch dichte Brust, Augmentationsplastik, junge Frauen mit palpablen Herdbefunden, Mammauntersuchungen in der Schwangerschaft, narbige Veränderungen). Gerade hier hat die Sonographie (4.2., 4.3.), sieht man von der Differenzierung Tumor/Narbe ab, den Nachweis ihrer Leistungsfähigkeit erbracht.
7. Nach dem heutigen Erkenntnisstand sind die Magnetresonanztomographie und die Thermographie zur Differenzierung Tumor/Narbe die Methoden der Wahl.
8. Mit Einsatz des Transmissionslaserscannings (Hamamatsu Photonics) ist es denkbar, daß das Lightscanning einen Platz im Präscreening zwischen klinischer Untersuchung und Mammographie einnehmen wird.

Literatur

1. ÄNGQUIST, K.-A., D. HOLMLUND, B. LILIEQUIST, M. LINDQUIST, L. SALEMARK: Diaphanoscopy and Diaphanography for breast cancer in clinical practice. Acta chir. Scand. **147** (1981), 231–238
2. BARTRUM, R. J., H. C. CROW: Transillumination lightscanning to diagnose breast cancer: A feasibility study. Am. J. Roentgenol. **142** (1984), 409–414
3. BROWN, R. E., H. SCHILLER: Electronic diaphanography as an adjuct to the early diagnosis of breast cancer. 13th Internat. Cancer Congress, Seattle, September 1982
4. CARLSEN, E. N.: Transillumination lightscanning. Diagnostic Imaging **3** (1982), 28–34
5. CARLSEN, E. N.: Transmission spectroscopy. RNM Images (Illinois) **13** (1983), 23–26
6. CUTLER, M.: Transillumination as an aid in the diagnosis of breast lesions. Surg. Gynecol. Obstet. **48** (1929), 721–729
7. ERTEFAI, S., A. E. PROFIO: Spectral transmittance and contrast in breast diaphanography. Med. Phys. **12** (1985), 393–400
8. GESLIEN, G. E., J. R. FISHER, C. DELANEY: Transillumination in breast cancer detection. Failures and potential. Am. J. Roentgenol. **144** (1985), 619–622

9. Gisvold, J. J., L. R. Brown, R. G. Swee, D. J. Raygor, N. Dickerson, M. K. Ranfranz: Comparison of mammography and transillumination light scanning in the detection of breast lesions. Am. J. Roentgenol. **147** (1986), 191—194

10. Greene, F. L., Ch. Hicks, V. Eddy, Ch. Davis: Mammography, sonomammography and diaphanography (lightscanning). Am. Surg. **51** (1985), 58—60

11. Gros, Ch., I. Quenneville, I. Hummel: Diaphanologie mammaire. J. Radiol. Electrol. **53** (1972), 297—306

12. Holliday, H. W., R. W. Blamy: Breast transillumination using the sinus diaphanograph. Brit. Med. J. **283** (1981), 411

13. Kaneko, M., H. Ping, T. Nishimura: Breast cancer diagnosis by transmission laser photo-scanning. VI. ECR, Lissabon, Juni 1987

14. Marshall, V., D. C. Williams, H. D. Smith: Diaphanography as a means of detecting breast cancer. Radiology **150** (1984), 339—343

15. McIntosh, D. M. F.: Breast light scanning: A realtime breast-imaging modality. J. Assoc. Canad. Radiol. **34** (1983), 288—290

16. Merritt, Ch. R. B., M. A. Sullovan, A. Segaloff, W. P. McKinnon: Real-time transillumination light scanning of the breast. Radiographics **4** (1984), 989—1009

17. Ohlsson, B., J. Gundersen, D. M. Nilsson: Diaphanography: A method for evaluation of the female breast. World J. Surg. **4** (1980), 701—707

18. Snyder, R. E.: Invited commentary. World J. Surg. **4** (1980), 705—706

19. Strax, Ph.: Invited commentary. World J. Surg. **4** (1980), 706—707

20. Wallberg, H., A. Alveryd, K. Carlsson: Breast carcinoma and benign breast lesions. Diaphanography and quantitative evaluation using the computercontrolled image OSIRIS. Acta Radiol. Diagnosis **26** (1985), 535—541

21. Wallberg, H., A. Alveryd, P. Sundelin, St. Troell: The value of diaphanography as an adjunct to mammography in breast diagnostics. Acta Chir. scand. suppl. **530** (1986), 83—87

22. Watmough, D. J.: Transillumination of breast tissues: Factors governing optimal imaging of lesions. Radiology **147** (1983), 89—92

9. Ausbreitungsdiagnostik

9.1. Lokoregionäre Ausbreitungsdiagnostik

9.1.1. Sonographie

N. GROSCHE

Der häufigste Metastasierungsort des Mammakarzinoms ist die homolaterale Axilla. Primärtumorgröße in der Mamma und Häufigkeit der axillären Metastasierung sind direkt proportional und bestimmen die Prognose des Leidens (HAAGENSEN).

Jedoch können kleine Primärtumoren, selbst klinisch occulte Karzinome, bereits große axilläre Lnn-Metastasen aufweisen. (HACKELÖER, EULENBURG u. a.).

Die Ultraschalltomographie gestattet es, mühelos in gleicher Sitzung mit der Sonographie der Mamma die Axilla zu untersuchen und dabei auffällige axilläre Tastbefunde einzuordnen. Die Untersuchungstechnik der Wahl stellt unserer Meinung nach das Real-time-Verfahren mit Vorlaufstrecke dar, da hier die Schallsondenankopplung an die Axillaoberfläche am sichersten gewährleistet ist.

Sonographisch imponieren axilläre Lymphknotenmetastasen beim Mammakarzinom als typische Lymphomstrukturen mit hyporeflektiver Binnenstruktur und homogen-regelhafter Binnenechozeichnung, oft mit dorsal erkennbarer relativer Schallverstärkung, die Wandbegrenzung erscheint glatt. Mehrere einzelne Herde können konfluieren. Sie treten dann als polyzyklische Raumforderungen auf.

Aus der Darstellung der vergrößerten Lymphome lassen sich jedoch keine Rückschlüsse auf einen metastatischen Befall der Lymphome ziehen. Ebenso lassen sich entzündliche bzw. reaktiv vergrößerte Lymphknoten sonographisch ohne sonographische Differenzierungsmöglichkeiten erfassen. (Abb. 9.1; 9.2).

Dieser Fakt korreliert mit der bekannten klinischen Tatsache, daß nicht immer ein klinisch palpatorisch geäußerter Metastasenverdacht in der Axilla sich histologisch bestätigen läßt.

Bedeutungsvoll scheint die sonographische Darstellbarkeit von Lymphknotenvergrößerungen der Axilla in der Krebsnachsorge zu sein. Hier kann die Sonographie axilläre Tastbefunde abgrenzen und möglicherweise gezielt punktieren helfen.

Die Sonographie der Axilla ermöglicht leicht axilläre Lymphknotenvergrößerungen abzugrenzen, gestattet jedoch nicht einen metastatischen Befall abzuleiten.

Literatur

1. EULENBURG, R., G. LAUTH, V. DUDA, G. ZWIENS: Zur Differentialdiagnose des axillären Lymphknotens. Röntgenblätter **37** (1984), 419—424
2. HAAGENSEN, C. P.: Diseases of the breast. Saunders Philadelphia—London—Toronto, 1971
3. HACKELÖER, B.-J., V. DUDA, G. LAUTH: Ultraschallmammographie. Springer Berlin—Heidelberg—New York—Tokyo, 1986

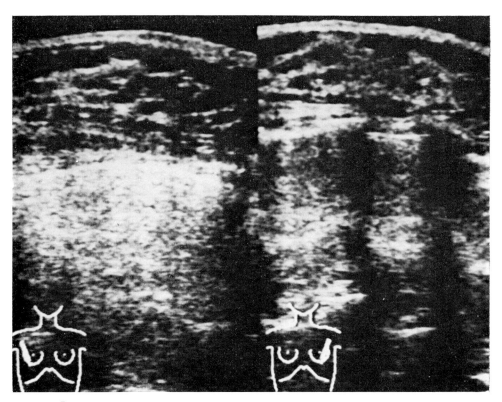

Abb. 9.1. Ödematös aufgelockerte, vergrößerte Mamma re. mit Cutisverdickung re. (im Seiten-vergleich bei gleicher Schnittechnik). SAL 55 AS mit Vorlaufstrecke, Real-time-Technik, Breitband, Schallkopf.

9.1.2. Computertomographie

K.-H. ROTTE

Der Vorteil der Computertomographie liegt zweifellos darin, daß bei der Untersuchung des Thorax im Querschnittsbild auch alle regionären Lymphknotenstationen des Mam-makarzinoms miterfaßt werden. Einschränkend muß jedoch betont werden, daß die CT nur vergrößerte Lymphknoten erfassen kann, aber keine Aussagen zu evtl. metastatisch befallenen nicht oder nur gering vergrößerten Lymphknoten treffen kann. Auch bei vergrößerten Lymphknoten erlaubt die CT keine zuverlässige Aussage zur Genese der Lymphknotenvergrößerung, läßt aber den Verdacht auf Lymphknotenmetastasen bei bekanntem Mammakarzinom zu.

Die CT erfaßt sowohl die parasternalen Lymphknoten als auch die mammaria-interna-Lymphknoten, die mit den vorderen mediastinalen Lymphknoten auf direktem Weg vom Mammakarzinom zum Mediastinum kommunizieren.

Weiterhin werden auch die supra- und infraklavikulären sowie die axillären Lymph-knotenregionen erfaßt (GOULLIAMOS et al.).

Mediastinale Lymphknotenvergrößerungen sind mit den konventionellen röntgen-diagnostischen Methoden meist erst ab 2 cm Durchmesser nachweisbar und dann nur, wenn sie das Mediastinum vorwölben. Dagegen lassen sich mit der CT schon Lymph-

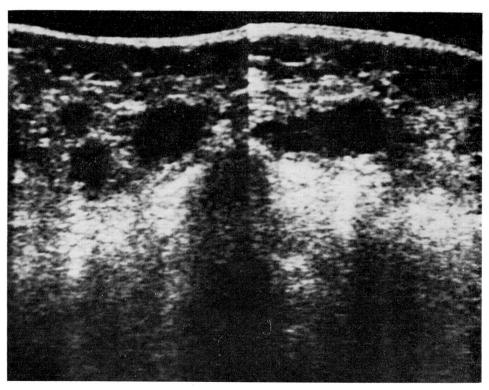

Abb. 9.2. Gleiche Patientin wie Abbildung *9.1.*: axilläre LKS als Ursache des Lymphödems der Mamma bei M. HODGKIN (gleiche Technik).

knotenvergrößerungen ab 1 cm Durchmesser als metastasenverdächtig erfassen. Lymphknoten selbst zeigen nach Kontrastmittelinjektion nur ein geringes Enhancement, jedoch erleichtern Kontrastmittelgaben die Abgrenzung von benachbarten Venen und Arterien. Größere Lymphknoten können zu Gefäßverlagerungen und -kompressionen führen. Ein pathognomonisches CT-Bild für Lymphknotenmetastasen gibt es nicht.

Supraklavikuläre Lymphknotenmetastasen können mit der CT besser in ihrer Tiefenausdehnung erfaßt werden als durch die Palpation (Abb. 9.3).

Axilläre Lymphknotenmetastasen sind insbesondere bei postoperativen Narbenbildungen mitunter schwer palpatorisch zu erfassen. Hier kann die CT ebenfalls wertvolle Zusatzinformationen geben und eher und zuverlässiger Lymphknotenmetastasen aufdecken (Abb. 9.4).

Indikationen zur Computertomographie bestehen dann, wenn röntgenologisch eine verdächtige Mediastinalverbreitung besteht und wenn axillär oder supraclavikulär unklare Tastbefunde erhoben werden, die unter dem Aspekt einer chirurgischen- oder Strahlentherapie einer weiteren Klärung bedürfen (Abb. 9.5).

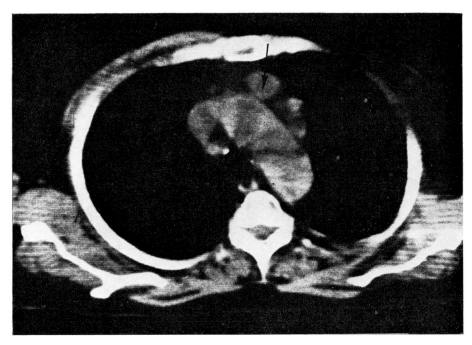

Abb. 9.3. Isolierte Lymphknotenmetastasen im vorderen Mediastinum bei Zustand nach Mamma-Radikaloperation links.

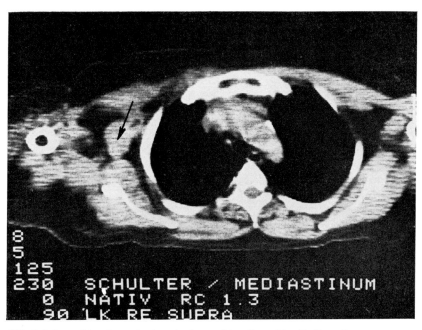

Abb. 9.4. Lymphknotenmetastase in der rechten Supraklavikulärgrube.

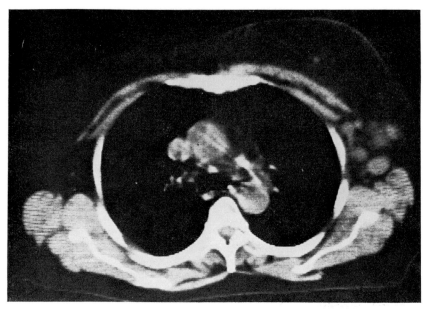

Abb. 9.5. Multiple Lymphknotenvergrößerungen links axillär bei Mammakarzinom links.

Literatur

1. BADCOCK, P. C.: Has CT scanning a role to play in radiotherapy planning of palliative treatment? Cancer **51** (1983), 440—443

2. CHANG, C. H. J., J. L. SIBALA, J. H. GALLAGHER, R. C. RILEY, W. A. TEMPLETON, P. V. BEASLEY, R. A. PORTE: Computed tomography of the breast. Radiology **124** (1977), 827—829

3. CHANG, C. H. J., J. L. SIBALA, S. L. FRITZ, S. J. DWYER, A. W. TEMPLETON, F. LIN, W. R. JEWELL: Computed tomography in detection and diagnosis of breast cancer. Cancer **46** (1980), 939—946

4. CHANG, C. H. J., D. E. NESBIT, D. R. FISHER: Computed tomographic mammography using a conventional body scanner. Amer. J. Roentgenol. **138** (1982), 553—558

5. GISVOLD, J. J., D. F. REESE, P. R. KARSELL: Computed tomographic mammography (CTM). Amer. J. Roentgenol. **133** (1979), 1143—1149

6. GOULIAMOS, A. D., B. L. CARTER, B. EMAMI: Computed tomography of the chest wall. Radiology **134** (1980), 433—436

7. JEWELL, W. R., J. H. THOMAS, C. H. J. CHANG: Computed tomographic mammography directed biopsy of the breast. Surg., Gyn. & Obstetrics **157** (1983), 75—76

8. KOPANS, D. B.: "Early" breast cancer detection using techniques other than mammography. Amer. J. Roentgenol. **143** (1984), 465—468

9. LINDFORS, K. K., J. E. MEYER, P. M. BUSSE, D. B. KOPANS, J. E. MUNZENRIDER, J. M. SAWICKA: CT evaluation of local and regional breast cancer recurrence. Amer. J. Roentgenol. **145** (1985), 833—837

10. MULLER, J. W. T., P. F. G. M. van WAES, P. R. KOEHLER: Computed tomography of breast lesions: Comparison with X-ray mammography. J. Comp. Ass. Tomogr. **7** (1983), 650—654

11. MUNZENRIDER, J. E., J. TCHAKAROVA, M. CASTRO, B. L. CARTER: Computerized body tomography in breast cancer. I. Internal mammary nodes and radiation treatment planning. Cancer **43** (1979), 137—150

12. OESER, H.: Strahlenbehandlung der Geschwülste. Urban & Schwarzenberg, München—Berlin, 1954

13. Richardson, J. D., O. S. Cigtay, E. G. Grant, P. C. Wang: Imaging of the breast. Medical Clin. N. Amer. 68 (1984), 1481—1514

14. Rotte, K.-H., J. Hüttner, E. Kriedemann, K. Welker: Zum Wert der Computertomographie für die Beurteilung postoperativer Mammakarzinomrezidive als Grundlage für die Bestrahlungsplanung. Radiobiol. Radiother. 26 (1985), 731—736

15. Sibala, J. L., C. H. J. Chang, F. Lin, W. R. Jewell: Computed tomographic mammography. Diagnosis of mammographically and clinically occult carcinoma of the breast. Arch. Surg. 116 (1981), 114—117

16. Villari, N., R. Fargnoli, R. Mungai: CT evaluation of the chest wall recurrences of breast cancer. Europ. J. Radiol. 5 (1985), 206—208

9.1.3. Armlymphographie

F. Schmidt

9.1.3.1. Vorbemerkungen

Die Lymphographie mit öligem Kontrastmittel ermöglicht unter allen bildgebenden Verfahren die sicherste Beurteilung morphologischer und struktureller Veränderungen des Lymphsystems. Trotzdem ist ihr Wert für die Ausbreitungsdiagnostik des Mammakarzinoms sehr begrenzt.

Die wesentlichsten Gründe dafür sind:

1. Durch die Armlymphographie werden von den regionären Lymphknoten der Mamma nur die axillären — und auch diese nicht vollständig — dargestellt.
2. Die sich aus der Abbildung dieser Lymphknoten ergebenden therapeutischen Konsequenzen sind unerheblich, da die axillären Lymphknoten ohnehin in die operative und/oder radiologische Behandlung einbezogen werden.
3. Die lymphographisch darstellbaren Lymphknoten sind zum großen Teil palpabel und somit der klinischen Diagnostik zugänglich.
4. Es gibt relativ breite Variationen armlymphographischer Befunde, die deshalb von Patient zu Patient nicht reproduzierbar sind.

Diese Einschränkungen fordern für die sehr selten beim Mammakarzinom zu stellende Indikation zur Armlymphographie strenge Maßstäbe.

9.1.3.2. Untersuchungstechnik

Die Armlymphographie wird ambulant durchgeführt. Nach Injektion einer geringen Menge (ca. 0,3 ml) eines Gemisches aus Lokalanästhetikum und Vitalfarbstoff (Patentblau V) zwischen die 2. und 3. bzw. 4. und 5. Interdigitalfalte, Lokalanästhesie des Handrückens und Präparation eines Lymphgefäßes etwa in Höhe der Schäfte der Metacarpalia wird öliges Kontrastmittel (Lipiodol UF) installiert. Wegen des geringen Lumens der Handrückengefäße und der Gefahr der Ruptur der Armgefäße müssen Injektionsnadeln von 0,35 oder 0,40 mm Außendurchmesser verwendet werden, die maschinelle Injektionsgeschwindigkeit sollte höchstens 0,05 ml/min betragen. Insgesamt reichen 3—4 ml Kontrastmittel zur Auffüllung der interessierenden Lymphstrukturen aus.

Nach standardisiertem Programm (1) werden die Röntgenaufnahmen der Lymphangiographie unmittelbar, die der Lymphonodographie 24 Stunden nach der Untersuchung angefertigt.

Es bilden sich mehrere radial und ulnar verlaufende Lymphgefäße ab, die sich in der Regel in Höhe des Ellenbogens bündeln und an der Innenseite des Oberarmes zur Axilla verlaufen. Als Variante der Norm ist häufig außen am Oberarm eine sogenannte zephalische Lymphbahn zu sehen, die direkt zur infraklaviculären Region zieht. Die axillären Lymphgefäße münden in die Lnn. axillares superficiales, von denen sich die Lnn. brachiales und die Lnn. subscapulares obligat, die Lnn. pectorales (selten) fakultativ kontrastieren. Von den nachgeschalteten Lnn. axillares profundes stellen sich obligat nur die lateralen Anteile der Lnn. infraclaviculares dar. Der weitere Abfluß erfolgt direkt (oder fakultativ über die Lnn. supraclaviculares) in den Truncus subclavius, der links in den Ductus thoracicus, rechts in den Venenwinkel mündet (Abb. 9.6).

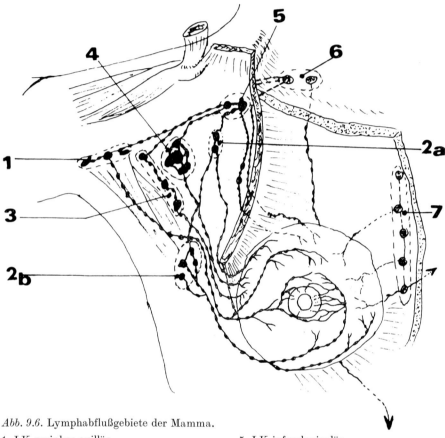

Abb. 9.6. Lymphabflußgebiete der Mamma.

1. LK peripher-axillär
2. LK Mammaria externa
3. LK scapulär
4. LK zentral-axillär

5. LK infraclaviculär
6. LK supraclaviculär
7. LK Mammaria interna

9.1.3.3. Diagnostischer Wert und Indikationen

Zwar werden durch die Armlymphographie regelmäßig mehr Lymphknoten dargestellt, als zu palpieren sind; der diagnostische Wert der Untersuchung wird aber nicht nur durch die eingangs erwähnten Vorbehalte eingeschränkt, sondern auch noch durch die relativ hohe Fehlerquote bei der Beurteilung axillärer Lymphknoten. In diesen Lymphknoten treten gehäuft degenerative Veränderungen auf (Fibrosen, Lipomatosen u. a.), die die Differentialdiagnose zu malignen Strukturveränderungen erschweren.

Die Indikation zur Armlymphographie beim Mammakarzinom ist extrem selten zu stellen, eine absolute Indikation gibt es nicht.

Prätherapeutisch kann die Armlymphographie relativ indiziert sein, wenn aus lokalen oder allgemeinen Gründen das übliche Behandlungsschema verlassen werden muß, eine klinische oder histomorphologische Diagnostik der axillären Lymphknoten nicht möglich ist und aus dem lymphographischen Befund Art und Umfang der notwendigen Behandlung abzuleiten sind. Ein derartiger Fall ist uns im eigenen Krankengut in langjähriger lymphographischer Praxis noch nie begegnet. Posttherapeutisch kann die Armlymphographie relativ indiziert sein zur Beurteilung der Radikalität der Tumortherapie oder in der Rezidivdiagnostik, wenn andere diagnostische Maßnahmen versagen. Beim posttherapeutischen Lymphödem ist die Lymphographie mit öligem Kontrastmittel prinzipiell kontraindiziert. Die Noxe des Eingriffes und das applizierte ölige Kontrastmittel führen nur zur Verschlechterung des Ödems, andererseits ist die klinische Diagnose des Lymphödems eindeutig zu stellen. Lediglich bei geplanten rekonstruktiven Eingriffen zur Behandlung des Ödems — lympho-venöse Shunt-Operationen — und zur Klärung gutachterlicher Fragen ist eine Lymphographie des Armödems mit wasserlöslichem Kontrastmittel indiziert.

Zusammenfassend kann postuliert werden, daß weder im Rahmen der prätherapeutischen Ausbreitungsdiagnostik noch posttherapeutisch beim Mammakarzinom Gruppenindikationen zur Armlymphographie bestehen. Die wenigen aufgeführten relativen Indikationen beziehen sich ausschließlich auf Einzelfälle und sind in enger Zusammenarbeit zwischen allen beteiligten onkologischen Disziplinen zu stellen.

Literatur

1. Fachbereichsstandard Röntgendiagnostik, Lymphographie — Erwachsene, TGL 37 552, 1984
2. RÖDER, K.: Lymphographische Untersuchungen und ihre onkologischen Aspekte. J. A. Barth, Leipzig, 1974
3. LÜNING, M., M. WILJASALO, H. WEISSLEDER: Lymphographie bei malignen Tumoren, G. Thieme, Leipzig, 1976

9.1.4. Einsatz markierter monoklonaler Antikörper

B. M. EISENBERG

9.1.4.1. *Allgemeine Grundlagen*

Grundlage einer immunologischen Tumordiagnostik ist die Eigenschaft von bestimmten Tumorzellen, neben verschiedenen anderen Substanzen (Hormone, Enzyme, Serumproteine) sogenannte tumorassoziierte Antigene (onkofetale und organ- bzw. gewebsspezifische Antigene) zu produzieren. Da deren Konzentration in Körperflüssigkeiten bzw. an der Tumoroberfläche häufig mit der Gesamtmasse von Tumoren bzw. ihrer Proliferationskinetik korreliert, liegt der Gedanke nahe, die Bestimmung dieser „Tumormarker" für die Tumordiagnostik zu verwenden. Die klinische Forschung geht dabei zwei prinzipielle unterschiedliche Wege:

— Suche nach tumorassoziierten Antigenen, die in möglichst großer Menge sezerniert werden oder durch „shedding" (Abstoßung) ins Plasma gelangen und dann quantitativ bestimmt werden können (in vitro-Diagnostik);

— Suche nach Antigenen, die membranständig der Tumorzelle assoziiert sind und als Ziel eines für sie möglichst spezifischen Antikörpers dienen, dessen radioaktive Markierung dann den lokoregionären Nachweis ermöglicht (in vivo-Diagnostik).

Voraussetzung für die Diagnostik ist in jedem Fall die Verfügbarkeit über einen Antikörper mit möglichst hoher Spezifität für das gesuchte Antigen. Die optimale Variante stellen Antikörper dar, die durch ihre Spezifität für nur eine Determinante auf dem angesteuerten Antigen gekennzeichnet sind. Diese Forderung wird aber nur von Antikörpern erfüllt, die von einem Zellklon synthetisiert werden, den sogenannten monoklonalen Antikörpern. Diese aus dem immer heteroklonen Serum zu isolieren, ist wegen der Ähnlichkeit der proteinchemischen Eigenschaften spezifitätsverwandter Antikörper nicht möglich. Die Klonanzüchtung aus einer isolierten Plasmazelle gelingt ebenfalls nicht, da diese in einem Nährmedium nur eine beschränkte Lebenszeit aufweist. Erst die 1975 von KÖHLER und MILSTEIN entwickelte Hybridisierungstechnik ermöglichte die massenweise Produktion von monoklonalen Antikörpern mit prädefinierbarer Spezifität und eröffnete damit neue Perspektiven für die Tumorimmunologie. In der Folgezeit wurden eine ganze Reihe monoklonaler Antikörper gegen tumorassoziierte Antigene entwickelt und in die klinische Praxis überführt. Heute zeichnen sich folgende potentielle Möglichkeiten des Einsatzes von monoklonalen Antikörpern in der Onkologie ab:

In vitro-Diagnostik:

— Verlaufsbeobachtung nach operativer Tumorentfernung zur Erkennung von Rezidiven und Metastasierungen,
— Kontrolle der Effizienz einer zytostatischen Therapie,
— (Screening für „high-risk"-Gruppen).

In vivo-Diagnostik:

— Immunszintigraphie zur szintigraphischen Darstellung von Tumoren, Metastasen oder Tumorrezidiven,
— NMR-Imaging durch Kopplung von Antikörpern an paramagnetischen Medien (Chelate).

Immunhistochemie:

— Erkennung und Lokalisation tumorassoziierter Antigene an Gewebsschnitten.

Immunotherapie:

— Kopplung von monoklonalen Antikörpern mit Zytostatika und Radioisotopen zwecks gezielter Anreicherung im Tumor,
— Killerzellaktivierung.

Da unter den angeführten Verfahren nur die Immunszintigraphie eine lokoregionäre Diagnostik erlaubt, soll nachfolgend auf diese Methode näher eingegangen werden.

9.1.4.2. *Bisherige Ergebnisse der klinischen Immunszintigraphie*

Erste szintigraphische Organdarstellungen wurden 1948 und 1954 von PRESSMAN und KEIGHLEY mit Hilfe Jod-131-markierter Antikörper gegen Nierengewebe sowie gegen Lymphosarkomen vorgenommen. Die hohe Fehlerquote in Folge unspezifischer Anreicherung außerhalb tumorösen Gewebes verhinderte aber zunächst die weitere Entwicklung. Erst die Entdeckung tumorassoziierter onkofetaler Antigene durch GOLD und FREEDMAN (1965) leitete eine neue Etappe in der Tumorimmunologie ein. In der in vivo-Diagnostik zeigte sich dies in erfolgversprechenden Versuchen mit polyklonalen affinitätsgereinigten Antikörpern gegen tumorassoziierte onkofetale Antigene, so zur Darstellung CEA (carinoembryonales Antigen) — produzierender Tumoren durch MACH et al. (1980) und GOLDENBERG et al. (1980), hCG (humanes Chorion-Gondatropin) — produzierender Tumoren durch BEGENT et al. (1982) und AFP (Alpha-Fetoprotein) — produzierender Tumoren ebenfalls durch GOLDENBERG et al. (1980). Die Ergebnisse der einzelnen Untersuchungen waren erwartungsgemäß unterschiedlich (Darstellungsraten von 30—70%), was auf die Reinheit und vor allem das Problem der Spezifität zurückzuführen ist. Deshalb verknüpfen sich große Hoffnungen mit dem Einsatz markierter monoklonaler Antikörper, über die seit 1981 in zunehmendem Maße berichtet wird. Ohne den Anspruch auf Vollständigkeit zu erheben, läßt sich die bisherige Entwicklung auf diesem Gebiet nachfolgend kurz umreißen:

— Darstellung von szirrhös-papillomatösen Adenokarzinomen des Ovars mit Hilfe des monoklonalen Antikörpers OC 125 durch BAST et al. (1981);
— Darstellung des Mammakarzinoms durch EPENETOS et al. (1982) und des Ovarialkarzinoms durch GRANOWSKA et al. (1984) mit Hilfe markierter monoklonaler Antikörper gegen menschliches Milchfett (HMFG 2);
— Darstellung von Melanomblastomen mit Hilfe eines gegen AG p 97 gerichteten Antikörpers durch LARSON et al. (1983);
— Darstellung von Kolonkarzinomen mit Hilfe des monoklonalen Antikörpers 17-1 A durch SEARS et al. (1983);
— Darstellung von gastrointestinalen Tumoren mit dem markierten monoklonalen Antikörper NS 19 durch CHATAL et al. (1984);
— Darstellung von Lymphknotenmetastasen des Mammakarzinoms mit Hilfe des monoklonalen Antikörpers 3 E 1-2 durch THOMPSON et al. (1984);
— Darstellung des Pankreas-Karzinoms mit fragmentierten monoklonalen Antikörper-Gemischen durch SENEKOWITSCH et al. (1985);
— Darstellung von Metastasen des Mammakarzinoms mit b-12-MAK-S (ab)$_2$-Fragmenten durch STÄHLI et al. (1985) und FRIDRICH et al. (1986).

Auch die Ergebnisse mit monoklonalen Antikörpern hinsichtlich der immunszintigraphischen Treffsicherheit sind sehr unterschiedlich und erstrecken sich über eine Nachweisbreite von 70—95%. Zunächst muß dabei festgestellt werden, daß sich die Hoffnung, mit der Hybridisierungstechnik streng tumortypische spezifische Antikörper zu entwickeln, bis heute nicht erfüllt hat; die gewonnenen Antikörper weisen zwar eine enge, aber nicht auf einen einzigen Tumortyp begrenzte Spezifität auf. Darüber hinaus beeinflussen nach KOCH u. a. (1984) folgende Faktoren die Qualität der immunszintigraphischen Verfahren:

— Tumorgröße (Mindestdurchmesser 1 cm),
— Vaskularisation des Tumors (Extraktionsrate),
— Rezeptordichte auf der Zelloberfläche,
— Abbau des Antikörper-Konjugates im Tumor bzw. Antigenmodulation,
— Art des Konjugates,
— Dekonjugation in der Leber,
— Denaturation durch Kopplung oder Aggregation,
— Kapillarpermeabilität des Konjugates,
— unspezifische Bindung an andere Körpergewebe,
— Inhibition des Antikörpers durch zirkulierende Antigene.

9.1.4.3. Entwicklungstendenzen

Nach BAUM und HÖR ist gegenwärtig die Weiterentwicklung der Immunszintigraphie mit folgenden Problemen verknüpft:

Optimierung der Patientenauswahl:

Allgemein scheint mit den bis heute entwickelten monoklonalen Antikörpern der Nachweis kolorektalen Karzinomgewebes am sichersten zu gelingen. Darüber hinaus fanden BAUM und HÖR eine besonders hohe Treffsicherheit der Immunszintigraphie, wenn die Konzentration tumorassoziierter Antigene (besonders CEA, CA 19-9, CA 125, CA 15-3) im Serum erhöht war. Dies blieb aber nicht unwidersprochen, da nach anderen Autoren (KOCH u. a.) eine Inhibierung des injizierten markierten monoklonalen Antikörpers durch zirkulierende Antigene erfolgen kann.

Optimierung des Antikörpers:

Durch eine Reihe aktueller Studien (CIS-Symposium, Paris 1987) konnte belegt werden, daß die gleichzeitige Verwendung mehrerer monoklonaler Antikörper in Form sogenannter Radioimmuncocktails die Treffsicherheit der Immunszintigraphie eindeutig erhöht. Die bisher besten Resultate wurden dabei mit Cocktails von monoklonalen Antikörpern gegen CEA, CA 19-9 und CA-50 bei der Erkennung von Metastasen und Rezidiven kolorektaler Tumoren erzielt (BAUM u. a.). Darüber hinaus wird mit Erfolg versucht, durch Antikörper-Chimere, die zwei unterschiedliche Kennungen tragen, die Treffsicherheit der Immunszintigraphie zu erhöhen (WEBB et al.).

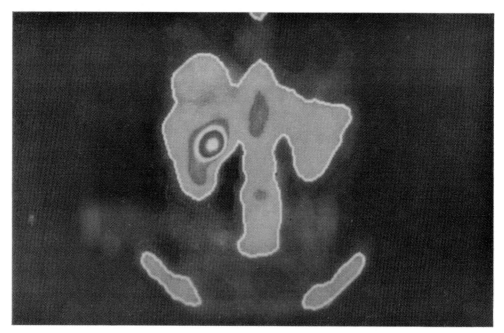

Abb. 9.7. Darstellung einer isolierten Lebermetastase eines Rektumkarzinoms mit F (ab')$_2$-Fragmenten des MAK 431/31.

Eine weitere Optimierung ist antikörperseitig durch Verwendung von Antikörperfragmenten F (ab) oder F (ab')$_2$ zu erreichen (BUCHEGGER et al., DELALOYE et al.), da

— durch Vermeidung unspezifischer Bindungen über den Fc-Anteil die spezifische Anreicherung im Tumor erhöht wird,
— eine schnellere Clearance aus dem Blut und raschere Exkretion nicht tumorgebundener Antikörperfragmente ermöglicht wird.

Diese Aussagen treffen aber nur auf einen heute nicht vorhersehbaren Teil der verwendeten monoklonalen Antikörper zu, so daß die beste Variante für jeden einzelnen Antikörper getestet werden muß (Abb. 9.7 bis 9.9).

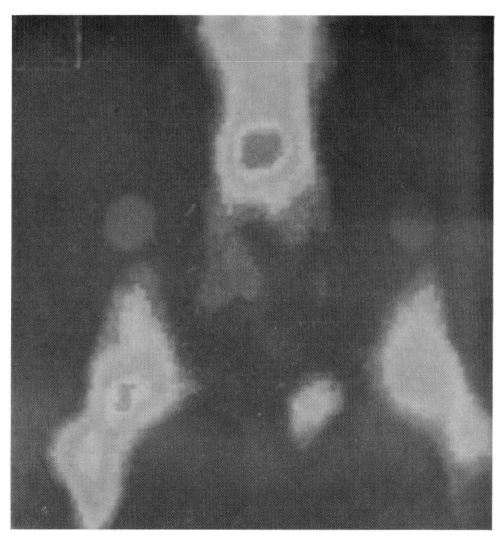

Abb. 9.8. Darstellung von Skelettmetastasen eines Mammakarzinoms mit F (ab')$_2$-Fragmenten des MAK b-12 im Beckenbereich in coronaler (c) Schnittebene.

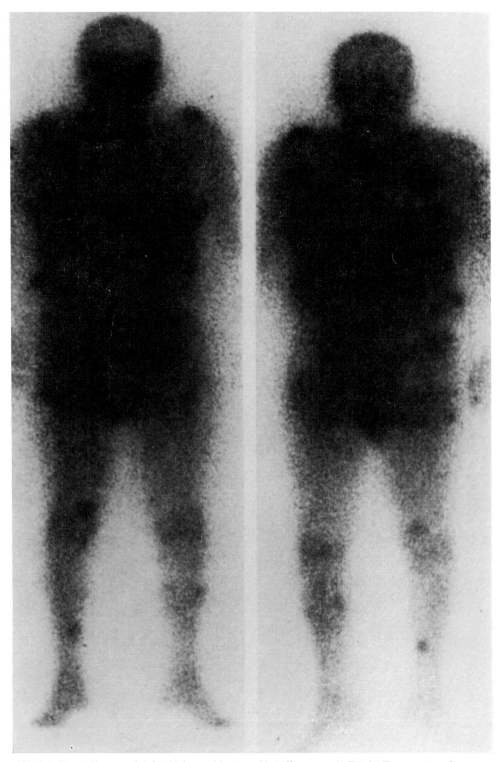

Abb. 9.9. Darstellung multipler Melanomblastom-Absiedlungen mit F (ab)-Fragmenten des MAK 96.5.

Wahl der Markierung:

Das seit Beginn der Markierungstechnik am häufigsten eingesetzte Isotop ist Jod-131, was auf die in Tabelle 9.1 angeführten Vorteile zurückzuführen ist. Diesen stehen aber eine Reihe wesentlicher Nachteile gegenüber, so daß auch Jod-123 verwendet wurde. Dessen energetische Eigenschaften sind zwar besser geeignet für immunszintigraphische Untersuchungen als die des Jod-131, die kurze Halbwertzeit von 13 Stunden und die relativ hohen Kosten wirken sich aber limitierend aus.

Eine echte Alternative stellt Indium-111 dar, dessen Vor- und Nachteile in Tabelle 9.2 angeführt sind. Erste experimentelle Ergebnisse liegen auch schon mit der Technetium-Markierung vor (RHODOS et al.). Obwohl aus grundsätzlichen Erwägungen die Isotope Technetium-99 und Indium-111 als favorisiert gelten können, muß in zukünftigen Studien entschieden werden, welches Isotop zur Markierung des jeweiligen monoklonalen Antikörpers am besten geeignet ist.

Optimierung der Aufnahmetechnik:

Die meisten bisherigen Untersuchungen wurden mittels planarer Szintigraphie durchgeführt, so daß deren Eignung für die Immunszintigraphie als hinreichend belegt

Tabelle 9.1. Vor- und Nachteile der Markierung mit Jod-131

Vorteile

— einfache Markierungsmethode
— weitgehend erhaltene Immunreaktivität
— Verfügbarkeit und Kosten

Nachteile

— physikalische Eigenschaften
   — Halbwertszeit
   — hohe Strahlenenergie
   — Betaemission
— Dehalogenisierung
— Akkumulation in Schilddrüse, Magen, Blase usw.

Tabelle 9.2. Vor- und Nachteile der Markierung mit Indium-111

Vorteile

— physikalische Eigenschaften
   — günstige Halbwertzeit
   — günstige Strahlenenergie
   — keine Betaemission
— stabile Antikörperbindung
— geringe Strahlenbelastung der Schilddrüse

Nachteile

— schwierige Markierungsmethode
— mögliche Reduktion der Immunreaktivität
— hoher Leberkontrast
— Anreicherung in Niere/Darm
— relativ hohe Strahlenbelastung des Knochenmarks
— Kosten

gelten kann. Die Emissionscomputertomographie (ECT) bietet aber gegenüber dem planaren Verfahren grundsätzliche Vorteile, die besonders bei Verwendung kurzlebiger Nuklide (z. B. Indium-111) zum Tragen kommen. Dies sind zum einen die bessere topographische Zuordnung, die bessere Bildqualität und die kürzeren Untersuchungs- zeiten, zum anderen der Wegfall der Doppeltracer- und Isokonturtechnik, die bei der planaren Szintigraphie das topographische Auffinden oft erst ermöglichten.

Sowohl planare Szintigraphie als auch ECT werden durch die unspezifische Anrei- cherung im retikulo-endothelialen System, besonders bei Verwendung von Indium-111, erschwert. Um den Uptake ins retikulo-endotheliale System zu unterdrücken, werden seit 1986 neu entwickelte Chelate vorinjiziert (BRECHBIEL et al.). Ein weiteres Problem ist die nach Injektion von monoklonalen Antikörpern, die letztlich der Stoffgruppe der Immunglobuline der Maus angehören, bereits beobachtete Bildung sogenannter humaner Anti-Maus-Antikörper (HAMA), die zum einen die applizierten monoklonalen Anti- körper binden und somit eine ungenügende Anreicherung im Tumor bewirken, zum anderen natürlich auch Unverträglichkeitsreaktionen auslösen können (SMITH et al.).

Die Verwendung von Fragmenten verhindert die HAMA-Bildung, wie Untersuchungen von RAYNOLDS et al. zeigen.

9.1.4.4. Derzeitige klinische Bedeutung

Bereits die Ausführungen zu den Entwicklungstendenzen der Immunszintigraphie zeigen, daß zum gegenwärtigen Zeitpunkt noch keine endgültige Einschätzung des klinischen Stellenwertes dieses Verfahrens getroffen werden kann.

In Anlehnung an BAUM und HÖR hat sich die Immunszintigraphie bei ihrem derzei- tigen Entwicklungsstand bei folgenden Indikationen anderen modernen bildgebenden Verfahren als ergänzend erwiesen:

— Nachweis von Rezidiven und Metastasen von kolorektalen Tumoren und Melanom- blastomen,
— Tumoridentifizierung eines unbekannten Primärtumors bei Vorliegen von Leber- und Lymphknotenmetastasen,
— Ausschluß von Lebermetastasen vor Einsatz regionaler Therapiesysteme,
— quantitative in vivo-Effektivitätskontrolle einer antitumorösen Chemotherapie (Immunszintimetrie) oder Bestrahlung.

Wichtige Schwerpunkte der Entwicklung sind derzeit die Bemühungen um eine früh- zeitigere Erkennung des Pankreaskarzinoms sowie Erkennung von Rezidiven und Meta- stasen von Ovarial- und Mammakarzinomen; gerade für letztere sind die bereits zitier- ten Untersuchungen von EPENETOS et al., THOMPSON et al. und FRIDRICH et al. vielver- sprechend. Trotz aller noch offenen Fragen kann aber schon beim gegenwärtigen Ent- wicklungsstand eingeschätzt werden, daß der immunszintigraphische Einsatz mono- klonaler Antikörper für die lokoregionäre Ausbreitungsdiagnostik von Tumoren neue Wege eröffnet hat, an deren Anfängen wir heute erst stehen. Zum gegenwärtigen Zeit- punkt sind bereits markierte Zubereitungen monoklonaler Antikörper mit Spezifität für kolorektale Karzinome, Ovarialkarzinome, Mammakarzinome und Melanomblastome kommerziell erhältlich.

Literatur

1. BAST, R. C., M. FEENEY, H. LAZARUS, L. M. NADLER, R. B. COLVIN, R. C. KNAPP: Reactivity of a monoclonal antibody with human ovarian carcinoma. J. Clin. Invest. **68** (1981), 1331—1337

2. BAUM, R. P., F. D. MAUL, M. LORENZ, C. HOTTENROTT, R. SENEKOWITSCH, G. HÖR: Immunszintigraphie: Lokalisationsdiagnostik maligner Tumoren mittels markierter monoklonaler Antikörper (19-9/Anti-CEA-Radioimmuncocktail). Isotopendiagnostik aktuell **5/6** (1985), 7—9

3. BAUM, R. P., G. HÖR: Immunszintigraphie-Entwicklung, derzeitiger Stand und Ausblick. Nucl.-Med. **25** (1986a), 157—161

4. BAUM, R. P., G. HÖR: Immunszintigraphie mit Indium-111 markierten monoklonalen Antikörpern: Erste Erfahrungen und grundsätzliche Überlegungen. Isotopendiagnostik aktuell **8** (1986b), 9—10

5. BEGENT, R. H. J., A. J. GREEN, P. A. KEEP: Liposomally entrapped second antibody improves tumor imaging with radiolabelles antitumor antibody. Lancet **I** (1982), 739—742

6. BRECHBIEL, M. W., O. A. GANZOW, R. W. ATCHER, J. SCHLOM, J. ESTEBAN, D. E. SIMPSON, D. COLCHER: Synthesis of derivatives of DTPA and EDTA. Antibody labelling and tumor-imaging studies. Inorg. Chem. **25** (1986), 2772—2781

7. BUCHEGGER, F., I. E. KALPERN, R. M. SUTHERLAND, M. SCHREYER, J. P. MACH: In vitro and in vivo tumor models for studies of distribution of radiolabelled monoclonal antibodies and fragments Nucl.-Med. **25** (1986), 207—209

8. CHATAL, J. F., J. C. SACCAVINI, P. FUMOLEAU, J. J. DONILLARD, C. CURTET, M. KREMER, B. Le MEVEL, H. KOPROWSKI: Immunscintigraphy of colon carcinoma. J. Nucl. Med. **25** (1984), 307—310

9. CIS-International Symposium "Advanced methods in diagnostis and therapy" Paris, 1987

10. DELALOYE, B., A. BISCHOFF-DELALOYE, F. BUCHEGGER: Detection of colorectal carcinoma by ECT after injection of J-123-labeled F (ab')$_2$ fragments from monoclonal anticarcinoembryonic antigen antibodies. J. clin. Invest. **77** (1986), 301—311

11. EPENETOS, A., K. E. BRITTON, M. GRANOWSKA, J. TAYLOR, N. BODMER: Targeting of Iodine-123-labelled tumor associated monoclonal antibodies to ovarian, breast and gastrointestinal tumors. Lancet **II** (1982), 999—1004

12, FARRANDS, P. A., A. C. PERKINS, M. V. PIMM: Radioimmunodetection of human colorectal cancers by an antitumor monoclonal antibody. Lancet **11** (1982), 397—400

13. FRIDRICH, R., R. ANDRES, C. STÄHLI, H. R. ZENKLUSEN: First experiments on radio-immunodetection with b-12 monoclonal antibody fragments against breast cancer antigen. Nucl.-Med. **25** (1986), 225—226

14. GOLD, P., B. O. FREEDMAN: Specific carcinoembryonic antigens of the human digestive system. J. Exp. Med. **122** (1965), 467—481

15. GOLDENBERG, D. M., E. E. KIM, F. H. De LAND, B. BENNETT, F. J. PRIMUS: Radioimmunodetection of cancer with radioactive antibodies to CEA. Cancer Res. **40** (1980), 2984—2992

16. GRANOWSKA, M., J. SHEPARD, K. E. BRITTON: Ovarian cancer: Diagnosis using J-123-monoclonal antibody in comparison with surgical findings. Nucl. Med. Comm. **5** (1984), 485—488

17. KHAW, B. A., J. A. MATTIS, G. MELINCOFF, H. W. STRAUSS, H. K. GOLD, E. KABER: Monoclonal antibody to cardiac myosin: imaging of experimental myocardial infarction. Hybridoma **3** (1984), 11—23

18. KOCH, D., G. UHLENBROCK, R. GROSS: Marker, Malignome und monoklonale Antikörper Deutsches Ärzteblatt — Ärztliche Mitteilungen **81** (1984) 9—14

19. KÖHLER, G., C. MILSTEIN: Continuous cultures of fused cells secreting antibody of predefined specifity. Nature **256** (1975), 495—497

20. LARSON, I. M., J. P. BROWN, P. W. WRIGHT, J. A. CARRASQUILLO: Imaging of melanoma with J-131-labeled monoclonal antibodies. J. Nucl. Med. **24** (1983), 123—127

21. MACH, J. P., M. FORNI, J. RITSCHARD, F. BUCHEGGER, I. CARREL, I. WILDGREN, A. DONATH, P. ALBERTO: Use and limitations of radiolabeled anti-CEA antibodies and their fragments for photoscanning detection of human colorectal carcinomas. Oncoder. Biol. Med. **1** (1980), 49—53

22. MOLTER, M., P. STEINSTRÄSSER: Immunszintigraphy. Behring-Schriftenreihe, Marburg 1987

285

23. Montz, R., R. Klapdor, B. Rothe, M. Keller: Immunoscintigraphy and radioimmunotherapy in patients with pancreatic carcinoma. Nucl.-Med. **25** (1986), 239—244

24. Pressman, D., C. Keighley: The zone of activity of antibodies as determined by the use of radioactive tracers. J. Immunol. **59** (1948), 141—146

25. Raynolds, J. C., J. A. Carrasquillo, A. M. Keenan, M. E. Lora, P. Sugarbaker, P. Abrams, K. Foon, J. L. Mulshine, J. Roth, D. Coldher, J. Schlom, I. M. Larson: Human antimurine antibodies following immunoscintigraphy or therapy with radiolabeled monoclonal antibodies. J. Nucl. Med. **87** (1986), 1022—1023

26. Rhodes, B. A., D. A. Torvestad, K. Breslow, I. W. Burchiel, K. A. Reed, R. K. Anstin: Tc-labeling and acceptance testing of radiolabeled antibodies and antibody fragments. In: Tumor Imaging. Ed. by I. W. Burchiel, B. A. Rhodes, Masson Publishing Inc., New York 1982, 111—123

27. Sears, H. F., J. Mattis, D. Kerlyn, P. Hayry, B. Atkinson, C. Ernst, Z. Stemplewski, H. Koprowski: Phase-I clinical trial of monoclonal antibody in treatment of gastrointestinal tumours. Lancet **I** (1983), 762—765

28. Senekowitsch, R., R. P. Baum, F. D. Maul, H. J. C. Wenisch, I. Möllenstädt, H. Kriegel, G. Hör: Biokinetische Studien zur szintigraphischen Darstellung xenotransplantierter menschlicher Pankreaskarzinome mit J-131-markierten F (ab')$_2$-Fragmenten verschiedener monoklonaler Antikörper. NUC-Comp. **16** (1985), 414—417

29. Smith, L. M., M. Unger, R. Bartholomew: Anti-mouse responses to monoclonal antibody therapy in human patients. J. Nucl. med. **27** (1986), 942—945

30. Stähli, C., B. Takacs, K. Miggiano, T. Staehelin, H. Carmann: Monoclonal antibodies against on antigens breast cancer cells. Experientia **41** (1985), 1377—1381

31. Thompson, C. H., I. A. Stacker, N. Salehi, M. Lichtenstein, M. J. Leyden, J. T. Andrews: Immunoscintigraphy for detection of lymph node metastases from breast cancer. Lancet **II** (1984), 1245—1247

32. Webb, K. S., J. L. Warre, I. F. Parks, P. J. Walther, D. F. Paulsen: Evidence for a novel hybrid immunotoxin recognizing ricin A-chain by one antigen combining site and a prostate-restricted antigen by the remaining antigencombining site: potential for immunotherapy. Cancer Treatment Reports **69** (1985), 663—672

9.2. Systematische Ausbreitungsdiagnostik

9.2.1. Konventionelle Röntgenverfahren

H. D. Frohberg

Das Mammakarzinom ist eine Tumorform, die bereits frühzeitig und in hohem Prozentsatz metastasiert. Zwei Drittel aller Patientinnen mit Brustkrebs müssen im Laufe des weiteren Lebens mit dem Auftreten von Rezidiven oder Metastasen rechnen (9). Lymphogen metastasiert das Mammakarzinom in die regionären Lymphknoten, in die Thoraxwand, in das Mediastinum, in die Pleura und in die Lunge; hämatogen erfolgt die Aussaat nach dem vertebralen Typ (10) bevorzugt in das Stammskelett und in das Gehirn, erst in zweiter Linie in die Lunge und schließlich in die übrigen Organe. Für jede kurativ ausgerichtete lokale Therapie ist im Rahmen des Tumorstagings eine gewissenhafte systematische Ausbreitungsdiagnostik erste Voraussetzung (11). Ebenso ist bei der Tumornachsorge die möglichst frühe Entdeckung von Wiedererkrankungen — Lokalrezidiven oder Metastasen — ein wichtiger Grundsatz (3). In allen Nachsorgeprogrammen für das Mammakarzinom (5, 7, 9, 13) stehen an erster Stelle eine exakte Zwischenanamnese, eine subtile klinische Untersuchung und die entsprechenden Laboruntersuchungen. Dieses Basisprogramm wird durch Zusatzuntersuchungen (Röntgendiagnostik des Thorax, des Stammskeletts, Mammographie der Gegenseite, Skelettszintigraphie, Sonographie der Leber) ergänzt und bei entsprechender klinischer Indikation erweitert durch Röntgentomographien, Computertomographien, Endoskopien und Biopsien.

9.2.1.1. Ausbreitungsdiagnostik des Mammakarzinoms im Thoraxbereich

Eine lokale (kontinuierlich infiltrative oder lymphogene) Metastasierung im Bereich der Thoraxwand ist im allgemeinen durch die klinische Untersuchung mit Gewebsbiopsie abzuklären. Die exakte Lokalisationsdiagnostik einer Brustwandmetastasierung allerdings macht im Rahmen der Bestrahlungsplanung häufig den Einsatz der Computertomographie erforderlich.

Die konventionelle Röntgendiagnostik aber stellt in Form der Thoraxübersichtsaufnahmen in zwei Ebenen die Basisuntersuchungsmethode für alle weiteren Metastasen des Mammakarzinoms im Thoraxbereich dar.

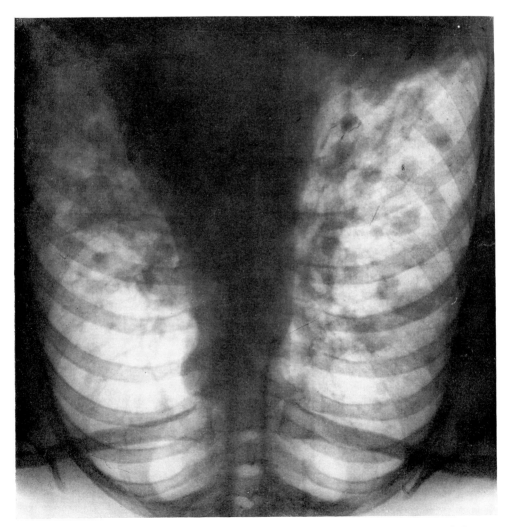

Abb. 9.10. Grobnoduläre Lungenmetastasierung, metastatischer Pleuraerguß re. basal und Kerley lines beidseits.

9.2.1.1.1. Sekundäre Bronchialgeschwülste

Sie entstehen durch direkten Tumoreinbruch aus benachbarten Organen in die Bronchien, durch Tumorzellverschleppung in die Lymphbahnen der Bronchuswand und durch Krebszellembolien im Kapillargebiet der Bronchialarterien (16). Das röntgenmorphologische Erscheinungsbild entspricht dem primärer Bronchialtumoren.

9.2.1.1.2. Sekundäre Lungengeschwülste

Im Gegensatz zu den selten auftretenden sekundären Bronchialgeschwülsten ist die Lungenmetastasierung beim Mammakarzinom ein häufiges Ereignis (20), da das komplex verzweigte Kapillarsystem der Lunge ein engmaschiges Filter nicht nur für das gesamte zirkulierende Blut, sondern auch für die über den Ductus thoracicus drainierte Lymphe darstellt.

Durch das röntgenmorphologische Erscheinungsbild lassen sich einige Grundtypen unterscheiden (16):

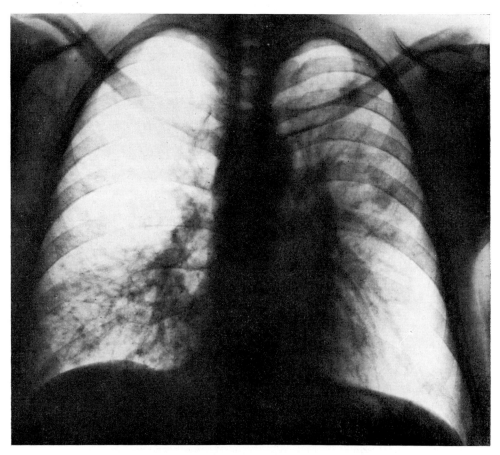

Abb. 9.11. Unregelmäßige metastatische Lungeninfiltrate über dem linken Spitzen-Ober-Mittelfeld mit Dystelektase des linken Oberlappens; überwiegend retikuläre Lymphangiosis im rechten Unterfeld mit Übergang in kleinknotige Infiltrate.

- der solitäre metastatische Rundherd in der Lunge,
- die multiple grobnoduläre Lungenmetastasierung (Abb. 9.10),
- die disseminierte Lungenmetastasierung mit unregelmäßigen Herdbildungen (Abb. 9.11 — linkes Spitzenoberfeld),
- die miliare Lungenkarzinose (besonders über den Mittel- und Unterfeldern),
- die retikulär-streifige Lymphangiosis carcinomatosa der Lunge (Abb. 9.11 rechtes Unterfeld).

Klinisch können Lungenmetastasen lange Zeit stumm bleiben (nach Gil GAYARRE (4) sind etwa 70% der Rundherde zunächst asymptomatisch), nur eine fortschreitende miliare Karzinose äußert sich mit Fieber, Husten, Auswurf und Rechtsherzüberlastung, und die Lymphangiosis carcinomatosa kann schon frühzeitig (oft vor dem Manifestwerden des Röntgenbefundes) durch Dyspnoe und Reizhusten in Erscheinung treten.

Die Grenzen röntgendiagnostischer Erkennbarkeit liegen bei Knotenbildungen bei 3—8 mm Größe; periphere pleura- oder zwerchfellnahe und paramediastinale Befunde sind im Übersichtsbild oft schwerer nachweisbar, während sich mittels der Computertomographie auch kleinere und pleuranahe Herde gut darstellen lassen (8).

Bei unklaren Thoraxröntgenbefunden muß im Zweifelsfall eine weitere Diagnostik durch endobronchiale Katheter-Aspirationsbiopsie, direkte Feinnadelpunktion oder eine Probethorakotomie erfolgen.

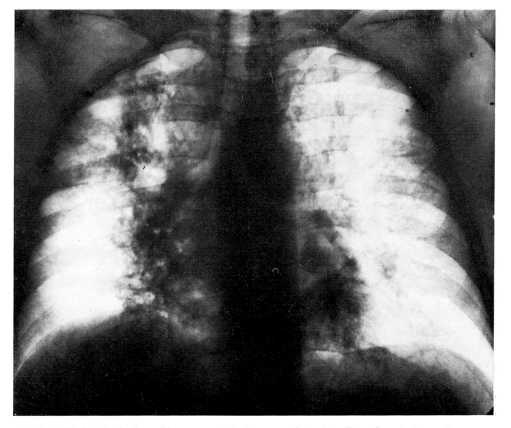

Abb. 9.12. Mediastinale Lymphknotenmetastasierung rechtsseitig; Lymphangiosis carcinomatosa pulmonum beidseits mit Übergang in fein- und grobnoduläre Lungenmetastasen.

9.2.1.1.3. Sekundäre Mediastinalgeschwülste

20% aller Mediastinaltumoren sind metastatisch bedingt, da die paratrachealen- und Bifurkationslymphknoten eine zentrale Schaltstelle bei der lymphogenen Metastasierung darstellen (2). Zunächst treten die Lymphknotenvergrößerungen im Mediastinum einseitig, im fortgeschrittenen Tumorstadium auch doppelseitig auf (Abb. 9.12).

Bei randständigem Sitz sind sie röntgenologisch gut erkennbar, während zentrale Lymphknoten erst über 2 cm Größe (und häufig erst tomographisch oder computertomographisch) erfaßbar werden.

9.2.1.1.4. Sekundäre Pleurageschwülste

Die metastatische Infiltration der Pleura kann kontinuierlich oder lymphogen von der Brustwand (kostaler Invasionstyp), von subpleuralen Lungenmetastasen (viszeraler Invasionstyp) oder von einer Lymphangiosis carcinomatosa pulmonum ausgehen. Erste Röntgenzeichen einer Infiltration subpleuraler Lymphbahnen sind zarte horizontale verlaufende, netzartig verbundene Strichschatten, bevorzugt basal (entsprechend den B-Linien nach KERLEY). Bei fortschreitender Pleurametastasierung werden röntgen-

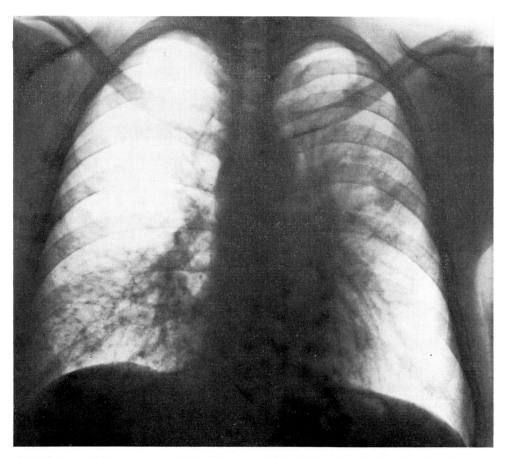

Abb. 9.13. Ausgedehnter metastatischer Pleuraerguß links, kleiner basaler Erguß auch rechts.

morphologisch Knotenbildungen, flächenhafte Infiltrate und, durch die rasch einsetzende Exsudation. Pleuraergüsse nachweisbar (16). Ausgedehnte Ergußbildungen können zu Kompressionsatelektasen mit Mediastinalverlagerung führen (Abb. 9.13).

Die klinische Symptomatik mit Brustwandneuralgien, Reizhusten und zunehmender Dyspnoe ist eindeutig; eine Probepunktion mit zytologischer Untersuchung des Exsudats bringt durch den Nachweis von Tumorzellen die Sicherung des Röntgenbefundes.

9.2.1.1.5. Sekundäre Perikardgeschwülste

In gleicher Weise wie bei der Pleura kann die metastatische Infiltration des Perikards zur Ergußbildung im Herzbeutel führen. Röntgenologisch unterscheidet man zwei Formen von Perikardergüssen (18): die schlaffe (dreieckige) Form und die pralle (kugelige, „bocksbeutelartige") Form, die infolge einer raschen Flüssigkeitsansammlung bei metastatischer Infiltration häufiger gesehen wird (Abb. 9.14). Erste Röntgenzeichen

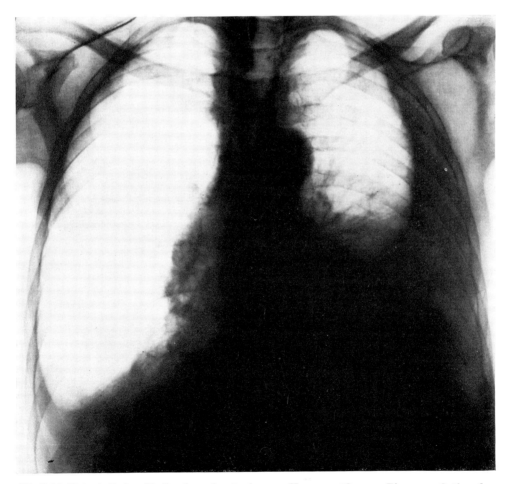

Abb. 9.14. Metastatischer Perikarderguß mit plumper Herzvergrößerung, Pleuraerguß über dem linken Unterfeld, kleinherdige Lungenmetastasierung über dem linken Mittelfeld, Fibrose über dem linken Spitzen-Oberfeld mit Pleuraspitzenschwiele.

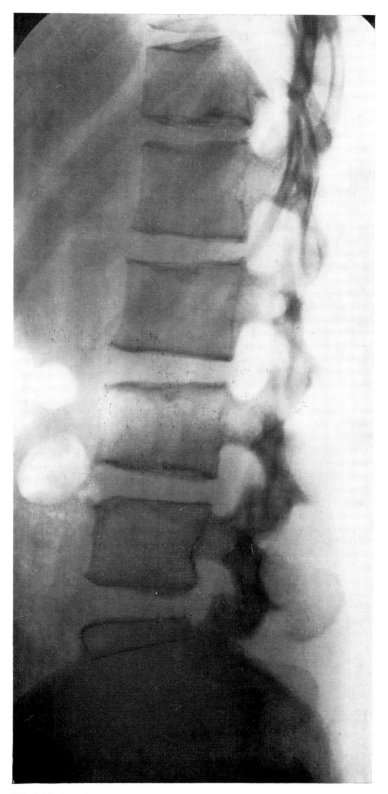

Abb. 9.15. Osteolytische Metastasen im 12. BWK, im 3. LWK und im 4. LWK.

sind bei meist bereits vorliegenden metastatisch bedingten Pleuraergüssen und einer Lymphangiosis carcinomatosa pulmonum die zunehmende Vergrößerung des Herzschattens mit Abschwächung der Randpulsationen bei oft fehlender Lungenstauung.

Der röntgenologische Verdacht auf metastatisch bedingten Perikaderguß kann durch Ultraschalldiagnostik (Echokardiographie) rasch bestätigt werden.

9.2.1.2. Ausbreitungsdiagnostik des Mammakarzinoms im Skelettbereich

Die Mehrzahl der Metastasen des Brustkrebses entwickelt sich im Skelettsystem, autoptisch wurden bei 85% aller Patientinnen mit metastasiertem Mammakarzinom Knochenmetastasen gefunden (6). Nach WALTHER (20) beträgt die prozentuale Häufigkeit von Knochenmetastasen im Sektionsgut des Mammakarzinoms 47%, sie steht damit an erster Stelle (vor Prostata-, Schilddrüsen-, Bronchial- und Nierenzellkarzinom).

Etwa die Hälfte dieser Metastasen bleibt klinisch und röntgenologisch stumm, wenn das Tumorgewebe nur das Knochenmark infiltriert, ohne zu strukturellen Veränderungen am Knochengewebe selbst zu führen oder wenn die metastatischen Knochenherde für die röntgenologische Erkennbarkeit zu klein sind. Osteolytische Spongiosadefekte sind erst ab einer Größe von 10—15 mm röntgenologisch darstellbar und die Demineralisierung des Knochens muß 30—50% betragen, um sichtbar zu werden (15, 19). Der Zeitpunkt der Erfassung von Knochendestruktionen ist sehr variabel. Schon unmittelbar nach Abschluß der Primärtherapie können bei 6—7% der Patien-

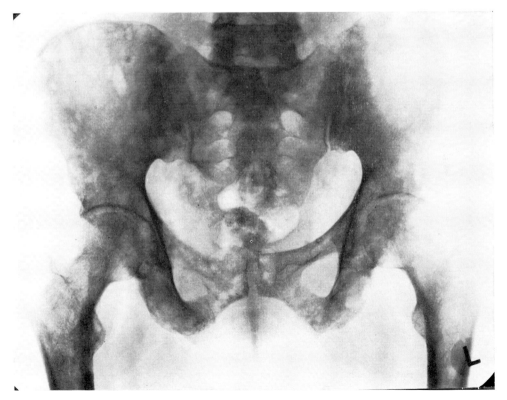

Abb. 9.16. Generalisierte mischförmige Skelettmetastasierung mit stärkerer Destruktion des rechten Schambeinastes.

tinnen Skelettmetastasen festgestellt werden (11, 14). Oft liegt jedoch ein Intervall von zwei bis drei Jahren nach der Operation vor (9), und manchmal können Spätbefunde erst nach Jahrzehnten auftreten. Die Lokalisation der Metastasen im Stammskelett ist typisch; Wirbelsäule (Abb. 9.15), Becken mit proximalen Femuranteilen (Abb. 9.16) und Rippen und Schädel (Abb. 9.17) werden überwiegend befallen. Die Grundform beim Mammakarzinom ist eine polyostisch-osteolytische, primär osteosklerotische (Abb. 9.18) oder Mischformen sind seltener, polyzystische oder periostale Formen kommen kaum vor (19). Nach Hormon- und Chemotherapie können osteolytische Herde als Aus-

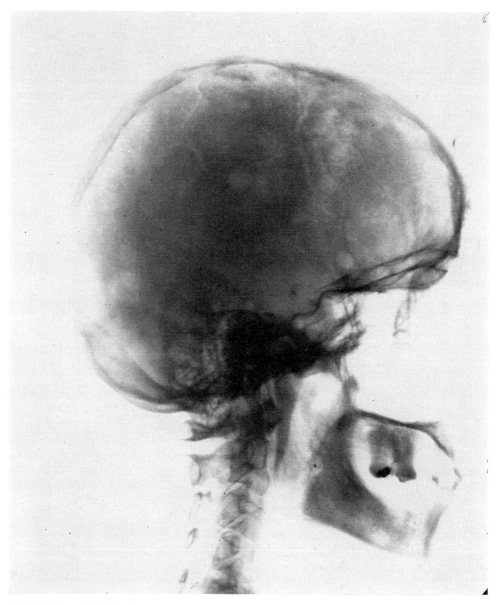

Abb. 9.17. Osteolytische Metastasierung in der Schädelkalotte disseminiert.

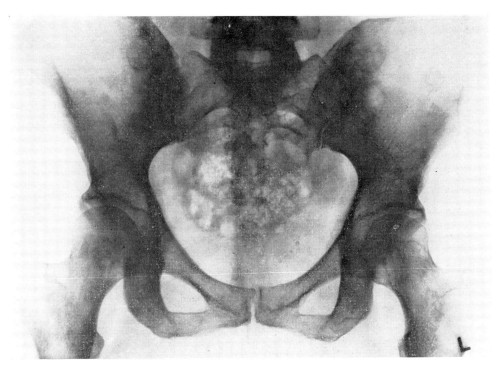

Abb. 9.18. Überwiegend osteoplastische Metastasen (besonders in den Darmbeinschaufeln und in den proximalen Femora).

druck reparativer Vorgänge osteosklerotisch rekalzifizieren. Das Neuauftreten sklerotischer Herde nach Behandlung bei bisher osteoneutralen, röntgenologisch stummen Metastasen ist somit auch als Ausdruck eines Therapieerfolges zu werten (11).

Klinische Hinweiszeichen auf eine Skelettmetastasierung können dumpfe Knochenschmerzen sein oder auch die plötzlich auftretenden Beschwerden einer Spontanfraktur (Abb. 9.19, 9.20). Häufig besitzen die Knochenveränderungen anfangs jedoch keine Symptome, und auch biochemische Untersuchungen (wie die Bestimmung der alkalischen Phosphatase, des Hydroxyprolins, des Calcitonins, des Beta-Humanchoriongonadotropins, des Alpha-Fetoproteins und des karzinoembryonalen Antigens) sind unspezifisch oder zeigen eine geringe Treffsicherheit (11). Ein möglichst frühzeitiger und umfassender Nachweis von Skelettmetastasen gelingt jedoch mit hoher Sensitivität durch die Kombination röntgendiagnostischer und nuklearmedizinischer Untersuchungen (14, 17). Dabei ist die Skelettszintigraphie die Suchmethode zum Aufspüren von Zonen verstärkter Stoffwechselaktivität im Knochen (9.2.4.3.). Das Verfahren ist hochsensibel, jedoch unspezifisch und fällt auch bei entzündlichen und degenerativen Knochenveränderungen positiv aus. Somit können die Bereiche verstärkter Speicherung (Nuklidanreicherung als „hot spot" bzw. als Zone mit hyperaktivem Randsaum) endgültig nur in Verbindung mit dem aktuellen Röntgenbefund als metastasenverdächtig bewertet werden (12, 15), wenn die typischen Röntgenzeichen der Metastasierung (Strukturveränderungen, Konturdefekte, pathologische Frakturen) vorhanden sind (1), die auf Übersichtsaufnahmen in zwei Ebenen oder durch Tomographie dargestellt werden. Oft ist die Ganzkörperszintigraphie schon drei bis sechs Monate vor dem röntgenologischen Metastasennachweis positiv (15), was weitere diagnostische Bemühungen ver-

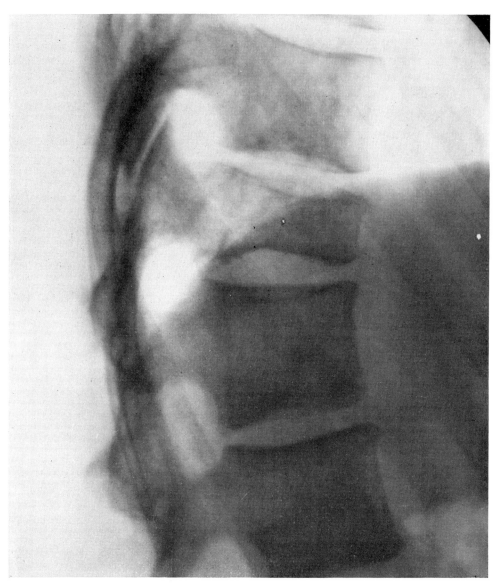

Abb. 9.19. Generalisierte mischförmige Skelettmetastasierung, pathologische Kompressionsfraktur des 12. BWK.

anlassen muß, um den Befund möglichst rasch zu klären. Auch erweitert die szintigraphische Untersuchung den Röntgenstatus häufig durch die Darstellung zusätzlicher (noch röntgenologisch stummer) Skelettmanifestation.

Für Verlaufsbeurteilungen ist aber die Röntgendiagnostik häufig bedeutungsvoller, da hierbei reparative Rekalzifikationen im Sinne der Befundkonsolidierung deutlich werden, jedoch auch zunehmende Osteolysen trotz abnehmender Aktivitätseinlagerung und schließlich auch Frakturgefährdungen, die szintigraphisch nicht erkennbar sind (5, 15).

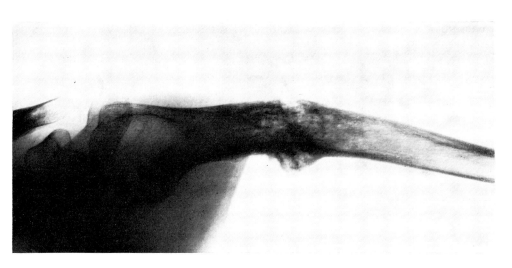

Abb. 9.20. Zustand nach pathologischer Fraktur des linken proximalen Humerusschaftes mit Kallusbildung.

Tabelle 9.3. Beurteilung der Patientenaktivität[1]

Karnofsky-**Index**	Bewertung	WHO-Skala
Normalzustand, keine Beschwerden, keine manifeste Erkrankung	= 100%	0
normale Leistungsfähigkeit, minimale Krankheitssymptome	= 90%	1
normale Leistungsfähigkeit mit Anstrengung, geringe Krankheitssymptome	= 80%	
eingeschränkte Leistungsfähigkeit, Selbstversorgung möglich, keine normale Aktivität	= 70%	2
eingeschränkte Leistungsfähigkeit, braucht gelegentlich fremde Hilfe	= 60%	
eingeschränkte Leistungsfähigkeit, braucht krankenpflegerische und häufige ärztliche Betreuung, nicht dauernd bettlägerig	= 50%	3
Patient ist bettlägerig, braucht spezielle Pflege	= 40%	
Patient ist schwerkrank, Krankenhauspflege ist notwendig	= 30%	
Patient ist schwerkrank, Krankenhauspflege und supportive Therapiemaßnahmen notwendig	= 20%	4
Patient ist moribund, Krankheit schreitet rasch fort	= 10%	
Patient ist tot	= 0%	5

[1] nach Projektgruppe „Mammakarzinome" im Tumorzentrum München Mammakarzinome. Empfehlungen zur Diagnostik, Therapie und Nachsorge. Onkologie **10** (1987), Suppl. 1, 1—44.

Behandlungsmaßnahmen können nach folgendem Schema eingeteilt werden (11):

1. CR — komplette Remission: Verschwinden aller osteolytischen Herde oder deren intensive Rekalzifizierung

2. PR — partielle Remission: Abnahme der Osteolysen über 50%

3. NC — Stabilisierung (no change):   Keine neuen osteolytischen Herde, Abnahme der Osteolysen unter 50% oder Zunahme bis zu 25%; diskrete, häufig sehr inhomogene Sklerosierungen

4. PD — Progression: Größenzunahme der Osteolysen über 25%, Auftreten neuer osteolytischer Herde

Die Patientenaktivität wird durch den KARNOFSKY-Index gut beschrieben (Tab. 9.3).

Literatur

1. DOMINOK, G. W., H. KNOCH: Knochengeschwülste und geschwulstähnliche Knochenerkrankungen. 3. Aufl., VEB Gustav Fischer Verlag, Jena 1981
2. DUX, A.: Tumorbedingte Mediastinalverbreiterung. In: Röntgenologische Differentialdiagnostik. Hrs. von W. TESCHENDORF et al. Georg Thieme Verlag, Stuttgart, 1977
3. EBELING, K., B. BODEK: Grundsätze und Probleme der Tumornachsorge. In: Krebs. Hrs. von K. EBELING, St. TANNEBERGER. VEB Gustav Fischer Verlag, Jena, 1981
4. Gil GAYARRE, C.: zit. n. W. SCHULZE (16.)
5. HORTON, J.: Follow-up of breast cancer patients. Cancer **53** (1984), 790—797
6. JABLONSKI, U.: Zur Prognoseeinschätzung des operablen Mammakarzinoms. (Diss., Prom. A.), HU Berlin, 1982
7. KITSCHKE, H. J.: Einsatz und Wertigkeit klinischer und laborchemischer Untersuchungen bei der Nachbetreuung von Mammakarzinom-Patientinnen. In: Aktuelle Probleme des Mammakarzinoms. Hrs. von K. THOMSEN, G. TRAMS. Ferdinand Enke Verlag, Stuttgart, 1981
8. KREEL, L.: CT of the lung and pleura. Seminars in Roentgenology **XIII** (1979), 213
9. LEONHARDT, A.: Konzeption der programmierten und standardisierten Mammakarzinom-Nachsorge. Münch. med. W. schr. **118** (1976), 297—302
10. MESSMER, B., W. SINNER: Der vertebrale Metastasierungsweg. Dtsch. med. W. schr. **91** (1966), 2061—2066
11. SAUER, R.: Prätherapeutische Metastasendiagnostik beim Mammakarzinom. Röntgen-Bl. **31** (1978), 405—411
12. SAUER, H., W. EIERMANN, K. POSSINGER, G. RIES, H. SCHÜNEMANN, N. WILLICH: Mammakarzinome — Empfehlungen zur Diagnostik, Therapie und Nachsorge. In: Onkologie (Zschr. f. Krebsforschung und -behandlung). S. Karger Verlag, Basel. Suppl. **1** zu Band **10** (1987), 1—44
13. SCANLON, E. F., M. A. OVIEDO, M. P. CUNNINGHAM, J. A. CAPRINI, J. D. KHANDEKAR, E. COHEN, B. ROBINSON, E. STEIN: Preoperative and follow-up procedures on patients with breast cancer. Cancer **46** (1980), 977—979
14. SONDERSHAUS, G.: Der aktuelle Stellenwert der Skelett-Szintigraphie beim weiblichen Brustkrebs. In: Krebsmetastasen. Hrs. von D. SCHMÄHL. Georg Thieme Verlag, Stuttgart/New York, 1982
15. SCHERER, K., E. BÜCHELER: Leistungsfähigkeit apparativer Methoden in der Metastasensuche bei Patientinnen mit Mammakarzinom. In: Aktuelle Probleme des Mammakarzinoms. Hrs. von K. THOMSEN, G. TRAMS. Ferdinand Enke Verlag, Stuttgart, 1981
16. SCHULZE, W.: Geschwülste der Bronchien, Lunge und Pleura. In: Handbuch der Medizinischen Radiologie Band **IX**/Teil 4 c. Hrs. von L. DIETHELM et al. Springer Verlag Berlin/Heidelberg/New York, 1973
17. SCHUMANN, E., G. ENDERT, K. KEINERT, U. SCHALLDACH: Die erweiterte radiologische Diagnostik beim Mammakarzinom. Dt. Ges.wesen **34** (1979), 1484—1588

18. Thurn, P.: Herzerkrankungen. In: Lehrbuch der Röntgendiagnostik Band **IV**/Teil 1 Hrs. von H. R. Schinz et al. Georg Thieme Verlag, Stuttgart, 1968

19. Uehlinger, E.: Sekundäre Knochengeschwülste. In: Lehrbuch der Röntgendiagnostik, 6. Aufl., Band **II**/Teil 2. Hrs. H. R. Schinz et al. Georg Thieme Verlag, Stuttgart/New York, 1981

20. Walther, H. E.: Krebsmetastasen. Verlag Benno Schwabe u. Co., Basel, 1948

9.2.2. Sonographie

N. Grosche

9.2.2.1. Leber

Im Rahmen des präoperativen Staging des Mammakarzinoms gehört die Ultraschalltomographie der Leber zu einem unverzichtbaren Bestandteil der Diagnostikpalette.

Nach Bässler haben rund 48% aller an Mammakarzinom erkrankten Frauen und ca. 59% aller daran verstorbenen Patientinnen Lebermetastasen.

Die Ultraschalltomographie erreicht mit über 90% die gleiche hohe Treffsicherheit wie die Computertomographie (van Kaik et al., Frank et al., Frommhold und Egender, Koischwitz, Beyer, Friedmann) und stellt auf Grund der besseren Verfügbarkeit und geringeren Kosten das Verfahren der Wahl zur Metastasensuche dar. Die Nach-

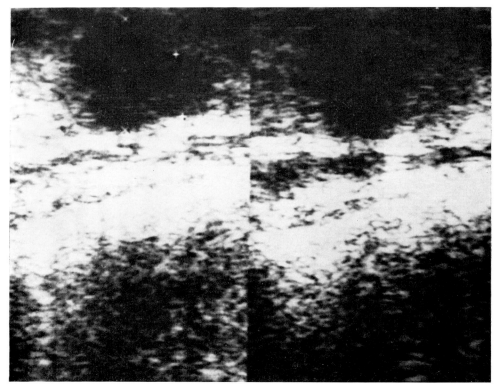

Abb. 9.21A. 10 × 19 mm großes Karzinom (unscharfer Rand, inhomogene Binnenstruktur, kein Schallschatten, Hinterwandecho partiell). Histologie: invasives ductales Ca. (SAL 55 AS — Real-time-Technik, Direktankopplung).

weisgröße liegt bei 0,5 — 1 cm je nach Reflexstruktur der Metastasen und Grundstruktur der Leber (FRIEDMANN und BEYER, FRANK et al.).

Die Ultraschalltomographie ist die Methode der Wahl zur Metastasensuche in der Leber.

Lebermetastasen des Mammakarzinoms können grundsätzlich hypo- und hyperreflektiv sein, wobei die hyporeflektiven, also reflexarmen, deutlich überwiegen (Tab. 9.4; Abb. 9.21 bis 9.23).

Tabelle 9.4. Echostruktur der Lebermetastasen bei Mammakarzinom

Literaturquelle		reflexarme	reflexreiche	Summe
DELMORE u. HAMMER	(1982)	31	4	35
WEISS u. WEISS	(1983)	21	3	24
SCHÖLMERICH et al.	(1984)	38	11	49
SZEKESSY et al.	(1985)	24	7	31
HACKELÖER et al.	(1986)	16	2	18
eigene Ergebnisse		29	5	34
		$159 = 83,24\%$	$32 = 16,76\%$	$191 = 100\%$

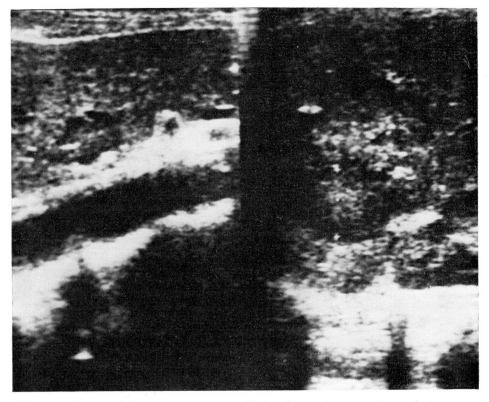

Abb. 9.21 B. Multiple Lebermetastasen, hyporeflektive Binnenstruktur mit angedeutetem Randsaum.

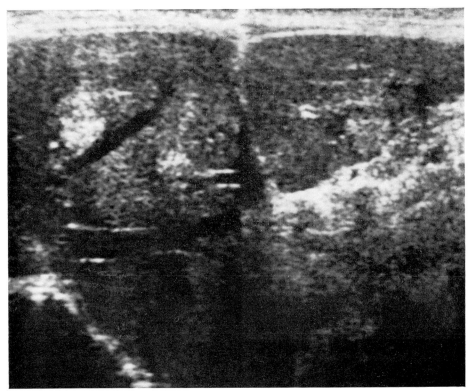

Abb. 9.22. Hyperreflektive Metastasen mit hyporeflektivem Randsaum.

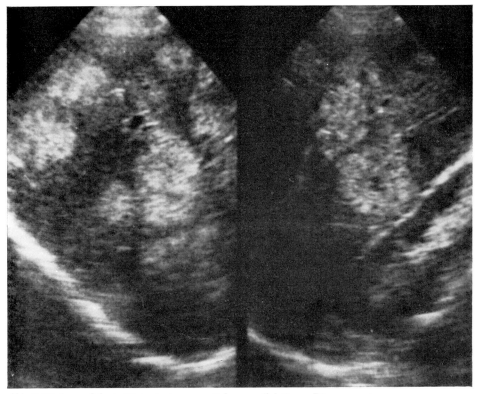

Abb. 9.23. Ausgedehnte Metastasierung mit hyperreflektivem Binnenmuster.

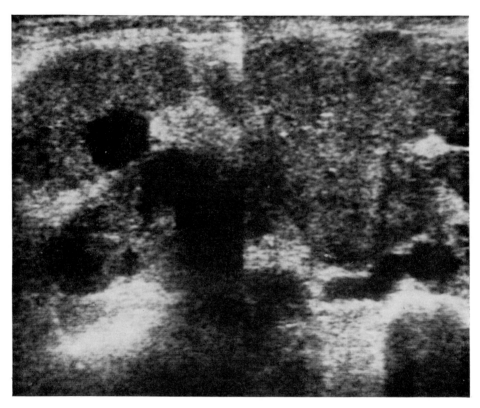

Abb. 9.24 A. Kombination von Leberzysten sowie diffuse Metastasierung mit angedeutetem Randsaum. Binnenstruktur nur schwer vom normalen Parenchym zu differenzieren. (Vorbuckelung der Leberoberfläche).

Im Verlauf therapeutischer Maßnahmen kann sich der Reflexcharakter ineinander wandeln (z. B. zystostatische Therapie, HACKELÖER). In der Differentialdiagnose solitärer Metastasen kann es unter Umständen unmöglich sein, Metastasen von Hämangiomen (insbesondere bei reflexreicherem Metastasentyp) zu unterscheiden. Weiterhin sind Anschnitte anatomischer Varianten wie Lobus quadratus, Lobus caudatus oder akzessorische (RIEDELscher) Lappen, Adenom, primäre Leberzellkarzinome oder auch die fokal noduläre Hyperplasie in Erwägung zu ziehen. Bei solitären Herden sollte deshalb die ultraschallgezielte Feinnadelbiopsie zur weiteren Abklärung eingesetzt werden. Bei kombiniertem Auftreten von Lebermetastasen und Zysten der Leber (Abb. 9.24) ist es manchmal schwierig, nekrotische Metastasen davon zu differenzieren. Nekrosen in Metastasen sind aber in der Regel von metastatischem Gewebe noch umgeben und haben eine irreguläre Begrenzung (Abb. 9.25).

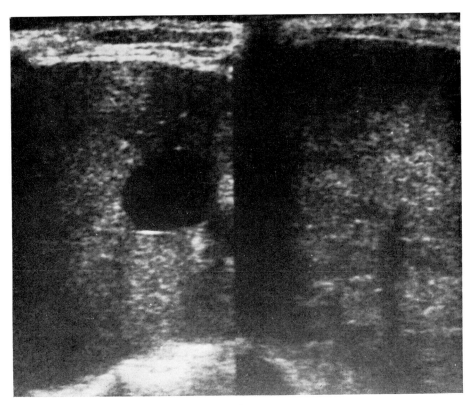

Abb. 9.24 B. Gleiche Patientin wie Abb. 9.24 A.

Literatur

1. BÄSSLER, R.: Pathologie der Brustdrüse. In: Spezielle pathologische Anatomie Bd. **11**. Hrsg. von DOER, SEIFERT, UEHLINGER. Springer Berlin—Heidelberg—New York, 1978
2. BEYER, D., G. FRIEDMANN: Sonographie der Leber. Röntgenpraxis **26** (1983), 187—196
3. DELMORE, G., D. HANNER: Sonographische Hinweise auf Primärtumor bei Lebermetastasen. Ultraschalldiagnostik **81**. Hrsg. von KRATOCHVIL. Thieme Stuttgart, 1982 p. 138—139
4. FRANK, Th., G. ALBERGER, W. VOIGT, G. KAKALY: Bildgebende Diagnostik von Leber und Pankreas unter besonderer Berücksichtigung des Cholestase-Syndroms. Röntgenstrahlen **45** (1981), 4—10
5. FRIEDMANN, G., D. BEYER: Sonographie des hepatobiliären Systems. Aktuelle Medizin A **81** (1984), 423—430
6. FROMMHOLD, H., G. EGENDER: Sonographie des Abdomens — Leber-Galle-Pankreas. Röntgenpraxis **34** (1981), 324—329
7. HACKELÖER, B.-J., V. DUDA, G. LAUTH: Ultraschallmammographie. Springer Berlin—Heidelberg—New York—Tokyo, 1986
8. KIOSCHWITZ, D.: Sonomorphologie primärer und sekundärer Leberneoplasien. Fortschr. Röntgenstr. **133** (1980), 372—378
9. SCHÖLMERICH, J., B. VOLK, C. NEUMER, J. FRÖHLICH, W. GEROK: Aussagefähigkeit der Sonographie bei Lebermetastasen. Dtsch. med. Wschr. **109** (1984), 326—329
10. SZEKESSY, T., C. CLAUSSEN, W. FIEGLER, K. F. POCHHAMMER, B. FESSLER, R. FELIX: Raumforderungen der Leber. Ultraschalldiagnostik (1984), 50—51

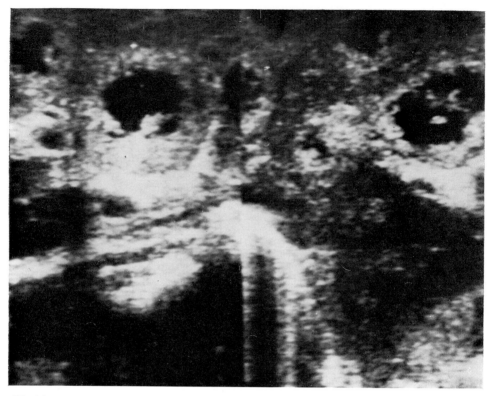

Abb. 9.25. Zahlreiche Lebermetastasen mit zentralen Nekrosen.

11. VAN KAICK, G.: Das Verhältnis von Echographie und Computertomographie in der Diagnostik des Oberbauches und des Retroperitoneums. Electromedica **3** (1979), 109—115
12. WEISS, H., A. WEISS: Ultraschall-Atlas (Internistische Ultraschalldiagnostik mit schnellen B-Bild-Geräten). Edition Medizin, 1. Aufl., 2. Nachdruck (1983).

9.2.3.   Computertomographie

K.-H. ROTTE

9.2.3.1. Diagnostik von Hirnmetastasen

Dominierende klinische Symptome bei Hirnmetastasen sind Kopfschmerzen, Schwindel, Verwirrtheit, Hemiparesen und ggf. epileptiforme Anfälle. Die Computertomographie gilt heute als die Methode der Wahl und wird bei entsprechender klinischer Symptomatik initial zum Hirnmetastasennachweis eingesetzt. Sie ist sensitiver und vor allem spezifischer als die Hirnszintigraphie und die invasive zerebrale Angiographie (3, 8). Hirnmetastasen lassen sich nach KAZNER et al. mit einer Mindestgröße von 5 mm Durchmesser mit fast 100%iger Sicherheit direkt nachweisen. Intravenöse Kontrastmittelgaben sind in jedem Fall erforderlich, da oft kleine Metastasen, besonders dann, wenn ein perifokales Ödem fehlt, sich dem Nachweis entziehen können. Nach SHI et al. werden mehr als 12% der Hirnmetastasen im Nativ-CT nicht erkannt. Etwa 90% der Hirnmetastasen lassen einen mehr oder weniger deutlichen Dichteanstieg nach Kontrastmittelinjektion erkennen und sind somit besser erfaßbar und von anderen Befunden differenzierbar. Bei etwa 80—90% der Hirnmetastasen besteht zusätzlich ein perifokales Ödem. Die Hirnmetastasen können einzeln oder multipel in allen Hirnabschnitten vorkommen.

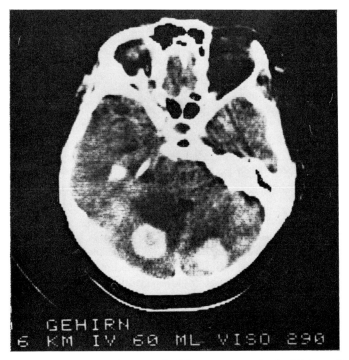

Abb. 9.26. Zwei etwa 2 cm große Hirnmetastasen in der hinteren Schädelgrube bei operiertem Mammakarzinom. Deutliches Kontrastmittel-Enhancement. Mäßiges perifokales Ödem.

Hirnmetastasen können computertomographisch als solide, ringförmige oder gemischtförmige Raumforderungen auftreten. Bei den ringförmigen Metastasen findet sich in den Randpartien ein Enhancement, während die meist zentralen Nekrosen hypodens bleiben (2, 4). Solide Metastasen sind beim Mammakarzinom weitaus häufiger als ringförmige Metastasen (5). Verkalkungen in den Metastasen sind sehr selten, meist sind sie eine Behandlungsfolge.

Differentialdiagnostisch sind bei multiplen Herdbefunden multiple Meningeome, Abszesse und Glioblastome in Erwägung zu ziehen. Solitäre Metastasen sind besonders von Astrozytomen, Glioblastomen und Abszessen abzugrenzen (Abb. 9.26).

9.2.3.2. Lungen- und Pleurametastasen

Die Suche nach pulmonalen und pleuralen Metastasen erfolgt in der Regel mit Hilfe der konventionellen Thoraxröntgenaufnahmen. Die CT hat sich dieser Methode als überlegen erwiesen, besonders bei subpleuralen Metastasen (7, 9) sowie bei retrokardialen, basalen und apikalen Metastasen. Computertomographisch lassen sich pulmonale Rundherde bei peripherer Lokalisation bereits ab 3—6 mm Durchmesser erfassen. Bei mehr

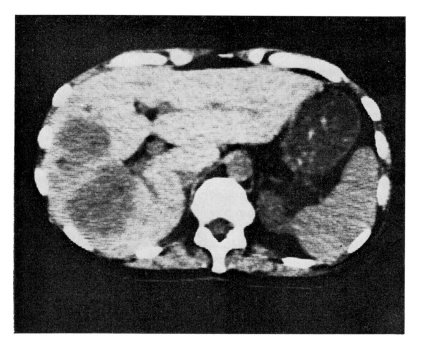

Abb. 9.29. Zwei große Metastasen im dorsalen Bereich des rechten Leberlappens.

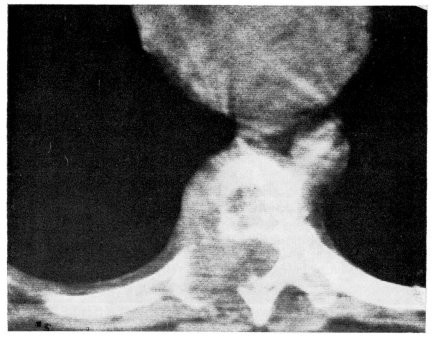

Abb. 9.30. Metastatische Destruktion des 8. Brustwirbelkörpers mit Tumorinfiltration in den Spinalkanal und mit paravertebralen Weichteilkomponenten rechts.

9.2.3.4. Knochenmetastasen

Zur Suche und Diagnostik von Knochenmetastasen beim Mammakarzinom stellen die Knochenszintigraphie und die konventionellen Röntgenaufnahmen die dominierenden Methoden dar. In der Regel besteht zur Metastasensuche keine Indikation zum Einsatz der Computertomographie. Unter besonderen Voraussetzungen kann jedoch die Computertomographie sinnvoll sein, so bei:

— singulären osteolytischen Metastasen in den langen Röhrenknochen mit oder ohne pathologische Fraktur vor einer extremitätenerhaltenen Operation wie der Einpflanzung einer Endoprothese. Hier erlaubt die CT eine sehr exakte Beurteilung der Ausdehnung der Metastase.
— Wirbelmetastasen mit Zusammensinterungen des Wirbelkörpers und Zeichen einer Rückenmarkskompression und/oder begleitendem Weichteiltumor im Rahmen der prätherapeutischen Ausbreitungsdiagnostik (Abb. 9.30).

Bei ausgeprägter klinischer Symptomatik kann die CT mitunter früher kleinere Knochenmetastasen nachweisen als es mit den konventionellen Röntgenaufnahmen möglich ist. Computertomographisch finden sich vorwiegend osteolytische Defekte und eine Destruktion der Kortikalis. Relativ häufig sind begleitende Weichteilkomponenten. Osteosklerotische oder gemischtförmige Knochenveränderungen sind primär weniger häufig, können aber im Therapieverlauf häufiger auftreten.

Literatur

1. CLAUSSEN, C., B. LOCHNER: Dynamische Computertomographie. Grundlagen und klinische Anwendung. Springer Verlag, Berlin—Heidelberg—New York—Tokyo, 1983
2. CONSTANT, P., A. M. RENOU, J. M. CAILLE, A. DOP: Cerebral metastasis: A study of computerized tomography. Comp. Tomogr. 1 (1977), 87—94
3. DECK, M. D. F., A. V. MESSINA, J. F. SACHELT: Computed tomography in metastatic disease of the brain. Radiology 119 (1976), 115—120
4. DUPONT, M. G., D. BALERIAUX-WAHA, G. KUHN, A. BOLLAERT, L. JEANMART: Computerized axial tomography in the diagnosis of cerebral metastases. Comp. Tomogr. 5 (1981), 103—113
5. KAZNER, E., S. WENDE, Th. GRUMME, W. LANKSCH, O. STOCHDORPH: Computertomographie intrakranieller Tumoren aus klinischer Sicht. Springer-Verlag, Berlin—Heidelberg—New York, 1981
6. KREEL, L.: Computed tomography of the lung and pleura. Sem. Roentgenol. 13 (1978), 213—225
7. LEE, J. K. T., S. S. SEGEL, R. J. STANLEY: Computed body tomography. Raven Press, New York, 1983
8. LEWI, H. J., M. M. ROBERTS, A. A. DONALDSON, A. P. M. FORREST: The use of cerebral computer assisted tomography as a staging investigation of patients with carcinoma of the breast and malignant melanoma. Surg., Gynec. & Obstetrics 151 (1980), 385—386
9. MINTZER, R. A., S. S. MALAVE, H. L. NEIMAN, L. L. MICHAELIS, R. N. VANECKO, J. H. SANDERS: Computed vs. conventional tomography in evaluation of primary and secondary pulmonary neoplasms. Radiology 132 (1979), 653—659
10. SHI, M. L., S. WALLACE, H. J. LIBSHITZ: Cranial computed tomography of breast carcinoma. Comp. Tomogr. 6 (1982), 77—88
11. SRINIVASAN, G., D. W. KURTZ, A. S. RICHTER: Pleural-based changes on chest X-ray after irradiation for primary breast cancer: Correlation with findings on computerized tomography. Intern. J. Radiat. Oncol. Biol. Phys. 9 (1983), 1567—1570
12. ZELCH, M. G., J. R. HAAGA: Clinical comparison of computed tomography and lymphangiography for detection of retroperitoneal lymphadenopathy. Radiol. Clin. N. Amer. 17 (1979), 157 to 168

9.2.4. Nuklearmedizinische Möglichkeiten

R. VOLLMAR

9.2.4.1. Problemstellung

Die Knochenszintigraphie hat seit 1972 weltweit mit ^{99m}Technetium-markierten Phosphatverbindungen durch SUBRAMANIAN und Mc AFFEE Verbreitung erfahren.

Zum Nachweis von Knochenmetastasen beim Mammakarzinom ist die Ganzkörperszintigraphie die geeignetste Methode.

Der Stellenwert dieser Methode für die Ausbreitungsdiagnostik des Mammakarzinoms ist bisher nicht in erforderlichem Umfang bekannt. Es ist eine wichtige Aufgabe, die Möglichkeiten dieser Methode den Patienten mit Mammakarzinom in vollem Umfang zukommen zu lassen. Nach großen Zusammenfassungen stellt das Skelettsystem die

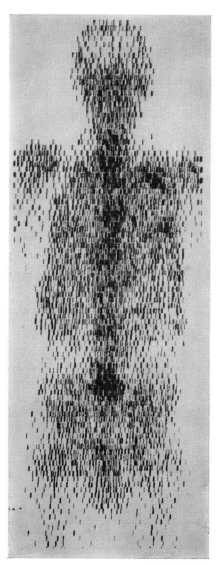

Abb. 9.31. Ganzkörperknochenszintigraphie mit multiplen herdförmigen Knochenumbauprozessen im Sinne von Metastasen.

häufigste Lokalisation für Fernmetastasen beim Mammakarzinom dar (26%). Darüber hinaus läßt sich auch eine Beziehung der Manifestierung von Knochenmetastasen zur Histologie nachweisen. Der höchste Anteil ist bei szirrhösen und soliden Karzinomen mit über 40% Knochenmetastasen zu verzeichnen.

Der frühzeitige Nachweis der Knochenmetastasierung bei Beginn der Primärbehandlung ist von erheblicher Bedeutung bei der Planung der Therapie durch Vermeidung von rigorosen chirurgischen Eingriffen, die die Lebensqualität des Patienten schwer beeinträchtigen. Bei frühzeitigem Nachweis isolierter Knochenmetastasen (u. a. in der Wirbelsäule) können durch lokale Strahlentherapie z. B. Querschnittslähmungen vermieden werden und dadurch die Lebensqualität des Patienten auch noch im Endstadium erheblich gebessert werden. Die Erarbeitung einer Verlaufskontrolle der Knochenmetastasierung unter dem Aspekt des Ansprechens oder der Progredienz unter der zytostatischen oder gegengeschlechtlichen Hormonbehandlung ist ein weiteres wesentliches Ergebnis der Knochenszintigraphie (Abb. 9.31).

Leberszintigraphie und Hirnszintigraphie bei Metastasensuche sind dagegen heute weitgehend durch Sonographie bzw. CT abgelöst (siehe 9.2.2.1., 9.2.3.1., 9.2.3.3.). Lebermetastasen werden in der Regel schon einfach und für den Patienten ohne Belastung mit der Sonographie nachgewiesen. Bei sehr hoch unter dem Rippenbogen liegender Leber und Adipositas bzw. starken Darmluftüberlagerungen können aber Schwierigkeiten in der Beurteilbarkeit der Leber durch die Sonographie auftreten, so daß neben der Computertomographie nach wie vor auch die Szintigraphie in Einzelfällen zur Anwendung kommt (Abb. 9.32, 9.33).

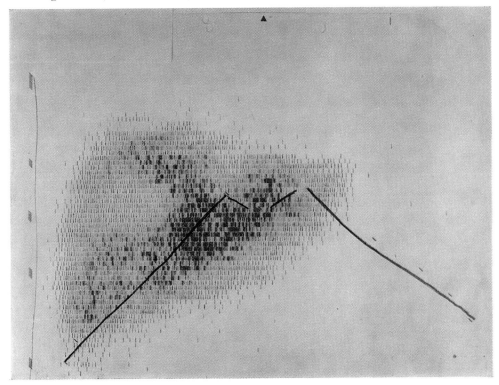

Abb. 9.32. Leberszintigraphie. Multiple herdförmige Funktionsausfälle in der Leber durch Metastasen bei Mammakarzinom.

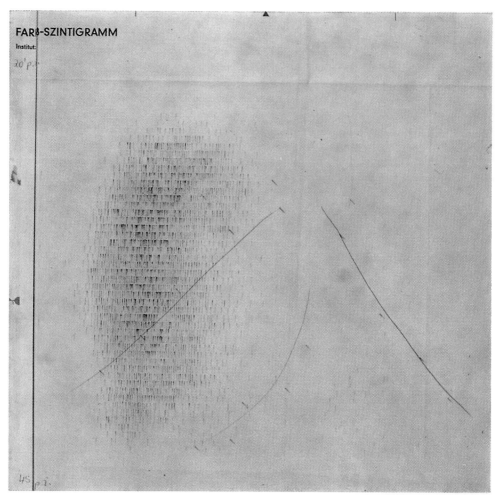

Abb. 9.33. Leberszintigraphie. Totaler Funktionsausfall der linken Leber bis auf einen schmalen rechten Leberanteil infolge Mammakarzinommetastasierung, autoptisch gesichert.

Die Hirnmetastasen werden heute mit größter Sicherheit durch die Computertomographie oder die Kernspintomographie nachgewiesen. Lediglich wo derartige Möglichkeiten nicht zur Verfügung stehen, sollte noch auf die Szintigraphie zurückgegriffen werden (Abb. 9.34).

Vom Stellenwert her nimmt als bildgebendes Verfahren in der Ausbreitungsdiagnostik des Mammakarzinoms die Knochenszintigraphie auch für die Zukunft die erste Stelle ein, da sie den Patienten sehr schonend, mehrfach wiederholbar eine Ganzkörperuntersuchung ermöglicht und eine echte Frühdiagnostik erlaubt (Abb. 9.35).

9.2.4.2. *Vorzüge der Anwendung von Radiopharmaka*

Die Eignung der Radionuklide für die genannten diagnostischen Aufgaben begründet sich darin, daß sich stabile und radioaktive Atome des gleichen Elements im Stoffwechsel gleich verhalten. Auf der fundamentalen Tatsache, daß die radioaktiven Atome

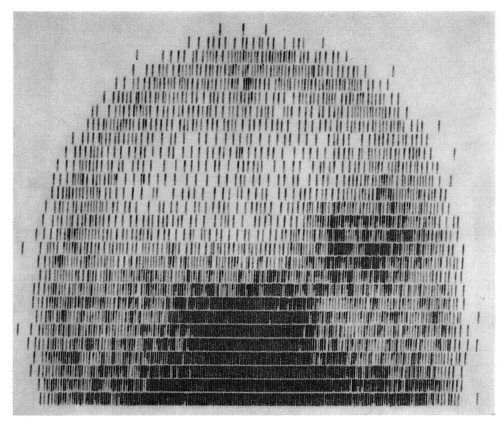

Abb. 9.34 A. Nachweis einer Hirnmetastase, ap Szintigraphie.

gleiche chemische Eigenschaften besitzen wie die entsprechenden Elemente, sich aber andererseits physikalisch durch ihre Strahlungen nachweisen lassen, beruht die sog. Tracer- oder Indikator- oder Spurensucher-Methode. Sie versetzt uns in die Lage, auch komplizierte Vorgänge im lebenden Organismus zu verfolgen. Der grundlegende Unterschied gegenüber früheren diagnostischen Methoden ist folgender: Bis heute gibt es viele chemische Analyseverfahren, um selbst minimale Mengen eines Stoffes nachweisen zu können. Aber Stoffmengen selbst von wenigen Mikrogramm bestehen immer noch aus Millionen von Atomen. Mit der atomphysikalischen Tracermethode kann man jedoch bis fast zu Einzelatomen alle Elemente nachweisen, wenn sie nur radioaktiv sind. Signalempfänger und zugleich Wiedergabegerät für solche Spurensucheratome sind Szintillationszählrohre und elektronische Meßgeräte, welche durch Entladungsimpulse im Innern der Zählrohre (z. B. Gamma-Quanten) nachzuweisen und zu registrieren sind.

Radiopharmaka sind radioaktiv markierte Substanzen, die zum Zwecke der Diagnostik oder Therapie Anwendung in der Medizin finden, da sie sich im zu untersuchenden Organ anreichern. Der Begriff Tracer bringt zum Ausdruck, daß es sich um sehr geringe Mengen an Substanz handelt. Deshalb haben Radiopharmaka keine pharmakologische Wirkung und beeinflussen den Stoffwechsel eines zu untersuchenden Organs nicht, sind aber organspezifisch in ihrer Anreicherungskinetik. Bei der Knochenszintigraphie han-

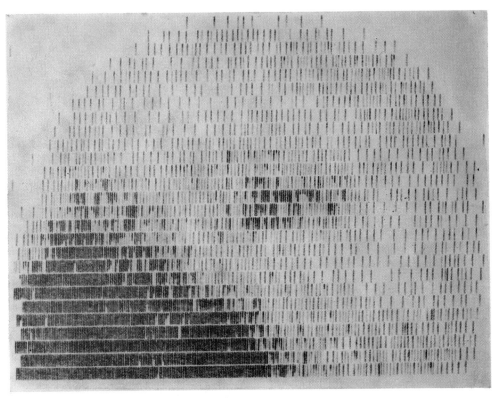

Abb. 9.34B. Seitliche Szintigraphie.

delt es sich um eine Lokalisationsdiagnostik, wobei positive Darstellung von herdförmig erhöhten Knochenumbauprozessen sicher und einfach ist. Ein ideales Radiopharmakon sollte eine vollständige (96—98%ige) Bindung mit einem eingesetzten Isotop eingehen, in vivo stabil sein und im Zielorgan aufgenommen werden, um eine optimale Meßstatistik zu ermöglichen. Während der kurzen Zeit der Messung sollte die Aktivität relativ konstant bleiben, und danach sollte durch eine kurze physikalische Halbwertszeit die Aktivität schnell abklingen, um die Strahlenbelastung auf ein Minimum zu reduzieren. ^{99m}Technetium ist dafür ideal, ein billiges, jederzeit verfügbares kurzlebiges Generatornuklid (6^{h}HWZ). Es läßt sich einfach und stabil markieren, so daß es sich seit vielen Jahren in der nuklearmedizinischen Diagnostik durchgesetzt hat, da es auch über ausreichende meßtechnische Eigenschaften (140 keV Energie) als Gammastrahler zu seinem Nachweis durch Messung von außen verfügt. Der Knochen weist einen intensiven Stoffwechsel auf. Die Anreicherung eines osteotropen Radiopharmakons im Knochen kann lokal oder diffus sowohl vermehrt als auch vermindert sein (Tab. 9.5). Grundsätzlich ist die szintigraphische Nachweiswahrscheinlichkeit bei der Positivdarstellung eines pathologischen Herdes größer. 95% aller pathologischen Prozesse im Knochen stellen sich positiv dar. Die Technetium-Zinn-Phosphatkomplexe (Polyphosphate, Diphosphonate) reichern sich nach der i. v. Applikation am Ort der erhöhten Knochenaktivität an. Der Phosphatkomplex liegt am neugebildeten Knochen am Hydroxylapatitkristall. Der Knochen nimmt den Phosphatkomplex 100—500mal schneller auf als andere Gewebe. Der Grad der Aktivitätsaufnahme ist abhängig von der Durchblutung. LAHTINEN (8)

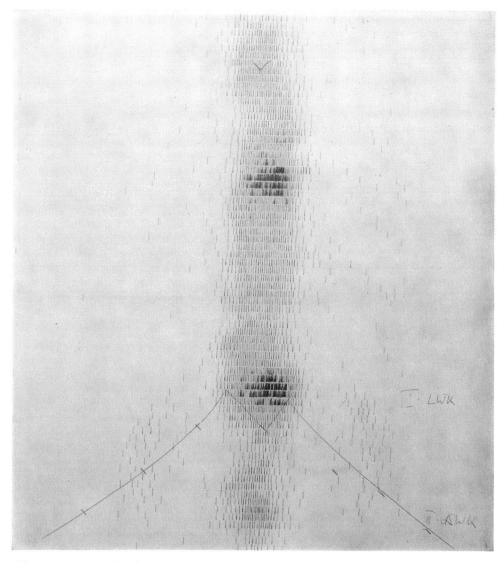

Abb. 9.35. Typische Knochenszintigraphie bei Mammakarzinommetastasierung in der Wirbelsäule.

fand eine Durchblutungsvermehrung in Knochenmetastasen und primären Knochentumoren um mehr als das Doppelte. Die Phosphatverbindung, die nicht am Knochen gebunden werden kann, wird schnell durch die Nieren ausgeschieden, die sich dadurch szintigraphisch bei der Knochenszintigraphie regelmäßig darstellen. Der Prozeß der Ausscheidung des Radiopharmakons durch die Nieren kann zum Zwecke der Verminderung der Strahlenbelastung und der bei der Messung störenden Körperuntergrundaktivität durch reichlich Flüssigkeitszufuhr unterstützt werden. Der radioaktive Urin findet sich schon nach kurzer Zeit in der Harnblase und kann bei Blasenentleerungsstörungen die Beurteilung der harnblasennahen Knochen (Os sakrum, Schambeine) erschweren, so daß unter Umständen zur sicheren Beurteilung eine Blasenkatheterisierung erforderlich werden kann.

Tabelle 9.5. Ursachen der pathologischen Knochenanreicherung (MAHLSTEDT)

Positivdarstellung

erhöhter Blutfluß:	entzündlich (akute Ostitis, Osteomyelitis)
	traumatisch (Fraktur)
	neurologisch (Inaktivierung, Sudeck)
erhöhte Knochenneubildung	maligne Knochentumoren (Osteosarkom, Chondrosarkom,
und Durchblutung:	Ewingsarkom)
	Knochenmetastasen (Mammakarzinom)
	benigne Knochentumoren (Osteoidosteom)
	heterotope Knochenneubildung (Weichteilmetastasen, Osteosarkom, Myositis ossific.)
	lokal reaktive Knochenneubildung (Fraktur, Arthrose, Arthritis, Ostitis, Osteomyelitis, Osteonekrose, Infarkt, Fibrom, Osteolysen)
	diffus reaktive Knochenneubildung (renale Osteopathie, Osteomalazie, Osteoporose, Hyperthyreose)

Negativdarstellung

herabgesetzter Blutfluß:	akuter Infarkt
	akute Osteonekrose
Matrixmineralisationsstörungen:	**metastatische Osteolysen**
herabgesetzte reaktive Knochen-	mangelnde Induktion (Fibrosarkom, Plasmazytom, aneu-
neubildung:	rysmale Knochenzyste)
	zu langsames Wachstum (organoide Schilddrüsenkarzinome)
	semimaligne Tumoren (eosinophiles Granulom)
	zu schnelles Wachstum (bisher nur kleinzelliges Bronchialkarzinom)

9.2.4.3. Knochenszintigraphie

Die Knochenszintigraphie erlaubt im Vergleich zur konventionellen Röntgendiagnostik (siehe 9.2.1.2.) die Früherfassung von Regionen mit vermehrtem Knochenstoffwechsel.

Durch die Knochenszintigraphie werden Orte mit vermehrter Osteoblastentätigkeit nachgewiesen. Bei osteolytischen Herden ist das der metabolisch hyperaktive Randsaum, der als Reaktion des Knochens auf die Tumorinfiltration zustande kommt.

Die Knochenszintigraphie stellt damit eine sehr sensitive Methode dar. Die Spezifität ist jedoch gering, da Knochenprozesse unterschiedlichster Art gleichermaßen zu einem positiven szintigraphischen Befund führen.

Da szintigraphisch sowohl benigne (entzündliche, degenerative) als auch maligne herdförmige Veränderungen des Knochens oft gleiche Darstellungen aufweisen (z. B. bei Torsionsskoliose der Wirbelsäule mit spondylotischen und spondylarthrotischen aktivierten herdförmigen Knochenumbauprozessen), ist es üblich, alle fraglichen positiven Befunde zusätzlich röntgenologisch zu klären. Dadurch lassen sich relativ sicher alle benignen, degenerativen, entzündlichen Veränderungen ausschließen bzw. bestätigen.

Röntgenologische und nuklearmedizinische Untersuchungsergebnisse sollten nicht isoliert beurteilt werden, da sie gemeinsam diskrepante Ergebnisse fast immer analysierbar machen. Die Grenzen der Knochenszintigraphie werden erreicht, wenn es nur zu einer schlechten Anreicherung des Radiopharmakons im Knochen kommt, z. B. im Greisenalter durch einen generell verminderten Knochenstoffwechsel, und gleichzeitig keine herdförmige Metastasierung, sondern eine weitgehend diffuse Karzinose, z. B. der gesamten Wirbelsäule, vorliegt.

Die häufigste Indikation zur Knochenszintigraphie ist das Mammakarzinom, da diese Tumorart sehr häufig in das Skelettsystem metastasiert. Mammakarzinome, die bei ihrer Diagnostik bereits Lymphknotenmetastasen aufweisen, werden in den folgenden zwei Jahren in 40—60% aller Fälle auch Knochenmetastasen zeigen (Tab. 9.6).

Tabelle 9.6. Verteilung von Knochenmetastasen beim Mamma- und Bronchialkarzinom (13)

Region	Lokalisation	%
Thorax	269	37
Wirbelsäule	186	26
Becken	118	16
Extremitäten	105	15
Schädel	46	6
Gesamt	724	

Tabelle 9.7. Dosisbelastung bei Knochenszintigraphien mit ^{99m}-Technetium-Diphosphonaten (11)

Lokalisation	cGy/370 MBq rad/10 mCi
Skelett	0,38
Knochenmark	0,25
Ganzkörper	0,07
Niere	0,31
Harnblase	4,40
Ovarien	0,17
Testes	0,12

Auch bei fehlendem Lymphknotenbefall muß noch in 8—10% der Fälle mit Skelettmetastasen gerechnet werden (10).

Die Anfertigung eines Ganzkörperszintigramms dauert sehr viel länger als die Szintigraphie des Rumpfes. Metastasen treten vorwiegend am Stammskelett auf. In einigen Fällen erhält man aber zusätzliche wichtige Informationen durch die Ganzkörperszintigraphie. Solitäre Metastasen treten im Schädel in 4% und in den Extremitäten in 9% (n = 697 patholog. Szintigramme) auf, dabei 85% (n = 62) in den unteren Extremitäten (12). Damit empfiehlt sich generell die Anfertigung eines Ganzkörperszintigramms.

Diese Situation hat dazu geführt, daß international Mammakarzinompatienten routinemäßig in regelmäßigen Abständen einer Knochenszintigraphie unterzogen werden.

Die relativ geringe Strahlenbelastung durch das kurzlebige Generatornuklid ^{99m}Tc erlaubt anfangs in den ersten zwei Jahren halbjährige, danach jährliche Verlaufskontrollen.

Leider reicht die Kapazität der nuklearmedizinischen Einrichtungen noch nicht aus, um dies generell durchzusetzen.

Die Strahlenbelastung bei der Knochenszintigraphie mit ^{99m}Tc-DIP bzw. ^{99m}Tc-MDP ist gering. Die applizierte Aktivität für Erwachsene liegt im Bereich von 370 bis 550 MBq (10 bis 15 mCi) (Tab. 9.7).

Die größten Erfahrungen mit der Knochenszintigraphie liegen international bei Patienten mit Mammakarzinom vor. Eine Verbesserung in der Knochenszintigraphie ist mit der Emissionscomputertomographie (SPECT) durch die dreidimensionale Darstellung (ap/pa), seitlich (sagittal) in transversalen Schichten der interessierenden Regionen sowie in einer routierenden räumlichen Darstellung möglich (Abb. 9.36). Falls Knochen-

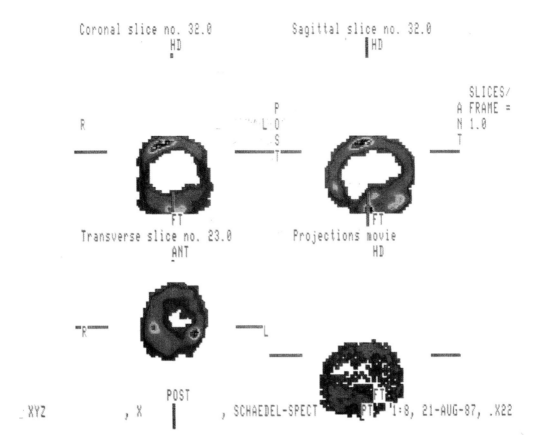

Abb. 9.36 A. Knochenszintigraphie mit Emissionscomputertomographie (SPECT). Dreidimensionale Darstellung (ap, pa), seitlich (sagittal) in transversalen Schichten der interessierenden Regionen sowie in einer rotierenden räumlichen Darstellung.

metastasen entdeckt und gesichert werden, die vorher nicht bekannt waren, kann eine Hormon- bzw. zytostatische Chemotherapie begonnen werden. Bei einer solitären Metastase bzw. drohender lokaler metastatisch bedingter Querschnittslähmung durch eine Wirbelkörpermetastase kann auch die Strahlentherapie lokal zum Einsatz kommen.

Unabhängig vom Ablauf dieser Prozesse wird bisher nur die Verminderung, allenfalls die Konstanz des Grades der Aktivitätsaufnahme als Therapieerfolg gewertet. Ein anderer Parameter für den Therapieerfolg ist die fehlende Progredienz. Wenn nach der Therapie keine neuen Metastasen auftreten, ergibt sich ein positiver Wertungsparameter (4).

Literatur

1. ALTENBRUNN, H. J.: Nuklearmedizin. Diagnostik maligner Tumoren. Akademie-Verlag Berlin 1984, 60
2. BAUER, K. H.: Das Krebsproblem. Springer-Verlag Berlin—Göttingen—Heidelberg, 1963, 621
3. BENZ, U., R. FRIDRICH: Stellung u. Indikation der Knochenszintigraphie bei primären u. sekundären Knochentumoren. Orthopädie **5** (1976), 137

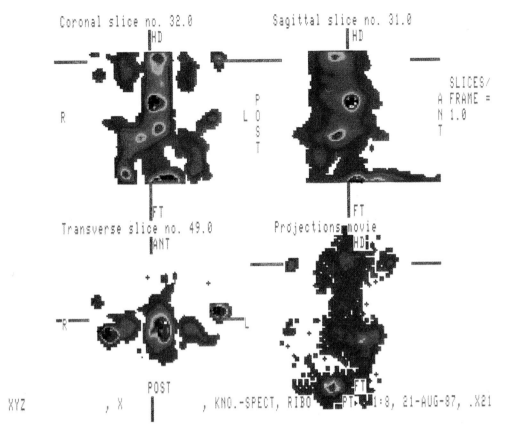

Abb. 9.36 B. Gleiche Patientin wie Abb. 3.36 A.

4. CONDON, B. R., R. BUCHANAN, N. W. GARVIE: Assement of progression of the secondary bone lesions following cancer of the breast or prostate using serial radionuclide imaging. Brit. J. Radiol. **54** (1981), 18

5. CONSTABLE, A. R., R. W. GRANAGE: Recognition of the superscan in prostatic bone szintigraphy. Brit. J. Radiol. **54** (1981), 122

6. EDELSTYN, G. A., P. J. GILIESPIE, F. S. GREBELL: The radiological demonstration of osseous metastases Clin. radiol. **18** (1967), 158

7. EGER, H.: Zur Frage der Ermittlung des Stellenwertes radiologischer Untersuchungen im diagnostischen Gesamtsystem. Radiol. Radiother. **4** (1973), 451

8. LAHTINEN, T., P. KARJALSINEN, E. M. ALHAUA: Measurement of bone flow with a 133-Xe washout method. Europ. J. Nucl. Med. **4** (1979), 435

9. MAHLSTEDT, J., C. SCHÜMISHEN, H. J. BIERSACK: Skelettszintigraphie. Nuc compact, GIT-Verlag Ernst Giebeler, Darmstadt 1981, 16

10. PHILLIPP, K.: Der Einsatz der Gamma-Kamera in der Gynäkologie. Z. Klin. Med. **42** (1987), 473

11. SUBRAMANIAN, G., et al.: Technetium 99m-Diphosphonate — A superior agent for skeletal imaging: comparison with other technetium complexes. J. Nucl. Med. **16** (1975), 744

12. TOFE, A. J., M. D. FRANCIS, W. J. HARVEY: Incidence of solitary skull and extremity involvements in wholebody scintigrams. J. Nucl. Med. **17** (1976), 755

13. WILSON, M. A., F. W. CALHOUN: The distribution of skeletal metastasis in breast and pulmonary cancer: concise communication. J. Nucl. Med. **22** (1981), 594

10. Diagnosestrategien und Trendentwicklungen

V. Hasert

Die Methoden der bildgebenden Mammadiagnostik sind in den vorangegangenen Kapiteln beschrieben worden. Man kann mit dem heutigen Wissensstand davon ausgehen, daß die Mammographie und die Sonographie die praktikabelsten und einsatzbereitesten Verfahren in der Diagnostik des Mammakarzinoms sind (Tab. 10.1; 10.2). Die Wertung der einzelnen Verfahren wurde gesondert herausgestellt, dabei wurde das additive, weniger das konkurrierende der Methoden betont. Eine optimale Mammographietechnik vorausgesetzt, ist ein Großteil der Veränderungen an der Brust richtig zu klassifizieren. Leider zeigen kleine Mammaläsionen nur selten die Spezifika, wie sie zur Mammakarzinomdiagnostik notwendig wären. Deshalb ist auch in absehbarer Zeit, will man frühe, also kurable Karzinome entdecken, kaum mit einer Reduktion unnötiger Biopsien zu rechnen. Das derzeitige Wissen um die Klassifizierung der Verkalkungen, das wir vor allem Lanyi zu verdanken haben, sollte zum Allgemeingut der mammographierenden Ärzte werden, die Bildanalyse und Bildinterpretation machen die eigentliche Leistung des Mammographen aus. Langjährige Erfahrungen, enge Kooperation mit den klinischen Partnern und Verständnis für die Frau, die von der Erkrankung betroffen ist, sind gleichwertige Parameter in der Diagnostik und Therapie des Mammakarzinoms. Die Tabellen 10.1 und 10.2 spiegeln schematisch Abklärungsmodi der bildgebenden Mammadiagnostik bis zur Histologie wider. Sie haben für die Praxis eine hohe Bedeutung, zumal sie das Ergebnis langjähriger Erfahrung sind.

Die Tabelle 10.3 (3) vergegenständlicht die Leistungsfähigkeit von Screeningstudien. In der Tabelle 10.4 sind die Empfehlungen amerikanischer medizinischer Gesellschaften für Mammascreeningprogramme, die in Zukunft auch von uns zunehmend genutzt werden müssen, dargestellt (1). Die Vorverlegung des Diagnosezeitpunktes einer bösartigen Mammaerkrankunge ist ohne Screening nicht praktikabel.

10.1. Entwicklungstrends in der bildgebenden Mammadiagnostik

Mammographie

Ziel aller technischen Verbesserungen ist letztlich die zunehmende Sicherheit in der präoperativen Dignitätseinschätzung. Das ist notwendig, um die Rate unnötiger Biopsien zu senken. Das ist dann zu realisieren, wenn die wenig typischen Veränderungen zunehmend verbindlich in normal, verdächtig und pathologisch eingestuft werden können.

Eng verbunden mit dem technischen Fortschritt ist die Qualitätskontrolle, die die Abbildungsgeometrie, die Filmverarbeitung, den Zustand der Kassette für die Film-Folie-Mammographie und das gesamte System objektiv einschätzt.

Ohne die ständige Qualifizierung des mammographierenden Arztes bleiben die genannten Kriterien nur Stückwerk. Das betrifft sowohl die Einschätzung von Mammo-

Tabelle 10.1. Abklärende Diagnostik von Mammaveränderungen

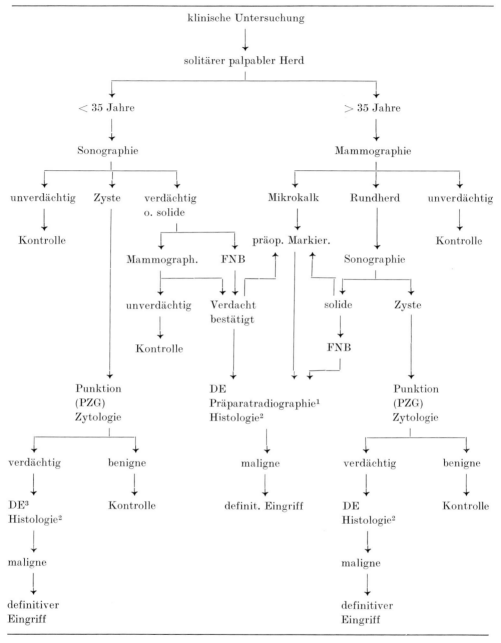

[1] Ist dann indiziert, wenn der „Herd" oder die Verkalkungen klinisch okkult sind (in der Regel nach präoperativer Markierung).

[2] Der Pathologe entnimmt aus dem unfixierten Präparat das karzinomatöse, repräsentative Gewebestück (Bei kleinem Karzinom problematisch.).

[3] DE = Diagnostische Exstirpation, nicht Exzision.

Tabelle 10.2. Abklärende Diagnostik von Mammaveränderungen

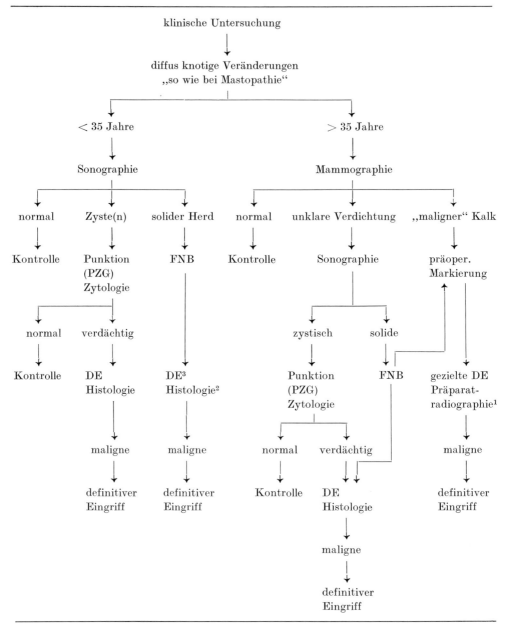

[1] Ist dann indiziert, wenn der „Herd" oder die Verkalkungen klinisch okkult sind (in der Regel nach präoperativer Markierung).

[2] Der Pathologe entnimmt aus dem unfixierten Präparat das karzinomatöse, repräsentative Gewebestück (Bei kleinem Karzinom problematisch.).

[3] DE = Diagnostische Exstripation, nicht Exzision.

Tabelle 10.3. Karzinomentdeckung in der HIP- und BCDDP-Studie[1]

	HIP (%)	BCDDP (%)
Alle Karzinome allein durch Mammographie entdeckt	33,3	41,6
Davon Tumoren mit regionärer Absiedlung	21,0	23,0
Kleine Karzinome	3,5	32,4
Karzinome allein klinisch entdeckt	44,0	8,7

[1] nach SCHNEIDER, G.: Ergebnisse und Analyse von Mamma-Screeninguntersuchungen. AER-Symposium Wien 1986.
In: Tumours in Imaging. Hrsg.: POKIESER, H., H. IMHOF, G. W. WITTICH. Facultas — Universitätsverlag Wien, 1986.

Tabelle 10.4. Amerikanische Mammascreeningprogramme[1]

Gesellschaft/ Vereinigung	Empfehlungen
NCI, 1984 Nat. Krebsinstitut	— kein Screening bei Frauen unter 35 Jahren — Screening bei Frauen zwischen 35 und 39 Jahren nur wenn Mammakarzinom in Eigenanamnese bekannt ist — jährliches Screening für Frauen zwischen 40 und 49 Jahren, nur wenn Eigen- oder Familienanamnese belastet ist — Mammographien werden bei Frauen < 50 Jahren empfohlen
ACR, 1982 Radiologen	— Basismammographie für asymptomatische Frauen mit 40 Jahren, früherer Beginn ist für Frauen mit positiver Eigenanamnese und bei prämenopausalen Erkrankungen von Mutter und Schwester zu empfehlen — Verlaufskontrollen sollten alle ein bis zwei Jahre erfolgen, Intervalle werden vom klinischen und mammographischen Ergebnis und von Risikofaktoren abhängig gemacht — Mammographie und klinische Untersuchung im jährlichen Abstand werden für alle Frauen < 50 Jahre empfohlen
ACS, 1984 Krebsgesellschaft	— monatliche Brustselbstuntersuchung vom 20. Lebensjahr an — klinische Untersuchung der Mammae im 3-Jahres-Rhythmus zwischen dem 20. und 40. Lebensjahr, danach jährlich — Basismammographie zwischen dem 35. und 40. Lebensjahr — jährliche oder zweijährliche Mammographien zwischen dem 40. und 49. Lebensjahr — jährliche Mammographien vom 50. Lebensjahr an
ACOG, 1984 Gynäkologen	— Frauen über 50 sollten eine klinische und radiologische Brustuntersuchung erfahren, die Intervalle legt der Arzt fest — Basismammographie zusammen mit einer klinischen Untersuchung sollte zwischen dem 35. und 50. Lebensjahr erfolgen. Vom Ergebnis dieser und anderer Untersuchungen sollte der Arzt die Mammographieintervalle abhängig machen

[1] nach GOHAGAN, J. K., W. P. DARBY, E. L. SPITZNAGEL, A. E. TOME: Scheduling mammograms for asymptomatic women.
Prev. Med. **17** (1988), 155—172.

grammen, die aus klinischer Indikation als auch unter den Bedingungen des Screenings angefertigt worden sind. Es bedarf einer besonderen Sensibilisierung des Mammographen für Screeninguntersuchungen. Von ihm allein hängt es ab, ob eine symptomlose Frau in der weiterführenden Diagnostik und Therapie richtig eingeschätzt wird. Nichts ist schlimmer als die Verunsicherung einer gesunden Frau.

Technische Faktoren, die einer ständigen Vervollkommnung bedürfen, sind folgende (2):

— Die mögliche Verkleinerung des Fokus unter Berücksichtigung der Röhrenbelastbarkeit mit dem Ziel einer verbesserten Abbildungsgeometrie.

— Die Optimierung der Belichtungsautomatik muß unabhängig von der Gewebskomposition der Mamma zu einer gleichmäßigen Schwärzung und damit Kontrastierung des Gesamtorgans führen.

— Die Verminderung des Streustrahlenanteiles durch Slit-Technik wäre im Vergleich zur herkömmlichen Rastermammographie eine völlig neue Dimension.

— Die Film-Folie-Kombinationen sind in ihrer Empfindlichkeit bei unverändert guter Bildqualität zu steigern. Referenzobjekt für die Auflösung muß dabei der folienlose Film sein.

— Die zunehmend geringer werdende somatische Strahlenbelastung ist Voraussetzung für die Akzeptanz eines Mammographiescreenings.

— Die digitale Radiographie mit den ihr eigenen Möglichkeiten des großen Bildumfanges, der Bildnachverarbeitung und der selektiven Vergrößerung interessierender Regionen bietet sich für die Mammadiagnostik an. Der limitierende Faktor für den Einsatz des Verfahrens in der Praxis ist die noch zu geringe Ortsauflösung.

Mammasonographie

— Die Domäne der Methode liegt in der Differenzierung zystischer und solider Prozesse.

— Zunehmend wird sich die Mammasonographie in der Ausschlußdiagnostik der klinisch und/oder mammographisch schlecht einzuschätzenden Mamma etablieren.

— Mit dem konsequenten Einsatz der hochauflösenden Mammasonographie wird die Rate unnötiger Biopsien zu senken sein. Besonders positiv wird sich das für junge Frauen, für Schwangere und Stillende auswirken.

— Diffuse mastopathische Veränderungen, die heute noch immer diagnostische Probleme beinhalten, dürften für den Erfahrenen sonographisch zumindest soweit zu klären sein, daß der solide Tumor ausgeschlossen werden kann.

— Bei asymptomatischen Frauen ist die Sensitivität, vor allem aber die Spezifität zu gering. Aus diesem Grunde ist die Methode für Screeninguntersuchungen ungeeignet.

— Die Texturanalyse, immer wieder von einzelnen Expertengruppen vorgestellt, hat noch nicht den großen Durchbruch in der verbesserten Dignitätseinschätzung gebracht. Eine Entwicklung auf diesem Gebiet scheint möglich.

— Von der Dopplersonographie sind durch die Nutzung der funktionellen Parameter wichtige Zusatzinformationen zu erwarten. Überhaupt wird die Einbeziehung funktionell-biologischer Faktoren in die sonst überwiegend morphologisch orientierte Bildgebung mit einer verbesserten Diagnoserelevanz einhergehen. In diesem Sinne sind auch Entwicklungen in der Kernspintomographie unter Applikation von höhermolekularen Gadolinium-Verbindungen einzureihen. Ähnliches gilt für die Anwendung von Mikrowellen in der Thermographie nnd des Lasers im Light-Scanning.

Literatur

1. GOHAGAN, J. K., W. P. DARBY, E. L. SPITZNAGEL, A. E. TOME: Scheduling mammograms for asymptomatic women. Prev. Med. **17** (1988), 155—172

2. HEYWANG, S. H.: Stand der Forschung auf dem Gebiet der bildgebenden Mammadiagnostik unter besonderer Berücksichtigung der Kernspintomographie. Röntgenpraxis **41** (1988), 384—394

3. SCHNEIDER, G.: Ergebnisse und Analyse von Mamma-Screeninguntersuchungen. AER-Symposium Wien 1986. In: Tumours and Imaging. Hrsg. von H. POKIESER, H. IMHOF, G. W. WITTICH. Facultas-Universitätsverlag Wien, 1986

Sachregister